临床常见病护理精要

叶德彩 等◎主编

长江出版传媒 湖北科学技术出版社

图书在版编目(CIP)数据

临床常见病护理精要 / 叶德彩等主编. — 武汉：
湖北科学技术出版社，2023.8
ISBN 978-7-5706-2543-7

Ⅰ . ①临… Ⅱ . ①叶… Ⅲ . ①常见病-护理学 Ⅳ .
①R47

中国国家版本馆CIP数据核字(2023)第150148号

责任编辑：许 可　　高 然　　　　　　　　　　封面设计：喻 杨

出版发行：湖北科学技术出版社　　　　　　　　电话：027-87679468

地　　址：武汉市雄楚大街268号　　　　　　　邮编：430070
　　　　　（湖北出版文化城B座13-14层）

网　　址：http://www.hbstp.com.cn

印　　刷：湖北星艺彩数字出版印刷技术有限公司　　　　邮编：430070

787×1092　　　　1/16　　　　　　　　　　19.5印张　　454千字
2023年8月第1版　　　　　　　　　　　　　2023年8月第1次印刷
　　　　　　　　　　　　　　　　　　　　　　定价：88.00元

本书如有印装质量问题　可找本社市场部更换

《临床常见病护理精要》
编委会

主　编

叶德彩　　临沂市人民医院
周晓丽　　潍坊市人民医院
刘　静　　潍坊市人民医院
周　翠　　潍坊市妇幼保健院
崔姗姗　　潍坊市人民医院
张晓军　　潍坊市人民医院

副主编

王　桐　　潍坊市人民医院
王　菲　　潍坊市人民医院
王真真　　潍坊市人民医院
付　瑶　　潍坊市人民医院
孙立梅　　潍坊市人民医院
李康伟　　潍坊市人民医院
李腾腾　　潍坊市人民医院
陈　甜　　潍坊市人民医院
杜少华　　潍坊市人民医院
杨　梅　　潍坊市人民医院
孟怡馨　　潍坊市人民医院
徐智楠　　潍坊市人民医院
雷金环　　潍坊市人民医院
张　敏　　潍坊市人民医院

前　言

随着医学模式的转变与护理学的迅速发展,护理已由过去单纯的疾病护理转变为以人为中心、以护理程序为框架的责任制整体护理。在临床护理工作中,护理人员掌握临床护理评估技能的重要性日益凸显,正确运用护理评估技能,全面收集、整理和分析服务对象的健康资料是执行护理程序的关键环节。作为一名合格的护理工作者,不仅要有扎实的理论基础,还要不断学习新的知识,熟练掌握护理操作技能,了解护理学的新进展。为此,在参阅了大量文献资料的基础上,结合自身多年的临床经验,我们编写了此书。

为了适应现代护理学的发展,主要从临床护理的实际出发,充分吸收总结了近几年的护理新理论和新方法,本书重点介绍了呼吸内科、心内科、内分泌科、肾内科、普外科、妇科、儿科等常见疾病的护理,内容侧重于具体可操作的护理实践指导,注重理论与实践相结合,兼顾了系统性、指导性、可操作性,全书内容涵盖面广,知识新颖,条理清晰,深入浅出,时代感强,科学实用,重点阐述了护理工作的要旨和细节,可作为广大临床护理工作者的参考用书,希望本书可以为临床医护人员提供有用的指导。

在编写过程中,由于作者较多,写作方式和文笔风格不一,再加上时间及篇幅有限,难免存在疏漏和不足之处,望广大读者提出宝贵意见和建议。

编　者

目　　录

第一章　呼吸内科疾病

第一节　重症哮喘的护理

支气管哮喘(简称哮喘)是常见的慢性呼吸道疾病之一。近年来,其患病率在全球范围内有逐年增加的趋势,参照全球哮喘防治创议(GINA)和我国 2008 年版支气管哮喘防治指南,将定义重新修订为哮喘是由多种细胞包括气道的炎性细胞和结构细胞(如嗜酸性粒细胞、肥大细胞、T 淋巴细胞、中性粒细胞、平滑肌细胞、气道上皮细胞等)和细胞组分参与的气道慢性炎症性疾病。

这种慢性炎症导致气道高反应性,通常出现广泛多变的可逆性气流受限,并引起反复发作性的喘息、气急、胸闷或咳嗽等症状,常在夜间和(或)清晨发作、加剧,多数患者可自行缓解或经治疗缓解。如果哮喘急性发作,虽经积极吸入糖皮质激素($\leqslant1000\mu g/d$)和应用长效 β_2-受体激动药或茶碱类药物治疗数小时,病情不缓解或继续恶化;或哮喘呈暴发性发作,哮喘发作后短时间内即进入危重状态,则称为重症哮喘。如病情不能得到有效控制,可迅速发展为呼吸衰竭而危及生命,故需住院治疗。

一、病因和发病机制

(一)病因

哮喘的病因还不十分清楚,目前认为同时受遗传因素和环境因素的双重影响。

(二)发病机制

哮喘的发病机制不完全清楚,可能是免疫－炎症反应、神经机制和气道高反应性及其之间的相互作用。重症哮喘目前已经基本明确的发病因素主要有以下几种。

1.诱发因素的持续存在

诱发因素的持续存在使机体持续地产生抗原抗体反应,发生气道炎症、气道高反应性和支气管痉挛,在此基础上,支气管黏膜充血水肿、大量黏液分泌并形成黏液栓,阻塞气道。

2.呼吸道感染

细菌、病毒及支原体等的感染可引起支气管黏膜充血肿胀及分泌物增加,加重气道阻塞;某些微生物及其代谢产物还可以作为抗原引起免疫－炎症反应,使气道高反应性加重。

3.糖皮质激素使用不当

长期使用糖皮质激素常常伴有下丘脑－垂体－肾上腺皮质轴功能抑制,突然减量或停用,可造成体内糖皮质激素水平的突然降低,造成哮喘的恶化。

4.脱水、痰液黏稠、电解质紊乱

哮喘急性发作时,呼吸道丢失水分增加、多汗造成机体脱水,痰液黏稠不易咳出而阻塞大小气道,加重呼吸困难,同时由于低氧血症可使无氧酵解增加,酸性代谢产物增加,合并代谢性酸中毒,使病情进一步加重。

5.精神心理因素

许多学者提出心理－社会因素通过对中枢神经、内分泌和免疫系统的作用而导致哮喘发作,是使支气管哮喘发病率和病死率升高的一个重要因素。

二、实验室检查和其他检查

(一)痰液检查

哮喘患者痰涂片显微镜下可见到较多嗜酸性粒细胞、脱落的上皮细胞。

(二)呼吸功能检查

哮喘发作时,呼气流速指标均显著下降,第 1 秒钟用力呼气容积(FEV_1)、第 1 秒钟用力呼气容积占用力肺活量比值($FEV_1/FVC\%$,即 1 秒率)以及呼气峰值流速(PEF)均减少。肺容量指标可见用力肺活量减少、残气量增加、功能残气量和肺总量增加,残气占肺总量百分比增高。大多数成人哮喘患者呼气峰值流速<50％预计值则提示重症发作,呼气峰值流速<33％预计值提示危重或致命性发作,需做血气分析检查以监测病情。

(三)血气分析

由于气道阻塞且通气分布不均,通气/血流比例失衡,大多数重症哮喘患者有低氧血症,PaO_2<8.0kPa(60mmHg),少数患者 PaO_2<6.0kPa(45mmHg),过度通气可使 $PaCO_2$ 降低、pH 上升,表现为呼吸性碱中毒;若病情进一步发展,气道阻塞严重,可有缺氧及 CO_2 潴留,$PaCO_2$ 上升,血 pH 下降,出现呼吸性酸中毒;若缺氧明显,可合并代谢性酸中毒。$PaCO_2$ 正常往往是哮喘恶化的指标,高碳酸血症是哮喘危重的表现,需给予足够的重视。

(四)胸部 X 线检查

早期哮喘发作时可见两肺透亮度增强,呈过度充气状态,并发呼吸道感染时可见肺纹理增加及炎性浸润阴影。重症哮喘要注意气胸、纵隔气肿及肺不张等并发症的存在。

(五)心电图检查

重症哮喘患者心电图常表现为窦性心动过速、电轴右偏、偶见肺性 P 波。

三、诊断

(一)哮喘的诊断标准

(1)反复发作喘息、气急、胸闷或咳嗽,多与接触变应原、冷空气、物理、化学性刺激以及病毒性上呼吸道感染、运动等有关。

(2)发作时双肺可闻及散在或弥散性,以呼气相为主的哮鸣音,呼气相延长。

(3)上述症状和体征可经治疗缓解或自行缓解。

(4)除去其他疾病所引起的喘息、气急、胸闷和咳嗽。

(5)临床表现不典型者(如无明显喘息或体征),应至少具备以下 1 项试验阳性。

1)支气管激发试验或运动激发试验阳性。

2)支气管舒张试验阳性,第 1 秒用力呼气容积增加≥12％,且第 1 秒用力呼气容积增加绝对值≥200mL。

3)呼气峰值流速日内(或 2 周)变异率≥20％。

符合(1)～(4)条或(4)～(5)条者,可以诊断为哮喘。

(二)哮喘的分期及分级

根据临床表现,哮喘可分为急性发作期、慢性持续期和临床缓解期。急性发作是指喘息、气促、咳嗽、胸闷等症状突然发生,或原有症状急剧加重,常有呼吸困难,以呼气流量降低为其特征,常因接触变应原、刺激物或呼吸道感染诱发。哮喘急性发作时病情严重程度可分为轻度、中度、重度、危重四级。

四、护理

(一)护理目标

(1)及早发现哮喘先兆,保障最佳治疗时机,终止发作。

(2)尽快解除呼吸道阻塞,纠正缺氧,挽救患者生命。

(3)减轻患者身体、心理的不适及痛苦。

(4)提高患者的活动能力,提高生活质量。

(5)健康指导,提高自护能力,减少复发,维护肺功能。

(二)护理措施

1.病情评估

迅速收集病史、以往药物服用情况、评估哮喘程度。如果哮喘发作经数小时积极治疗后病情仍不能控制,或急剧进展,即为重症哮喘,此时病情不稳定,可危及生命,需要加强监护、治疗。

2.确保气道通畅

维护有效排痰,保持呼吸道通畅是急重症哮喘的护理重点。

(1)哮喘发作时,支气管黏膜充血水肿,腺体分泌亢进,合并感染更重,产生大量痰液。而此时患者因呼吸急促、喘息,呼吸道水分丢失,致使痰液黏稠不易咳出,大量黏痰形成痰栓阻塞气管、支气管,导致严重气道阻塞,加上气道痉挛,气道内压力明显增加,加重喘息及感染。因此必须注意补充水分、湿化气道、积极排痰,保持呼吸道通畅。

(2)按时协助患者翻身、叩背,加强体位引流;雾化吸入,湿化气道,稀释痰液,防止痰栓形成。采用小雾量、短时间、间歇雾化方式,湿化时密切观察患者呼吸状态,发现喘息加重、血氧饱和度下降等异常立即停止雾化。床边备吸痰器,防止痰液松解后大量涌出导致窒息。吸痰时动作轻柔、准确,吸力和深度适当,尽量减少刺激并达到有效吸引。每次吸痰时间不超过15s,该过程中注意观察患者的面色、呼吸、血氧饱和度、血压及心率的变化。严格无菌操作,避免交叉感染。

3.吸氧治疗的护理

(1)给氧方式、浓度和流量,根据病情及血气分析结果予以调节。一般给予鼻导管吸氧,氧流量4～6L/min;有二氧化碳潴留时,氧流量2～4L/min;出现低氧血症时改用面罩吸氧,氧流量6～10L/min。经过吸氧和药物治疗病情不缓解,低氧血症和二氧化碳潴留加剧时进行气管插管呼吸机辅助通气。此时应做好呼吸机和气道管理,防止医源性感染,及时有效地吸痰和湿化气道。气管插管患者吸痰前后均应吸入纯氧3～5min。

(2)吸氧治疗时,观察呼吸窘迫有无缓解、意识状况,末梢皮肤黏膜颜色、湿度等,定时监测血气分析。高浓度吸氧(>60%)持续6h以上时应注意有无烦躁、情绪激动、呼吸困难加重等中毒症状。

4.药物治疗的护理

终止哮喘持续发作的药物根据其作用机制可分为具有抗感染作用和缓解症状作用两大类。给药途径包括吸入、静脉和口服。

(1)吸入给药的护理:吸入的药物局部抗感染作用强,直接作用于呼吸道,所需剂量较小,全身性不良反应较少。剂型有气雾剂、干粉和溶液。护士指导患者正确吸入药物。先嘱患者将气呼尽,然后开始深吸气,同时喷出药液,吸气后屏气数秒,再慢慢呼出。吸入给药有口咽部局部的不良反应,包括声音嘶哑咽部不适和念珠菌感染,吸药后让患者及时用清水含漱口咽部。密切观察用药效果和不良反应,严格掌握吸入剂量。

(2)静脉给药的护理:经静脉用药有糖皮质激素、茶碱类及β受体激动剂。护士要熟练掌握常用静脉注射平喘药物的药理学、药代动力学、药物的不良反应、使用方法及注意事项,严格执行医嘱的用药剂量、浓度和给药速度,合理安排输液顺序。保持静脉通路通畅,药液无外渗,确保药液在规定时间内输入。观察治疗反应,监测呼吸频率、节律、血氧饱和度、心率、心律和哮喘症状的变化等。应用拟肾上腺素和茶碱类药物时应注意观察有无心律失常、心动过速、血压升高、肌肉震颤、抽搐、恶心、呕吐等不良反应,严格控制输入速度,及时反馈病情变化,供医生及时调整医嘱,保持药物剂量适当;应用大剂量糖皮质激素类药物应观察是否有消化道出血或水钠潴留、低钾性碱中毒等表现,发现后及时通知医师处理。

(3)口服给药:重度哮喘吸入大剂量激素治疗无效的患者应早期口服糖皮质激素,一般使用半衰期较短的糖皮质激素,如泼尼松,泼尼松龙或甲基泼尼松龙等。每次服药护士应协助,看患者服下,防止漏服或服用时间不恰当。正确的服用方法是每日或隔日清晨顿服,以减少外源性激素对脑垂体-肾上腺轴的抑制作用。

5.并发症的观察和护理

重危哮喘患者主要并发症是气胸、皮下气肿、纵隔气肿、心律失常、心功能不全等,发生时间主要在发病48h内,尤其是前24h。在入院早期要特别注意观察,尤应注意应用呼吸机治疗者及入院前有肺气肿和(或)肺心病的重症哮喘患者。

(1)气胸是发生率最高的并发症。气胸发生的征象是清醒患者突感呼吸困难加重、胸痛、烦躁不安,血氧饱和度降低。由于胸膜腔内压增加,使用呼吸机时机器报警。护士此时要注意观察有无气管移位,血流动力学是否稳定等,并立即报告医生处理。

(2)皮下气肿一般发生在颈胸部,重者可累及到腹部。表现为颈胸部肿胀,触诊有握雪感或捻发感。单纯皮下气肿一般对患者影响较轻,但是皮下气肿多来自气胸或纵隔气肿,如处理不及时可危及生命。

(3)纵隔气肿是最严重的并发症,可直接影响到循环系统,导致血压下降、心律失常,甚至心搏骤停,短时间内导致患者死亡。发现皮下气肿,同时有血压、心律的明显改变,应考虑到纵隔气肿的可能,立即报告医生急救处理。

(4)心律失常患者存在的低氧及高碳酸血症、氨茶碱过量、电解质紊乱、胸部并发症等,均可导致各种期间收缩快速心房纤颤、室上速等心律失常。发现新出现的心律失常或原有心律失常加重,要针对性地观察是否存在上述原因,做出相应的护理并报告医生处理。

6.出入量管理

急重症哮喘发作时因张口呼吸、大量出汗等原因容易导致脱水、痰液黏稠不易咳出,必须严格出入量管理,为治疗提供准确依据。监测尿量必要时留置导尿,准确记录24h出入量及每小时尿量,观察出汗情况、皮肤弹性,若尿量少于30mL/h,应通知医生处理。神志清醒者,鼓励饮水。

对口服不足及神志不清者,经静脉补充水分,一般每日补液2500～3000mL,根据患者的心功能状态调整滴速,避免诱发心力衰竭、急性肺水肿。在补充水分的同时应严密监测血清电解质,及时补充纠正,保持酸碱平衡。

7.基础护理

哮喘发作时,患者生活不能自理,护士要做好各项基础护理。尽量维护患者的舒适感。

(1)保持病室空气新鲜流通,温度(18～22℃)、湿度(50％～60％)适宜,避免寒冷、潮湿、异味。注意保暖,避免受凉感冒。室内不摆放花草,整理床铺时防止尘埃飞扬。护理操作尽量集中进行,保障患者休息。

(2)帮助患者取舒适的半卧位和座位,适当用靠垫等维持,减轻患者体力。每日3次进行常规口腔、鼻腔清洁护理,有利于呼吸道通畅,预防感染并发症。口唇干燥时涂液状石蜡。

(3)保持床铺清洁、干燥、平整。对意识障碍者加强皮肤护理,保持皮肤清洁、干燥,及时擦干汗液,更换衣服,每2h翻身1次,避免局部皮肤长期受压。协助床上排泄,提供安全空间,尊重患者,及时清理污物并清洗会阴。

8.安全护理

为意识不清、烦躁的患者提供保护性措施,使用床档,防止坠床摔伤。哮喘发作时,患者常采取强迫坐位,给予舒适的支撑物,如移动餐桌、升降架等。哮喘缓解后,协助患者侧卧位休息。

9.饮食护理

给予高热量、高维生素、易消化的流质食物,病情好转后改半流质、普通饮食。避免产气、辛辣、刺激性食物及容易引起过敏的食物,如鱼、虾等。

10.心理护理

严重缺氧时患者异常痛苦,有窒息和濒死感,患者均存在不同程度的焦虑,烦躁或恐惧,后者诱发或加重哮喘,形成恶性循环。护士应主动与患者沟通,提供细致护理,给患者精神安慰及心理支持,说明良好的情绪能促进缓解哮喘,帮助患者控制情绪。

11.健康教育

为了有效控制哮喘发作、防止病情恶化,必须提高患者的自我护理能力,并且鼓励亲属参与教育计划,使其准确了解患者的需求,能提供更合适的帮助。患者经历自我处理成功的体验后会增加控制哮喘的信心,改善生活质量,提高治疗依从性。具体内容主要有:哮喘相关知识,包括支气管哮喘的诱因、前驱症状、发作时的简单处理、用药等;自我护理技能的培养,包括气雾剂的使用、正确使用峰流速仪监测、合理安排日常生活和定期复查等。

(1)指导环境控制:识别致敏源和刺激物,如宠物、花粉、油漆、皮毛、灰尘、吸烟、刺激性气体等,尽量减少与之接触。居室或工作学习的场所要保持清洁,常通风。

(2)呼吸训练指导:指导患者正确的腹式呼吸法,轻咳排痰法及缩唇式呼吸等,保证哮喘发作时能有效地呼吸。

(3)病情监护指导:指导患者自我检测病情,每天用袖珍式峰流速仪监测最大呼出气流速,并进行评定和记录。急性发作前的征兆有:使用短效β受体激动剂次数增加、早晨呼气峰流速下降、夜间苏醒次数增加或不能入睡,夜间症状严重等。一旦有上述征象,及时复诊。嘱患者随身携带止喘气雾剂,一出现哮喘先兆时立即吸入,同时保持平静。通过指导患者及照护者掌握哮喘急性发作的先兆和处理常识,把握好急性加重前的治疗时间窗,一旦发生时能采取正确的方式进行自救和就医,避免病情恶化或争取抢救时间。

(4)指导患者严格遵医嘱服药:指导患者应在医生指导下坚持长期、规则、按时服药,向患者及照护者讲明各种药物的不良反应及服用时注意事项,指导其加强病情观察。如疗效不佳或出现严重不良反应时立即与医生联系,不能随意更改药物种类、增减剂量或擅自停药。

(5)指导患者适当锻炼,保持情绪稳定:在缓解期可做医疗体操、呼吸训练、太极拳等,戒烟,减少对气道的刺激。避免情绪激动、精神紧张和过度疲劳,保持情绪愉快。

(6)指导个人卫生和营养:细菌和病毒感染是哮喘发作的常见诱因。哮喘患者应注意与流感者隔离,定期注射流感疫苗,预防呼吸道感染。保持良好的营养状态,增强抗感染的能力。胃肠道反流可诱发哮喘发作,睡前3h禁饮食、抬高枕头可预防。

第二节　重症肺炎的护理

肺炎是指终末气道、肺泡和肺间质的炎症,可由病原微生物、理化因素、免疫损伤、过敏及药物所致。细菌性肺炎是最常见的肺炎,也是最常见的感染性疾病之一。目前肺炎按患病环境分成社区获得性肺炎(CAP)和医院获得性肺炎(HAP),CAP是指在医院外罹患的感染性肺实质炎症,包括具有明确潜伏期的病原体感染而在入院后平均潜伏期内发病的肺炎。HAP亦称医院内肺炎(NP),是指患者入院时不存在,也不处于潜伏期,而于入院48h后在医院(包括老年护理院、康复院等)内发生的肺炎。HAP还包括呼吸机相关性肺炎(VAP)和卫生保健相关性肺炎(HCAP)。CAP和HAP年发病率分别约为12/1000人口和(5~10)/1000住院患者,近年发病率有增加的趋势。肺炎病死率门诊肺炎患者为1%~5%,住院患者平均为12%,入住重症监护病房(ICU)者约40%。发病率和病死率高的原因与社会人口老龄化、吸烟、伴有基础疾病和免疫功能低下有关,如慢性阻塞性肺病、心力衰竭、肿瘤、糖尿病、尿毒症、神经疾病、药瘾、嗜酒、艾滋病、久病体衰、大型手术、应用免疫抑制剂和器官移植等。此外,亦与病原体变迁、耐药菌增加、HAP发病率增加、病原学诊断困难、不合理使用抗生素和部分人群贫困化加剧等有关。

重症肺炎至今仍无普遍认同的定义,需入住ICU者可认为是重症肺炎。目前一般认为,如果肺炎患者的病情严重到需要通气支持(急性呼吸衰竭、严重气体交换障碍伴高碳酸血症或持续低氧血症)、循环支持(血流动力学障碍、外周低灌注)及加强监护治疗(肺炎引起的脓毒症或基础疾病所致的其他器官功能障碍)时可称为重症肺炎。

一、病因和发病机制

正常的呼吸道免疫防御机制(支气管内黏液纤毛运载系统、肺泡巨噬细胞等细胞防御的完整性等)使气管隆凸以下的呼吸道保持无菌。是否发生肺炎决定于两个因素:病原体和宿主因素。如果病原体数量多,毒力强和(或)宿主呼吸道局部和全身免疫防御系统损害,即可发生肺炎。病原体可通过下列途径引起社区获得性肺炎:①空气吸入;②血行播散;③邻近感染部位蔓延;④上呼吸道定植菌的误吸。医院获得性肺炎还可通过误吸胃肠道的定植菌(胃食管反流)和通过人工气道吸入环境中的致病菌引起。病原体直接抵达下呼吸道后,滋生繁殖,引起肺泡毛细血管充血、水肿,肺泡内纤维蛋白渗出及细胞浸润。

二、护理

(一)护理目标

(1)维持生命体征稳定,降低病死率。

(2)维持呼吸道通畅,促进有效咳嗽、排痰。

(3)维持正常体温,减轻高热伴随症状,增加患者舒适感。

(4)供给足够营养和液体。

(5)预防传染和继发感染。

(二)护理措施

1.病情监护

重症肺炎患者病情危重、变化快,特别是高龄及合并严重基础疾病患者,需要严密监护病情变化,包括持续监护心电、血压、呼吸、血氧饱和度,监测意识、尿量、血气分析结果、肾功能、电解质、血糖变化。任何异常变化均应及时报告医师,早期处理。同时床边备好吸引装置、吸氧装置、气管插管和气管切开等抢救用品及抢救药物等。

2.维持呼吸功能的护理

(1)密切观察患者的呼吸情况,监护呼吸频率、节律、呼吸音、血氧饱和度。出现呼吸急促、呼吸困难,口唇、指(趾)末梢发绀,低氧血症(血氧饱和度<80%),双肺呼吸音减弱,必须及时给予鼻导管或面罩有效吸氧,根据病情变化调节氧浓度和流量。面罩呼吸机加压吸氧时,注意保持密闭,对于面颊部极度消瘦的患者,在颊部与面罩之间用脱脂棉垫衬托,避免漏气影响氧疗效果和皮肤压迫。意识清楚的患者嘱其用鼻呼吸,脱面罩间歇时间不宜过长。鼓励患者多饮水,减少张口呼吸和说话。

(2)常规及无创呼吸机加压吸氧不能改善缺氧时,采取气管插管呼吸机辅助通气。机械通气需要患者较好的配合,事先向患者简明讲解呼吸机原理,保持自主呼吸与呼吸机同步的配合方法、注意事项等。指导患者使用简单的身体语言表达需要,如用动腿、眨眼、动手指表示口渴、翻身、不适等或写字表达。机械通气期间严格做好护理,每天更换呼吸管道,浸泡消毒后再用环氧乙烷灭菌;严格按无菌技术操作规程吸痰。护理操作特别是给患者翻身时,注意呼吸机管道水平面保持一定倾斜度,使其低于患者呼吸道,集水瓶应在呼吸环路的最低位,并及时检查倾倒管道内、集水瓶内冷凝水,避免其反流入气道。根据症状、血气分析、血氧饱和度调整吸入氧浓度,力求在最低氧浓度下达到最佳的氧疗效果,争取尽快撤除呼吸机。

(3)保持呼吸道通畅,及时清除呼吸道分泌物。

1)遵医嘱给予雾化吸入每日 2 次,有效湿化呼吸道。正确使用雾化吸入,雾化液用生理盐水配制,温度在 35℃左右。使喷雾器保持竖直向上,并根据患者的姿势调整角度和位置,吸入过程护士必须在场严密观察病情,如出现呼吸困难、口周发绀,应停止吸入,立即吸痰、吸氧,不能缓解时通知医生。症状缓解后继续吸入。每次雾化后,协助患者翻身、拍背。拍背时五指并拢成空心掌,由上而下,由外向内,有节律地轻拍背部。通过振动,使小气道分泌物松动易于进入较大气道,有利于排痰及改善肺通换气功能。每次治疗结束后,雾化器内余液应全部倾倒,重新更换灭菌蒸馏水;雾化器连接管及面罩用 0.5% 三氯异氰尿酸(健之素)消毒液浸泡30min,用清水冲净后晾干备用。

2)指导患者定时有效咳嗽,病情允许时使患者取坐位,先深呼吸,轻咳数次将痰液集中后,用力咳出,也可促使肺膨胀。协助患者勤翻身,改变体位,每 2h 拍背体疗 1 次。对呼吸无力、衰竭的患者,用手指压在胸骨切迹上方刺激气管,促使患者咳嗽排痰。

3)老年人、衰弱的患者,咳嗽反射受抑制者,呼吸防御机制受损,不能有效地将呼吸道分泌物排出时,应按需要吸痰。用一次性吸痰管,检查导管通畅后,在无负压情况下将吸痰管轻轻插入 10~15cm,退出 1~2cm,以便游离导管尖端,然后打开负压,边旋转边退出。有黏液或分泌物处稍停。每次吸痰时间应少于 15s。吸痰时,同一根吸痰管应先吸气道内分泌物,再吸鼻腔内分泌物,不能重复进入气道。

(4)研究表明,患者俯卧位发生吸入性肺炎的概率比左侧卧位和仰卧位患者低,定时帮助患者取该体位。进食时抬高床头 30°~45°,减少胃液反流误吸机会。

3.合并感染性休克的护理

发生休克时,患者取去枕平卧位,下肢抬高 20°~30°,增加回心血量和脑部血流量。保持静脉通道通畅,积极补充血容量,根据心功能、皮肤弹性、血压、脉搏、尿量及中心静脉压情况调节输液速度,防止肺水肿。加强抗感染,使用血管活性药物时,用药浓度、单位时间用量,严格遵医嘱,动态观察病情及时反馈,为治疗方案的调整提供依据。体温不升者给予棉被保暖,避免使用热水袋、电热毯等加温措施。

4.合并急性肾衰竭的护理

少尿期准确记录出入量,留置导尿,记录每小时尿量,严密观察肾功能及电解质变化,根据医嘱严格控制补液量及补液速度,高血钾是急性肾衰竭患者常见死亡原因之一,此期避免摄入含钾高的食物。多尿期应注意补充水分,保持水、电解质平衡。尿量小于 20mL/h 或小于80mL/24h 的急性肾衰竭者需要血液透析治疗。

5.发热的护理

高热时帮助降低体温,减轻高热伴随症状,增加患者舒适感。每 2h 监测体温 1 次。密切观察发热规律、特点及伴随症状,及时报告医生对症处理;寒战时注意保暖,高热给予物理降温,冷毛巾敷前额,冰袋置于腋下、腹股沟等处,或温水、酒精擦浴。物理降温效果差时,遵医嘱给予退热剂。降温期间要注意随时更换汗湿的衣被,防止受凉,鼓励患者多饮水,保证机体需要,防止肾血流灌注不足,诱发急性肾功能不全。加强口腔护理。

6.预防传染及继发感染

(1)采取呼吸道隔离措施,切断传播途径。单人单室,避免交叉感染。严格遵守各种消毒、隔离制度及无菌技术操作规程,医护人员操作前后应洗手,特别是接触呼吸道分泌物和护理气管切开、插管患者前后要彻底流水洗手,并采取戴口罩、手套等隔离手段。开窗通风保持病房空气流通,每日定时紫外线空气消毒 30～60min,加强病房内物品的消毒,所有医疗器械和物品特别是呼吸治疗器械定时严格消毒、灭菌。

控制陪护及探视人员流动,实行无陪人管理。对特殊感染、耐药菌株感染及易感人群应严格隔离,及时通报。

(2)加强呼吸道管理。气管切开患者更换内套管前,必须充分吸引气囊周围分泌物,以免含菌的渗出液漏入呼吸道诱发肺炎。患者取半坐位以减少误吸危险。尽可能缩短人工气道留置和机械通气时间。

(3)患者分泌物、痰液存放于黄色医疗垃圾袋中焚烧处理,定期将呼吸机集水瓶内液体倒入装有 0.5％健之素消毒液的容器中集中消毒处理。

7.营养支持治疗的护理

营养支持是重要的辅助治疗。重症肺炎患者防御功能减退,体温升高使代谢率增加,机体需要增加免疫球蛋白、补体、内脏蛋白的合成,支持巨噬细胞、淋巴细胞活力及酶活性。提供重症肺炎患者高蛋白高热量、富含维生素、易消化的流质或半流质饮食,尽量符合患者口味,少食多餐。有时需要鼻饲营养液,必要时胃肠外应用免疫调节剂,如免疫球蛋白、血浆、清蛋白和氨基酸等营养物质以提高抵抗力,增强抗感染效果。

8.舒适护理

为保证患者舒适,重视做好基础护理。重症肺炎急性期患者要卧床休息,安排好治疗、护理时间,尽量减少打扰,保证休息。帮助患者维持舒服的治疗体位。保持病室清洁、安静,空气新鲜。室温保持在 22～24℃,使用空气湿化器保持空气相对湿度为 60％～70％。保持床铺干燥、平整。保持口腔清洁。

9.采集痰标本的护理干预

痰标本是最常用的下呼吸道病原学标本,其检验结果是选择抗生素治疗的确切依据,正确采集痰标本非常重要。准确的采样是经气管采集法,但患者有一定痛苦,不易被接受。临床一般采用自然咳痰法。采集痰标本应注意必须在抗生素治疗前采集新鲜、深咳后的痰,迅速送检,避免标本受到口咽处正常细菌群的污染,以保证细菌培养结果的准确性。具体方法是:嘱患者先将唾液吐出、漱口,并指导或辅助患者深吸气后咳嗽,咳出肺部深处痰液,留取标本。收集痰液后应在 30min 内送检。经气管插管收集痰标本时,可使用一次性痰液收集器。用无菌镊夹持吸痰管插入气管深部,注意勿污染吸痰管。留痰过程注意无菌操作。

10.心理护理

评估患者的心理状态,采取有针对性的护理。患者病情重,呼吸困难、发热、咳嗽等明显不适,导致患者烦躁和恐惧,加压通气、气管插管、机械通气患者尤其明显,上述情绪加重呼吸困难。护士要鼓励患者倾诉,多与其交流,语言交流困难时,用文字或体态语言主动沟通,尽量消除其紧张恐惧心理。了解患者的经济状况及家庭成员情况,帮助患者寻求更多支持和帮助。

及时向患者及其家属解释,介绍病情和治疗方案,使其信任和理解治疗、护理的作用,增加安全感,保持情绪稳定。

11.健康教育

出院前指导患者坚持呼吸功能锻炼,做深呼吸运动,增强体质。减少去公共场所的次数,预防感冒。

上呼吸道感染急性期外出戴口罩。居室保持良好的通风,保持空气清新。均衡膳食,增加机体抵抗力,戒烟,避免劳累。

第三节　急性呼吸窘迫综合征的护理

急性呼吸窘迫综合征(ARDS)是指严重感染、创伤、休克等非心源性疾病过程中,肺毛细血管内皮细胞和肺泡上皮细胞损伤造成弥散性肺间质及肺泡水肿,导致的急性低氧性呼吸功能不全或衰竭,属于急性肺损伤(ALI)的严重阶段。以肺容积减少、肺顺应性降低、严重的通气/血流比例失调为病理生理特征。临床上表现为进行性低氧血症和呼吸窘迫,肺部影像学表现为非均一性的渗出性病变。本病起病急、进展快、病死率高。

ALI 和 ARDS 是同一疾病过程中的两个不同阶段,ALI 代表早期和病情相对较轻的阶段,而 ARDS 代表后期病情较为严重的阶段。发生 ARDS 时患者必然经历过 ALI,但并非所有的 ALI 都要发展为 ARDS。引起 ALI 和 ARDS 的原因和危险因素很多,根据肺部直接和间接损伤对危险因素进行分类,可分为肺内因素和肺外因素。肺内因素是指致病因素对肺的直接损伤,包括:①化学性因素,如吸入毒气、烟尘、胃内容物及氧中毒等;②物理性因素,如肺挫伤、放射性损伤等;③生物性因素,如重症肺炎。肺外因素是指致病因素通过神经体液因素间接引起肺损伤,包括严重休克、感染中毒症、严重非胸部创伤、大面积烧伤、大量输血、急性胰腺炎、药物或麻醉品中毒等。ALI 和 ARDS 的发生机制非常复杂,目前尚不完全清楚。多数学者认为,ALI 和 ARDS 是由多种炎性细胞,细胞因子和炎性介质共同参与引起的广泛肺毛细血管急性炎症性损伤过程。

一、临床特点

ARDS 的临床表现可以有很大差别,取决于潜在疾病和受累器官的数目和类型。

(一)症状体征

(1)发病迅速:ARDS 多发病迅速,通常在发病因素攻击(如严重创伤、休克、败血症、误吸)后 12~48h 发病,偶尔有长达 5d 者。

(2)呼吸窘迫:是 ARDS 最常见的症状,主要表现为气急和呼吸频率增快,呼吸频率大多在 25~50 次/分钟。其严重程度与基础呼吸频率和肺损伤的严重程度有关。

(3)咳嗽、咳痰、烦躁和神志变化:ARDS 可有不同程度的咳嗽、咳痰,可咳出典型的血水样痰,可出现烦躁、神志恍惚。

(4)发绀:是未经治疗 ARDS 的常见体征。

(5)ARDS患者也常出现呼吸类型的改变,主要为呼吸浅快或潮气量的变化。病变越严重,这一改变越明显,甚至伴有吸气时鼻翼翕动及三凹征。在早期自主呼吸能力强时,常表现为深快呼吸,当呼吸肌疲劳后,则表现为浅快呼吸。

(6)早期可无异常体征,或仅有少许湿啰音;后期多有水泡音,亦可出现管状呼吸音。

(二)影像学表现

1.胸部 X 线片

早期病变以间质性为主,胸部 X 线片常无明显异常或仅见血管纹理增多,边缘模糊、双肺散在分布的小斑片状阴影。随着病情进展,上述的斑片状阴影进一步扩展,融合成大片状,或两肺均匀一致增加的毛玻璃样改变,伴有支气管充气征,心脏边缘不清或消失,称为"白肺"。

2.胸部 CT

与胸部 X 线片相比,胸部 CT 尤其是高分辨 CT(HRCT)可更为清晰地显示出肺部病变分布、范围和形态,为早期诊断提供帮助。由于肺毛细血管膜通透性一致性增高,引起血管内液体渗出,两肺斑片状阴影呈现重力依赖性现象,还可出现变换体位后的重力依赖性变化。在CT 上表现为病变分布不均匀:①非重力依赖区(仰卧时主要在前胸部)正常或接近正常;②前部和中间区域呈毛玻璃样阴影;③重力依赖区呈现实变影。这些提示肺实质的实变出现在受重力影响最明显的区域。无肺泡毛细血管膜损伤时,两肺斑片状阴影均匀分布,既不出现重力依赖现象,也无变换体位后的重力依赖性变化。这一特点有助于与感染性疾病鉴别。

二、诊断及鉴别诊断

(1)有 ALI 和(或)ARDS 的高危因素。

(2)急性起病、呼吸频数和(或)呼吸窘迫。

(3)低氧血症:ALI 时氧合指数≤300mmHg;ARDS 时氧合指数≤200mmHg。

(4)胸部 X 线检查显示两肺浸润阴影。

(5)肺动脉楔压≤2.4kPa(18mmHg)或临床上能除外心源性肺水肿。

符合以上 5 项条件者,可以诊断 ALI 或 ARDS。必须指出,ARDS 的诊断标准并不具有特异性,诊断时必须排除大片肺不张、自发性气胸、重症肺炎、急性肺栓塞和心源性肺水肿。

三、护理

在救治 ARDS 过程中,精心护理是抢救成功的重要环节。护士应做到及早发现病情,迅速协助医生采取有力的抢救措施。密切观察患者生命体征,做好各项记录,准确完成各种治疗,备齐抢救器械和药品,防止机械通气和气管切开的并发症。

(一)护理目标

(1)及早发现 ARDS 的迹象,及早有效地协助抢救。维持生命体征稳定,挽救患者生命。

(2)做好人工气道的管理,维持患者最佳气体交换,改善低氧血症,减少机械通气并发症。

(3)采取俯卧位通气护理,缓解肺部压迫,改善心脏的灌注。

(4)积极预防感染等各种并发症,提高救治成功率。

(5)加强基础护理,增加患者舒适感。

(6)减轻患者心理不适,使其合作、平静。

（二）护理措施

(1)及早发现病情变化，ARDS 通常在疾病或严重损伤的最初 24～48h 后发生。首先出现呼吸困难，通常呼吸浅快。吸气时可存在肋间隙和胸骨上窝凹陷。皮肤可出现发绀和斑纹，吸氧不能使之改善。护士发现上述情况要高度警惕，及时报告医生，进行动脉血气和胸部 X 线等相关检查。一旦诊断考虑 ARDS，立即积极治疗。若没有机械通气的相应措施，应尽早转至有条件的医院。患者转运过程中应有专职医生和护士陪同，并准备必要的抢救设备，氧气必不可少。若有指征行机械通气治疗，可以先行气管插管后转运。

(2)迅速连接监测仪，密切监护心率、心律、血压等生命体征，尤其是呼吸的频率、节律、深度及血氧饱和度等。观察患者意识、发绀情况、末梢温度等。注意有无呕血、黑便等消化道出血的表现。

(3)氧疗和机械通气的护理治疗：ARDS 最紧迫问题在于纠正顽固性低氧，改善呼吸困难，为治疗基础疾病赢得时间。需要对患者实施氧疗甚至机械通气。严密监测患者呼吸情况及缺氧症状。若单纯面罩吸氧不能维持满意的血氧饱和度，应予辅助通气。首先可尝试采用经面罩持续气道正压吸氧等无创通气，但大多需要机械通气吸入氧气。遵医嘱给予高浓度氧气吸入或使用呼气末正压呼吸(PEEP)并根据动脉血气分析值的变化调节氧浓度。使用 PEEP 时应严密观察，防止患者出现气压伤。PEEP 是在呼气终末时给予气道以一恒定正压使之不能回复到大气压的水平。可以增加肺泡内压和功能残气量改善氧合，防止呼气使肺泡萎陷，增加气体分布和交换，减少肺内分流，从而提高 PaO_2。由于 PEEP 使胸腔内压升高、静脉回流受阻、致心搏减少、血压下降，严重时可引起循环衰竭，另外正压过高，肺泡过度膨胀、破裂有导致气胸的危险。所以在监护过程中，注意 PEEP 观察有无心率增快、突然胸痛、呼吸困难加重等相关症状，发现异常立即调节 PEEP 压力并报告医生处理。帮助患者采取有利于呼吸的体位，如端坐位或高枕卧位。人工气道的管理有以下几方面。

1)妥善固定气管插管，观察气道是否通畅，定时对比听诊双肺呼吸音。经口插管者要固定好牙垫，防止阻塞气道。每班检查并记录导管刻度，观察有无脱出或误入一侧主支气管。套管固定松紧适宜，以能放入一指为准。

2)气囊充气适量。充气过少易产生漏气，充气过多可压迫气管黏膜导致气管食管瘘，可以采用最小漏气技术，用来减少并发症发生。方法：用 10mL 注射器将气体缓慢注入，直至在喉及气管部位听不到漏气声，向外抽出气体 0.25～0.5mL/次至吸气压力到达峰值时出现少量漏气为止，再注入 0.25～0.5mL 气体，此时气囊容积为最小封闭容积。气囊压力为最小封闭压力，记录注气量。观察呼吸机上气道峰压是否下降及患者能否发音说话，长期机械通气患者要观察气囊有无破损、漏气现象。

3)保持气道通畅。严格无菌操作，按需适时吸痰。过多反复抽吸会刺激黏膜，使分泌物增加。先吸气道再吸口、鼻腔，吸痰前给予充分气道湿化、翻身叩背、吸纯氧 3min，吸痰管最大外径不超过气管导管内径的 1/2，迅速插吸痰管至气管插管，感到阻力后撤回吸痰管 1～2cm，打开负压边后退边旋转吸痰管，吸痰时间不应超过 15s。吸痰后密切观察痰液的颜色、性状、量及患者心率、心律、血压和血氧饱和度的变化，一旦出现心律失常和呼吸窘迫，立即停止吸痰，给予吸氧。

4)用加温湿化器对吸入气体进行湿化,根据病情需要加入盐酸氨溴索、异丙托溴铵等,每日 3 次雾化吸入。湿化满意标准为痰液稀薄、无泡沫、不附壁能顺利吸出。

5)呼吸机使用过程中注意电源插头要牢固,不要与其他仪器共用一个插座;机器外部要保持清洁,上端不可放置液体;开机使用期间定时倒掉管道及集水瓶内的积水,集水瓶安装要牢固;定时检查管道是否漏气、有无打折、压缩机工作是否正常。

(4)维持有效循环,维持出入液量轻度负平衡。循环支持治疗的目的是恢复和提供充分的全身灌注,保证组织的灌流和氧供,促进受损组织的恢复。在能保持酸碱平衡和肾功能前提下达到最低水平的血管内容量。

1)护士应迅速帮助完成该治疗目标。选择大血管,建立 2 个以上的静脉通道,改善循环血容量不足。

2)严格记录出入量、每小时尿量。出入量管理的目标是在保证血容量、血压稳定前提下,24h 出量大于入量约 500～1000mL,利于肺内水肿液的消退。充分补充血容量后,护士遵医嘱给予利尿剂,消除肺水肿。观察患者对治疗的反应。

(5)俯卧位通气护理:由仰卧位改变为俯卧位,可使 75%ARDS 患者的氧合改善。可能与血流重新分布,改善背侧肺泡的通气,使部分萎陷肺泡再膨胀达到"开放肺"的效果有关。随着通气/血流比例的改善进而改善了氧合。但存在血流动力学不稳定、颅内压增高、脊柱外伤、急性出血、骨科手术、近期腹部手术、妊娠等禁忌实施俯卧位。

1)患者发病 24～36h 后取俯卧位,翻身前给予纯氧吸入 3min。预留足够的管路长度,注意防止气管插管过度牵拉致脱出。

2)为减少特殊体位给患者带来的不适,用软枕垫高头部 15°～30°,嘱患者双手放在枕上,并在髋、膝、踝部放软枕,每1～2h 更换 1 次软枕的位置,每 4h 更换 1 次体位,同时考虑患者的耐受程度。

3)注意血压变化,因俯卧位时支撑物放置不当,可使腹压增加,下腔静脉回流受阻而引起低血压,必要时在翻身前提高吸氧浓度。

4)注意安全、防坠床。

(6)预防感染的护理。

1)注意严格无菌操作,每日更换气管插管切口敷料,保持局部清洁干燥,预防或消除继发感染。

2)加强口腔及皮肤护理,以防护理不当而加重呼吸道感染及发生压疮。

3)密切观察体温变化,注意呼吸道分泌物的情况。

(7)心理护理:减轻恐惧,增加心理舒适度。

1)评估患者的焦虑程度,指导患者学会自我调整心理状态,调控不良情绪。主动向患者介绍环境,解释治疗原则,解释机械通气、监测及呼吸机的报警系统,尽量消除患者的紧张感。

2)耐心向患者解释病情,对患者提出的问题要给予明确、有效和积极的信息,消除心理紧张和顾虑。

3)护理患者时保持冷静和耐心,表现出自信和镇静。

4)如果患者由于呼吸困难或人工通气不能讲话,可提供纸笔或以手势与患者交流。

5)加强巡视,了解患者的需要,帮助患者解决问题。

6)帮助并指导患者及其家属应用松弛疗法按摩等。

(8)营养护理:ARDS 患者处于高代谢状态,应及时补充热量和高蛋白、高脂肪营养物质。能量的摄取既应满足代谢的需要,又应避免糖类的摄取过多,蛋白摄取量一般为每天 1.2～1.5g/kg,尽早采用肠内营养,协助患者取半卧位,充盈气囊,证实胃管在胃内后,用加温器和输液泵匀速泵入营养液。若有肠鸣音消失或胃潴留,暂停鼻饲,给予胃肠减压。一般留置 5～7d 后拔除,更换到对侧鼻孔,以减少鼻窦炎的发生。

(三)健康指导

在疾病的不同阶段;根据患者的文化程度做好有关知识的宣传和教育,让患者了解病情的变化过程。

(1)提供舒适安静的环境以利于患者休息,指导患者正确卧位休息,讲解由仰卧位改变为俯卧位的意义,尽可能减少特殊体位给患者带来的不适。

(2)向患者解释咳嗽、咳痰的重要性,指导患者掌握有效咳痰的方法,鼓励并协助患者咳嗽、排痰。

(3)指导患者自己观察病情变化,如有不适及时通知医护人员。

(4)嘱患者严格按医嘱用药,按时服药,不要随意增减药物剂量及种类。服药过程中,需密切观察患者用药后反应,以指导用药剂量。

(5)出院指导:指导患者出院后仍以休息为主,活动量要循序渐进,注意劳逸结合。此外,患者病后生活方式的改变需要家人的积极配合和支持,应指导患者家属给患者创造一个良好的身心休养环境。出院后 1 个月内来院复查 1～2 次,出现情况随时来院复查。

第四节　呼吸衰竭的护理

呼吸衰竭是由多种疾病引起的通气和(或)换气功能障碍导致缺氧和二氧化碳潴留,而产生一系列病理生理改变的综合征。一般认为,在海平面大气压休息状态下,呼吸室内空气时,$PaO_2 < 8.0kPa(60mmHg)$ 和(或)$PaCO_2 > 6.67kPa(50mmHg)$ 时,作为呼吸衰竭的血气诊断标准。根据血气变化,将呼吸衰竭分为两型:Ⅰ型系指 PaO_2 下降而 $PaCO_2$ 正常或降低,多为急性呼吸衰竭的表现;Ⅱ型系指 $PaCO_2$ 升高,多为慢性呼吸衰竭或间有急性发作的表现,常见于阻塞性功能障碍的肺、支气管疾病。

一、病因

(一)气道病变引起的阻塞性通气功能障碍

支气管炎症、痉挛、肿瘤、异物及慢性阻塞性肺气肿时,由于气道不同程度的阻塞,肺泡通气不足,导致缺氧及 CO_2 潴留。

(二)肺组织损害引起的换气功能障碍

肺部炎症、水肿、血管病变、弥散性肺间质纤维化、肺气肿、硅肺、ARDS 等,引起 V/Q 灌注比例失调,弥散面积减少或解剖分流增加,导致缺氧。

(三)胸廓活动减弱或呼吸肌衰竭引起的限制性通气功能障碍

胸廓严重畸形、严重脊柱后侧突、广泛胸膜增厚、大量胸腔积液、气胸等引起胸廓活动受限制;脊髓灰质炎、多发性神经根炎、重症肌无力、呼吸肌负荷加重等引起呼吸肌活动减弱,均可使肺扩张受到影响,导致肺通气量减少。

(四)脑部病变引起的呼吸中枢功能障碍

脑部炎症、血管病变、肿瘤外伤、代谢性或药物中毒等,直接或间接损害呼吸中枢,导致呼吸功能抑制,通气功能减弱。

二、临床表现

呼吸衰竭可使机体各器官和组织均受到不同程度的影响,但缺氧和二氧化碳潴留是其主要的病理生理和临床表现的基础。

(一)缺氧

中枢神经系统对缺氧最为敏感,其次为心血管系统和血液系统等。

1.中枢神经系统

脑组织重量仅占全身重量的 2%,而需氧量却占总量的 25%,大脑耗氧量 $3mL/(100g \cdot min)$。早期缺氧即可引起脑血管扩张,血流量增加,起到代偿作用。严重缺氧时扩张的血管血流缓慢,血管通透性增加及"离子泵"的作用减弱,致使脑水肿发生和颅内压增高,同时亦可直接损伤脑细胞。临床表现主要有呼吸困难、呼吸频率和节律的异常、发绀、烦躁不安、谵妄惊厥、昏迷,最终死亡。

2.心血管系统

心肌的耗氧量为 $10mL/(100g \cdot min)$,2/3 用于心肌收缩。缺氧时首先是代偿性心率增快,心排出量增加,血压升高。严重缺氧时,心肌受到抑制,心率变慢,心排出量减少、血压下降,心律失常。缺氧使皮肤血管收缩,而脑和冠状动脉血管扩张,但使肺小动脉收缩。导致肺动脉高压,加重右心室负荷,是引起肺心病的主要原因。

3.血液系统

慢性缺氧,刺激骨髓红细胞系统反应性增生及肾小球旁细胞促使细胞生成素分泌亢进,促使红细胞生成增加。临床表现为代偿性的继发性红细胞增多症。由于血液黏稠度增加,循环阻力加大,使右心负荷增重。

(二)二氧化碳潴留

二氧化碳潴留形成高碳酸血症,对各系统均产生有害影响,其中最严重的是中枢神经系统。

1.中枢神经系统

二氧化碳潴留使血管扩张,脑血流量增加,早期起到代偿作用,但二氧化碳潴留持续存在和不断加重致使脑间质水肿发生,颅内压增高。pH 值下降引起细胞内酸中毒,初期抑制大脑皮层,表现嗜睡,随后皮层下刺激增强,间接引起皮层兴奋,表现为兴奋、躁动不安、肌肉抽搐及其他神经精神症状的出现。晚期皮层和皮层下均受到抑制,即所谓"二氧化碳麻醉"而昏迷、死亡。

2.心血管系统

早期使血管运动中枢和交感神经兴奋，儿茶酚胺释放，皮肤血管收缩，回心血量增加，使心率增快，血压升高，因亦可引起肺小动脉收缩，从而成为导致肺心病的原因之一。心肌内二氧化碳潴留，pH 下降，使心肌收缩无力和严重的心律失常。

3.呼吸系统

二氧化碳潴留可兴奋呼吸中枢，使呼吸加深加快，但随着二氧化碳浓度的增加，呼吸中枢反而受到抑制。

(三)酸碱平衡失调

呼吸性酸中毒在 II 型呼吸衰竭中最为常见，占 80%，主要因通气功能障碍导致的二氧化碳潴留，H^+ 浓度的增加（$CO_2 + H_2O \rightarrow H_2CO_3 \rightarrow H^+ + HCO_3^-$）。代谢性酸中毒亦可合并存在，因缺氧状态下，无氧代谢引起乳酸增加和无机盐的积聚，实则为乳酸血症性酸中毒。此外由于利尿剂的使用（肺心病并发心力衰竭）、大量葡萄糖的输入、肾上腺皮质激素的应用等，导致低钾和（或）低氯血症引起的代谢性碱中毒。甚至出现复合性酸碱失衡，如呼酸合并代酸/呼酸合并代碱等。

(四)电解质紊乱

呼吸衰竭经常并发电解质紊乱，如高血钾症，多因缺氧或二氧化碳潴留，K^+ 自细胞内移至细胞外，而细胞外 H^+ 和 Na^+ 进入细胞内所致；低钾血症和低氯血症其原因已如上述；低钠血症，多与患者多汗、入量不足、利尿等因素有关。临床表现为疲乏无力、表情淡漠、肌肉痛性痉挛、血压低、脉搏细数、体位性昏厥等，严重者甚至昏迷、死亡。

(五)肺性脑病(简称肺脑)

支气管、肺、胸疾病引起的缺氧和二氧化碳潴留所致的精神－神经症状的综合征，排除其他原因所引起的类似表现者称为肺性脑病。

其发生的机制主要是呼吸性酸中毒使脑细胞内 H^+ 浓度增加，pH 下降导致脑组织酸中毒所致。低氧血症对于肺性脑病的发生居次要地位。

(六)肺心病及心力衰竭

在支气管、肺、胸疾病的基础上，主要由于缺氧和二氧化碳潴留，引起肺小动脉收缩，加上其他因素，最终导致肺动脉高压，右心室增大，故称为慢性肺源性心脏病（肺心病）。当失去代偿能力即出现右心衰竭。

(七)其他组织器官的损害

其他组织器官的损害包括胃肠道出血、肾功能不全，DIC 的出现等。

三、诊断

呼吸衰竭的诊断主要根据血气分析。在海平面大气压下静息状态，呼吸室内空气 $PaO_2 < 8.0kPa(60mmHg)$ 和（或）$PaCO_2 > 6.67kPa(50mmHg)$ 时，是作为呼吸衰竭的诊断标准。

四、鉴别诊断

呼吸衰竭需与呼吸功能不全相鉴别。后者系指在静息状态，$PaO_2 > 8.0kPa(60mmHg)$ 和（或）$PaCO_2 < 6.67kPa(50mmHg)$。当运动后，$PaO_2 < 8.0kPa(60mmHg)$ 和（或）$PaCO_2 > 6.67kPa(50mmHg)$。

五、护理

(一)观察病情演变

包括:①呼吸频率、节律、深浅,有无病理性呼吸;②体温、脉搏、血压;③神志;④皮肤黏膜颜色,有无发绀,水肿。

(二)建立通畅气道,改善通气功能

(1)湿化痰液、适当补液、清除气道分泌物。对咳嗽无力者定时翻身拍背,对痰液黏稠者给予雾化吸入,对无力咳嗽或昏迷者用导管吸痰。

(2)应用支气管扩张药物,常用的有茶碱类、β受体兴奋剂类和肾上腺皮质激素类,减小呼吸道阻力。

(3)应用呼吸兴奋剂,可供选择的有尼可刹米(可拉明)、洛贝林、二甲弗林(回苏灵)、多沙普仑、阿米脱林、肺达宁等,使用时注意患者变化。

(4)必要时建立人工气道,可以选择插入口咽导管、建立口咽气道、气管插管或气管切开。

(三)氧疗

氧疗要根据低氧原因及缺氧程度,严格掌握适应证,发挥其积极作用,防止不良反应。

(1)Ⅰ型呼吸衰竭,原则是按需要给氧,氧浓度低于50%。

(2)Ⅱ型呼吸衰竭,应采用控制性氧疗,持续性低流量吸氧,一般为1~3L/min,浓度为25%~33%。

(3)给氧方法根据需要选择鼻导管、面罩,氧帐或呼吸器给氧。

(四)控制感染、纠正酸碱和电解质失衡

根据血、痰、分泌物培养,血气、生化检查选择药物、进行治疗。注意科学合理使用抗生素,严格各项操作,减少院内感染的发生。

(五)呼吸机使用护理

呼吸机的主要功能是维持有效的通气量,在使用中护士应严密监视机器的工作状况,各部件衔接情况,监听运转声音,并根据患者的病情变化及时判断和排除故障。要密切注意患者的自主呼吸频率、节律与通气机是否同步;机械通气后通气量是否恰当;潮气量应视患者的病情、年龄、体质量而定,还要观察实际吸入气量,有效潮气量=潮气量-无效腔量(面罩250mL,鼻罩130mL);同时观察漏气量吸气压力水平、压力上升时间等指标。如患者安静,表明自主呼吸与机械同步;若出现烦躁,则自主呼吸与机器不同步,或是由于通气不足或痰堵,应及时清除痰液或调整通气量。总之,护士除了必须具备扎实的基础护理技术和丰富的临床经验,还需要熟练掌握各型通气机的治疗参数及调节,变被动护理为主动全程护理。

(六)药物治疗过程中的监测护理

1.输液管理

(1)准确记录出入液体量。ARDS时肺间质与肺泡水肿,液体潴留增加。液体入量应适当控制,前3d入量宜少于出量,每日保持500~1000mL的体液负平衡。在血流动力学状态稳定的情况下,可适当使用利尿剂。

(2)准确记录每小时的出入液体量,以防止液体的大进大出,加重肺水肿。

(3)早期输液应以晶体为主,在毛细血管内皮损伤逐渐恢复后,可适当使用胶体液,以提高

血浆胶体渗透压,促进间质及肺泡内液体回吸收。

2.糖皮质激素应用的观察

早期大量应用地塞米松可保护肺毛细血管内皮组织,减少毛细血管渗出,减轻炎症反应,缓解支气管痉挛,但严重创伤后患者易并发消化道大出血,而使用糖皮质激素后更易导致上消化道大出血,除常规使用 H_2 受体阻滞剂或质子泵抑制剂等预防上消化道大出血外,应严密观察胃液、大便的颜色、性状、量,并做常规检查。

3.应用血管活性药物的观察

ARDS时适当使用血管扩张剂,可减轻心脏前后负荷,同时也可扩张肺血管,解除肺小血管痉挛,改善肺循环。在应用血管扩张剂时应做到:①严密监测血流动力学状态的变化,为及时调整其用量提供准确的依据;②最好由输液泵经中心静脉通道输注血管扩张剂,以防止药物对小血管的刺激。

第五节　慢性肺源性心脏病的护理

一、概述

慢性肺源性心脏病简称慢性肺心病,是由于肺、胸廓或肺动脉的慢性病变引起的肺循环阻力增加、肺动脉高压,右心室肥大,晚期发生右心衰竭的心脏疾病。慢性肺源性心脏病进展缓慢,病程长,临床表现轻重不一、复杂多变,常在原有胸、肺疾病临床表现的基础上,逐渐出现肺、心功能衰竭和其他器官损害的表现。慢性肺心病可引起酸碱平衡失调,水、电解质紊乱及肺性脑病、心律失常、肝肾功能损害、上消化道出血、弥散性血管内凝血等并发症,其中肺性脑病是导致患者死亡的主要原因。

二、辅助检查

(一)血液检查

红细胞大多正常,部分患者发生继发性红细胞增多症,老年患者常出现程度不等的贫血。并发呼吸道感染时白细胞总数增加或出现核左移,而老年患者增高不明显,甚至降低。急性发作期,血液生化检查可出现肝、肾功能异常及酸碱平衡失调、电解质紊乱等结果。动脉血气分析多显示Ⅱ型呼吸衰竭,即 $PaO_2 < 60mmHg$,$PaCO_2 > 50mmHg$。

(二)痰细菌学检查

合并感染时可查到革兰阴性杆菌、甲型链球菌、流感杆菌、肺炎球菌、葡萄球菌等病原体。

(三)心电图检查

出现右心室和右心房肥大的表现,如心电轴右偏,肺型 P 波,不完全性右束支阻滞,重度顺时针方向转位。

(四)X 线检查

除原有胸肺疾病的 X 线征象外,还表现出肺动脉高压和右心室肥大的征象,如:右下肺动脉干扩张,右下肺动脉横径与气管横径比值不小于 0.17;中心肺动脉扩张,其高度不小于

3mm；右心室扩大。

(五)超声心动图检查

超声心动图检查可判断肺动脉高压，评估心功能，是目前对慢性肺心病进行早期诊断的一种无创性检查。

(六)肺功能检查

肺功能检查适用于心肺功能代偿期(缓解期)患者，对早期发现肺心病、评估病情发展有一定帮助。

三、护理评估

(一)健康史

评估发病情况，了解发病时间及诱因，询问发病前有无受凉、上呼吸道感染、过度劳累等情况，有无慢性支气管炎、阻塞性肺气肿、支气管哮喘、支气管扩张等肺胸疾病病史，有无家族史及吸烟、酗酒等嗜好。

目前食欲、睡眠如何，有无下肢水肿，大小便是否正常。

(二)身体状况

1.症状

在心肺功能代偿期，以慢性咳嗽、咳痰、活动后憋气、呼吸困难、心悸为主。而在心肺功能失代偿期，以呼吸衰竭，右心衰竭表现为主。常在上呼吸道感染后出现呼吸困难加重、胸闷、乏力、思维活动和判断能力降低，或嗜睡、烦躁、神志恍惚、昏迷、抽搐，以及上腹饱胀感、心率加快、食欲下降、尿少等。

2.体征

(1)心肺功能代偿期出现不同程度的肺气肿体征和发绀，感染时可闻及肺部干、湿啰音或哮鸣音。心浊音界缩小或消失，剑突下心脏搏动增强，心音遥远，肺动脉瓣听诊区第二心音亢进，三尖瓣听诊区出现收缩期杂音。

(2)心肺功能失代偿期常出现呼吸衰竭征象，口唇、甲床发绀明显，球结膜充血、水肿，甚至出现颅内压增高的征象；颈静脉怒张，心界向左扩大，剑突下搏动明显，三尖瓣区收缩期吹风样杂音，可有奔马律，肝界增大、有压痛，肝颈静脉回流征阳性，下肢水肿，严重者出现腹腔积液征。

(三)心理－社会状况

由于疾病反复发作、迁延不愈，往往使患者出现烦躁、恐惧，疑虑、依赖增强等心理，应评估患者及亲属对疾病的认识程度、患者对治疗的需求，及家庭社会支持系统的状况。

三、护理诊断

(一)气体交换受损

气体交换受损与呼吸道阻塞、弥散面积减少引起通气与血流比例失调有关。

(二)清理呼吸道无效

清理呼吸道无效与呼吸道分泌物增多、黏稠有关。

(三)低效性呼吸形态

低效性呼吸形态与疾病致肺通气和换气功能障碍有关。

(四)体液过多

体液过多与右心功能不全有关。

(五)活动无耐力

活动无耐力与慢性缺氧、心功能不全有关。

四、护理措施

(一)一般护理

保持病室安静,室温和湿度适宜,定时通风换气,避免烟雾、粉尘和刺激性气体的刺激,指导患者卧床休息,嘱患者经常翻身或变换体位,给予高蛋白、高热量、富含维生素、易消化饮食,避免过饱及食物过咸,鼓励适当饮水,昏迷者经胃管鼻饲流质饮食。

(二)病情观察

监测患者的生命体征、意识状态,观察呼吸的频率、节律、深度,注意咳嗽、咳痰情况,观察痰的性状及量,检查心律、心音、肝脾情况及有无下肢水肿和腹腔积液,记录24h出入液量。有条件者进行床旁血气分析、血氧饱和度监测及心电监护。

(三)心理护理

由于疾病迁延反复,需长期治疗,而且难以治愈,经济负担大,患者可能会出现抑郁、焦虑或悲观失望情绪,部分患者会不配合治疗,甚至拒绝治疗。应关心患者,多与其交流、开导、安慰患者,鼓励患者树立战胜疾病的信心,鼓励患者家属提供精神支持,使患者情绪稳定,积极配合治疗与护理。

(四)治疗护理

1.治疗原则

控制感染,纠正呼吸衰竭,控制心力衰竭,预防并发症。

2.用药护理

(1)及早、足量使用广谱抗生素,根据病原菌培养和药敏试验来及时调整用药,注意观察药物的不良反应。

(2)遵医嘱应用支气管扩张剂、呼吸兴奋剂。注意观察有无恶心、呕吐或肢体抽搐等药量过大的反应。

(3)使用利尿剂注意遵循缓慢利尿的原则,避免出现水、电解质紊乱和因水分不足使痰液黏稠,病情加重。如发现患者出现神经精神症状,或尿量增多、血压下降、脉搏细速、乏力、口渴等现象,应及时报告。

(4)应用强心剂时,掌握好用药指征,注意观察药物的不良反应,如出现恶心、呕吐、心律不齐、黄视等应及时停药。

(5)病情严重者可酌情应用糖皮质激素,注意此药不可长期使用,有糖尿病、消化性溃疡者不宜使用。

3.氧疗的护理

Ⅰ型呼吸衰竭可短时吸入高浓度($>50\%$)或高流量($4\sim6L/min$)的氧气,等缺氧征象改善后再调整氧浓度和流量。Ⅱ型呼吸衰竭宜持续低浓度($25\%\sim29\%$),低流量($1\sim2L/min$)吸氧。吸入的氧必须湿化,注意观察氧疗的效果,必要时应用人工通气。

4.并发症的护理

肺性脑病者不宜使用镇静或麻醉剂,注意准备好抢救用物;出现心力衰竭者指导其半卧位或高枕位休息,注意输液量及速度;消化道出血患者应注意观察呕吐物或排泄物的性状及量。观察有无全身出血倾向,及时发现 DIC 并及时抢救患者。

五、健康教育

(一)避免诱发因素

戒烟,预防上呼吸道感染,改善环境卫生,居室定期通风,避免烟雾、尘埃和刺激性气体的不良影响。

(二)合理安排饮食,增加营养

注意饮食调理,以高蛋白、高热量、高纤维素、富含维生素 C 和维生素 E、易消化的饮食为主。注意少量多餐,每餐以七八成饱为宜,尤其晚餐不宜多食。适当减少食盐的摄入,不饮酒,慎吃辛辣等刺激性食物,少吃海鲜类,油炸类食品。

(三)锻炼身体,增强机体抵抗力

注意进行耐寒锻炼;根据体能制订运动计划,选择适宜的锻炼方式,如散步、太极拳、登楼梯、骑车、保健操等,运动量由小至大、由慢至快逐渐增加,达到每日 3～4 次、每次 20～30min 为宜。

(四)指导家庭氧疗

家庭氧疗可降低 COPD 的复发、减慢病情发展,提高患者的生活质量和生存率。适宜家庭氧疗的指征是:$PaO_2 \leqslant 55mmHg$,或动脉血氧饱和度 $SaO_2 \leqslant 88\%$,有或没有高碳酸血症;PaO_2 55～60mmHg,或 $SaO_2 < 89\%$,合并肺动脉高压、心力衰竭或红细胞增多症。指导患者持续低浓度(25%～29%)、低流量(1～2L/min)吸氧,每日吸氧时间超过 15h。

(五)呼吸运动训练

坚持腹式呼吸和缩唇呼吸训练,可增强呼吸肌活动能力,提高通气量,改善缺氧。

(六)其他

(1)坚持遵医嘱用药,预防疾病复发。

(2)向患者及其家属介绍病情,鼓励家属多关心、理解患者,提供家庭支持。介绍病情发展的征兆,如果患者出现嗜睡、精神恍惚、认知功能障碍应及时去医院就诊。

第二章　心内科疾病

第一节　窦性心律失常的护理

窦性心律失常是一组以窦房结自律性异常和窦房传导障碍为病理基础的快速性和缓慢性心律失常。

一、临床表现

(一)窦性心动过速

成人窦性心律的频率超过 100 次/分钟称为窦性心动过速。临床上心慌、乏力、运动耐量下降是常见表现,部分患者可诱发心绞痛,引起或加重心功能不全。

(二)窦性心动过缓

成人窦性心律的频率低于 60 次/分钟称为窦性心动过缓。生理因素引起者多无明显症状,运动或代谢增强时窦性心律可加快至正常。各种疾病所伴随的窦性心动过缓其临床表现与原发病相关。

(三)病态窦房结综合征

轻者表现为心慌、心悸、记忆力减退、乏力和运动耐量下降;重者引起心绞痛、少尿、黑矇、昏厥,晚期可出现心力衰竭、阿-斯综合征,甚至因心脏停搏或继发心室颤动而导致患者死亡。

二、辅助检查

(一)窦性心动过速心电图特点

窦性 P 波的频率>100 次/分钟,伴有房室传导或室内传导异常者,P-R 间期可延长或 QRS 波群宽大畸形。

(二)窦性心动过缓心电图特点

窦性 P 波的频率<60 次/分钟,伴有窦性心律不齐时,P-P 间期不规则,但各 P-P 间期之差小于 0.20s。

(三)病态窦房结综合征

1.心电图特点主要包括

(1)持续而显著的窦性心动过缓(50 次/分钟以下)。

(2)窦性停搏和窦房传导阻滞。

(3)窦房传导阻滞与房室传导阻滞并存。

(4)心动过缓-心动过速综合征(慢-快综合征)。

(5)房室交界区性逸搏心律等。

2.动态心电图

可表现为 24h 总心跳次数低于 8 万次(严重者低于 5 万次),反复出现大于 2s 的长间歇。

三、诊断

(一)窦性心动过速

心慌、心悸症状,心率＞100 次/分钟,心电图表现符合窦性心动过速的特点。

(二)窦性心动过缓

静息状态下心率慢于 60 次/分钟,心电图表现符合窦性心动过缓的特点。

(三)病态窦房结综合征

依据症状和特征性的心电图表现,并排除生理因素、药物作用和其他疾病等对窦房结功能的影响,可诊断病态窦房结综合征。

四、治疗

(一)窦性心动过速

控制病因或消除诱因,也可选用 β 受体阻滞剂或钙离子通道阻滞剂。

(二)窦性心动过缓

除有效治疗原发病外,还可适当使用 M 受体阻滞剂、β 肾上腺素能受体激动剂等提高心率。

(三)病态窦房结综合征

控制病因,M 胆碱受体阻滞剂或 β 肾上腺素能受体激动剂药物治疗以及心脏起搏治疗。

五、护理评估

(一)身体评估

评估患者意识状态,观察脉搏、呼吸、血压有无异常。询问患者饮食习惯与嗜好、饮食量和种类。评估患者有无水肿,水肿部位、程度;评估患者皮肤有无破溃、压疮、手术伤口及外伤等。

(二)病史评估

(1)评估患者窦性心律失常的类型、发作频率、持续时间等;询问患者有无心悸、胸闷、乏力头晕、昏厥等伴随症状。

(2)评估患者此次发病有无明显诱因:体力活动、情绪激动、饮茶、喝咖啡、饮酒吸烟,应用肾上腺素、阿托品等药物。

(3)评估患者有无引起窦性心律失常的基础疾病。甲状腺功能亢进症、贫血、心肌缺血、心力衰竭等可引起窦性心动过速;甲状腺功能减退症、严重缺氧、颅内疾患等可引起窦性心动过缓;窦房结周围神经和心房肌的病变、窦房结动脉供血减少、迷走神经张力增高等可导致窦房结功能障碍。

(4)查看患者当前实验室检查结果以及心电图、24h 动态心电图。

(5)询问患者目前服用药物的名称、剂量及用法,评估患者有无药物不良反应,询问患者有无明确药物过敏史。

(6)评估患者既往史及家族史。

(7)询问患者有无跌倒史。

(8)心理—社会状况:评估患者对疾病知识的了解程度,对治疗及护理的配合程度、经济状况等,采用综合医院焦虑抑郁量表(HADS)评估患者的焦虑、抑郁程度。

六、护理措施

(一)一般护理

1.保证休息

嘱患者心律失常发作时卧床休息,采取舒适体位,尽量避免左侧卧位,因左侧卧位时患者常能感觉到心脏的搏动而使不适感加重,注意保证充足的休息与睡眠。

2.给氧

遵医嘱给予患者氧气吸入,将安全用氧温馨提示牌挂于患者床头,告知患者不可自行调节氧气流量。

3.预防跌倒

病态窦房结综合征的患者可出现与心动过缓有关的心、脑等脏器供血不足的症状,严重者可发生昏厥,属于跌倒高危患者。对跌倒高危患者悬挂跌倒高危标识,每周两次评估患者跌倒的危险程度,调低病床高度。定时巡视患者,将呼叫器置于患者随手可及之处,协助完成生活护理。嘱患者避免剧烈运动、情绪激动、快速变换体位等,患者外出检查时应有专人(家属、护工)陪伴。

(二)病情观察

严密监测患者的心律、心率、脉搏及血压的变化。测量心率、脉搏时应连续测定 1min。对于患者心率小于 60 次/分钟或者大于 100 次/分钟或出现胸闷、心悸、心慌、头晕、乏力等症状时应及时通知医生,配合处理。

(三)用药护理

严格遵医嘱按时按量给予抗心律失常药物,静脉给药时应严格控制输液速度。观察患者意识和生命体征,必要时监测心电图变化,注意用药前、用药过程中及用药后的心率、心律、P-R间期,Q-T间期等的变化,以判断疗效和有无不良反应。窦性心律失常常用药物分类及不良反应如下:①β受体阻滞剂——美托洛尔:心率减慢、血压下降、心力衰竭加重;②钙离子通道阻滞剂——维拉帕米:低血压、心动过缓、诱发或加重心力衰竭;③β肾上腺素能受体激动剂——肾上腺素:心悸、胸痛,血压升高,心律失常;④M胆碱受体阻滞剂——阿托品:口干、视物模糊、排尿困难。

(四)辅助检查护理

1.心电图检查

心电监护发现心律失常或患者有不适主诉时,遵医嘱进行心电图检查。告知患者检查时的注意事项,检查过程中注意保暖及隐私保护。

2.24h 动态心电图检查

告知患者在行此项检查期间不要淋浴,向患者强调如出现不适症状,需记录其发生的时间、活动内容及不适症状表现。

(五)心理护理

采用综合医院焦虑抑郁量表(HADS)评估患者的焦虑、抑郁状况。指导患者避免引起或加重窦性心律失常的因素,保持良好心态。情绪激动时交感神经兴奋可使心率增快,激发各种类型的心律失常;反之,情绪重度低迷时,迷走神经兴奋可使心率减慢,出现心动过缓或停搏。

（六）行起搏器植入术患者的护理

有症状的病态窦房结综合征的患者应接受起搏器治疗。

（七）健康宣教

（1）饮食指导：告知患者应少食多餐，避免过饱。饮食过饱会加重心脏负担，加重原有的心律失常。告知患者禁烟酒、浓茶，少食咖啡及辛辣食物。

（2）活动指导：存在明显症状的患者，应卧床休息，尽量减少机体耗氧；偶发、无器质性心脏病的心律失常者，不需卧床休息，可做适当活动，注意劳逸结合；有血流动力学改变的心律失常患者应适当休息，避免劳累；严重心律失常患者应绝对卧床休息，至病情好转后再逐渐起床活动。

（3）用药指导：告知患者服药方法、时间及剂量，嘱患者按时服药。告知患者用药后可能出现的不良反应，一旦发生，应及时就诊。

（4）教会患者及其家属自测脉搏的方法，嘱患者出院后如有不适及时就诊。

第二节　房性心律失常的护理

一、临床表现

（一）房性期前收缩

部分患者无明显症状。频发者胸闷心悸、心慌是其常见症状。心脏听诊可闻及心律不齐，提前出现的心搏伴有第一心音增强，之后可出现代偿间歇。

（二）房性心动过速

房性心动过速简称房速，患者可有阵发性心悸、胸闷，发作呈短暂、间歇或持续性。严重者可引起心绞痛，诱发或加重心功能不全。

（三）心房扑动

心房扑动简称房扑，其临床表现取决于房扑持续时间和心室率快慢，以及是否存在器质性心脏病。房扑心室率不快时，患者可无症状；房扑伴极快的心室率，并存器质性心脏病时可诱发心绞痛与心力衰竭。

（四）心房颤动

心房颤动简称房颤，其临床表现与其发作的类型、心室率快慢、心脏结构和功能状态，以及是否形成心房附壁血栓有关。心房颤动症状的轻重受心室率快慢的影响。心室率不快时可无症状，但多数患者有心悸、胸闷，心室率超过150次/分钟时可诱发心绞痛或心力衰竭。房颤合并体循环栓塞的危险性甚大，栓子来自左心房，多在左心耳部。二尖瓣狭窄或二尖瓣脱垂合并房颤时，脑栓塞的发生率更高。心脏听诊第一心音强弱不等、心律绝对不齐、常有脉搏短绌。

二、辅助检查

（一）房性期前收缩心电图特点

（1）房性期前收缩的P波提前发生，与窦性P波形态不同。

(2)其后多见不完全性代偿间歇。

(3)下传的 QRS 波群形态通常正常,少数房早未下传则无 QRS 波群发生,伴差异性传导则出现宽大畸形的 QRS 波群。

(二)房性心动过速心电图特点

房速 P 波的形态异于窦性 P 波,频率多为 150～200 次/分钟,常出现二度Ⅰ型或Ⅱ型房室传导阻滞,P 波之间的等电位线仍存在,刺激迷走神经不能终止心动过速,仅加重房室传导阻滞,发作开始时心率逐渐加速。

(三)心房扑动心电图特点

(1)典型房扑心电图表现为窦性 P 波消失,代之以振幅、间期较恒定的房扑波,频率为 250～350 次/分钟,多数患者为 300 次/分钟左右,房扑波首尾相连,呈锯齿状,房扑波之间无等电位线。

(2)心室律规则或不规则,取决于房室传导是否恒定,不规则的心室律系由于传导比率发生变化所致。

(3)QRS 波群形态正常,伴有室内差异传导或原有束支传导阻滞者 QRS 波群可增宽、形态异常。

(四)心房颤动心电图特点

(1)P 波消失,代之以大小不等、形态不一、间隔不匀的 f 波,频率为 350～600 次/分钟。

(2)心室率通常在 100～160 次/分钟,心室律极不规则。

(3)QRS 波群形态一般正常,当心室率过快,伴有室内差异性传导时 QRS 波群增宽变形。

三、诊断

(一)房性期前收缩

心慌、心悸伴有心跳停顿者应疑诊为房性期前收缩,心电图表现是确诊的可靠依据。

(二)房性心动过速

根据房性心动过速的临床表现和心电图特点可明确诊断。

(三)心房扑动

房扑的诊断应根据临床表现和心电图特点。部分短阵发作者需行动态心电图记录以协助诊断。

(四)心房颤动

根据心房颤动症状和心脏听诊可以拟诊心房颤动,心电图表现是确诊的依据。

四、治疗

(一)房性期前收缩

应重视病因治疗和消除诱因,症状明显、房性期前收缩较多或诱发房性心动过速甚至心房颤动者,可使用Ⅰ类或Ⅲ类抗心律失常药物治疗。

(二)房性心动过速

(1)房速发作期:对于心脏结构和功能正常的患者,可选择胺碘酮或普罗帕酮静脉注射,继之静脉滴注维持治疗,也可选择维拉帕米或地尔硫卓静脉注射。伴有心功能不全的房速或多源性房速,应选择胺碘酮或洋地黄类药物静脉注射,以减慢心室率或转复为窦性心律。

(2)预防房速复发:在病因治疗和消除诱因的基础上,对房速发作频繁的患者,可选择Ⅰa类、Ⅰc类、Ⅲ类或Ⅳ类抗心律失常药物口服治疗。

(3)射频消融治疗。

(三)心房扑动

(1)控制心室率:对并发心功能不全的患者应选择洋地黄类药物来控制心室率和改善心功能。

(2)转复窦性心律:病情稳定或房扑心室率得到有效控制的患者,可选择静脉或口服Ⅲ类、Ⅰa和Ⅰc类药物来转复,Ⅲ类药物中胺碘酮最常用,静脉注射伊布利特转复为窦性心律成功率较高。对于房扑1:1传导或并存心室预激者,心室率极快,易引起急性肺水肿或心源性休克而危及患者生命,此时首选体外同步心脏电复律。

(3)射频消融治疗。

(4)预防血栓栓塞:可选择口服阿司匹林或华法林预防。

(四)心房颤动

在控制相关疾病和改善心功能的基础上控制心室率、转复和维持窦性心律、预防血栓栓塞是心房颤动的治疗原则。

五、护理评估

(一)身体评估

评估患者意识状态,有无嗜睡、意识模糊、谵妄、昏睡及昏迷;观察脉搏、呼吸、血压有无异常及其异常程度;心房颤动患者评估有无脉搏短绌的发生;询问患者饮食习惯与嗜好、饮食量和种类;评估患者皮肤色泽,有无皮下出血、淤紫、淤斑及皮疹等;评估患者有无牙龈出血、鼻出血等;评估患者皮肤有无破溃、压疮、手术伤口及外伤等;评估患者出凝血时间。

(二)病史评估

(1)评估患者房性心律失常的类型、发作频率、心室率、心房率及持续时间等;询问患者有无心悸、胸闷等伴随症状;评估患者有无心绞痛及心力衰竭的临床表现。

(2)评估患者此次发病有无明显诱因,如情绪激动、运动或酒精中毒等。

(3)评估患者有无引起房性心律失常的基础疾病,如各种器质性心脏病患者均可发生房性期前收缩;心肌梗死、慢性阻塞性肺疾病、代谢障碍、洋地黄中毒特别是在低血钾时易发生房性心动过速;风湿性心脏病、冠心病、高血压性心脏病、心肌病等可发生心房扑动及心房颤动。

(4)实验室及其他检查结果:查看患者当前实验室检查结果;查看心电图、24h动态心电图检查结果。

(5)目前服药情况:询问患者目前服用药物的名称、剂量及用法,评估患者服药依从性及有无药物不良反应发生,询问患者有无明确药物过敏史。

(6)出血及栓塞风险评估:采用 HAS-BLED 出血风险评分评估心房颤动患者出血风险,采用 CHA_2DS_2-VASc 积分评估心房颤动患者卒中及血栓栓塞风险。

(7)评估患者既往史、家族史。

(8)心理-社会状况评估:评估患者对疾病知识的了解程度(如治疗、护理、预防与预后等)、对治疗及护理的配合程度、经济状况等,评估患者心理状态(有无焦虑、恐惧、悲观等表现),可采用综合医院焦虑抑郁量表(HADS)评估患者的焦虑、抑郁程度。

六、护理措施

(一)一般护理

1.休息

嘱患者心律失常发作时卧床休息,采取舒适体位,尽量避免左侧卧位,因左侧卧位时患者常能感觉到心脏的搏动而使不适感加重,注意保证充足的休息与睡眠。

2.给氧

遵医嘱给予患者氧气吸入,将安全用氧温馨提示牌挂于患者床头,告知患者不可自行调节氧气流量。

(二)病情观察

每日应由两人同时分别测量心率及脉率1min,并随时监测患者血压及心律的变化。出现胸闷、心悸等症状时应及时通知医生,进行心电图检查,必要时连接心电监护监测患者心律及心率的变化。

(三)用药护理

1.抗凝药物

(1)应用华法林的护理。慢性房颤患者若既往有栓塞病史、瓣膜病、高血压、糖尿病等,或是老年患者,均应接受长期抗凝治疗。华法林存在治疗窗窄个体反应差异大,受食物药物影响、容易发生出血或栓塞等缺点,因此在使用华法林过程中要做到定时服用药物;定期监测凝血酶原时间国际标准化比值(INR),并根据结果来调节药物剂量;告知患者药物的不良反应及食物、药物对华法林抗凝效果的影响。如患者出现华法林的漏服,应及时通知医生。如漏服时间在4h之内,可遵医嘱即刻补服;如漏服时间超过4h,应复查INR,根据结果调整药物剂量。

由于华法林药理作用比较特殊,不良反应及注意事项较多,所以患者开始口服华法林后,责任护士与药剂师协作,共同完成患者的健康宣教工作。药剂师讲解完成后,会同患者及其家属一起完成华法林知识掌握评价表,评价患者的掌握程度。

(2)应用达比加群酯的护理。达比加群酯是新一代口服抗凝药物,可提供有效的,可预测的、稳定的抗凝效果,同时较少发生药物相互作用,无须常规进行凝血功能监测或剂量调整。如患者发生漏服,不建议剂量加倍,对于每天一次给药的患者如发现漏服距下次服药时间长于12h,补服一次剂量;如果发现漏服时间距下次服药时间短于12h,按下次服药时间服用。对于每天两次给药的患者发现漏服距下次服药时间长于6h,补服一次,发现漏服距下次服药时间短于6h,按下次服药时间服用。如患者不确定是否服药:对于每天一次给药的患者,服用当日剂量,次日按原计划服用;对于每天两次给药的患者,按下次服药时间给药。药物过量可导致患者出血风险增加,首先评估患者是否有出血,并监测凝血指标。

2.转复药物

(1)胺碘酮:为Ⅲ类抗心律失常药物,具有钠通道、钙通道、钾通道阻滞及非竞争性α和β受体拮抗作用。对心脏的不良反应最小,是目前常用的维持窦性心律药物。

1)适应证:室性心律失常(血流动力学稳定的单形性室性心动过速、不伴QT间期延长的多形性室性心动过速);心房颤动/心房扑动、房性心动过速;心肺复苏。

2)不良反应:低血压、心动过缓、静脉炎、肝功能损害等。

3)注意事项:如患者无入量限制,配制维持液时尽量稀释,选择上肢粗大血管穿刺,用药后立即给予水胶体透明敷料保护穿刺血管预防静脉炎的发生。每小时观察患者穿刺部位有无红肿,询问患者有无穿刺部位疼痛,一旦发生静脉炎立即更换穿刺部位并给予硫酸镁湿敷贴外敷。

(2)伊布利特:为Ⅲ类抗心律失常药物,具有抑制延迟性整流钾电流,促进平台期钠及钙内流的作用。

1)适应证:近期发作的心房颤动/心房扑动。

2)不良反应:室性心律失常,特别是致 QT 间期延长的尖端扭转性室性心动过速。

3)注意事项:用药前连接心电监护,监测患者心律。静脉注射时应稀释,推注时间>10min,心房颤动终止立即遵医嘱停止用药。发生尖端扭转性室性心动过速的风险随着 Q-T 间期延长而逐渐增加,并且低血钾可加大这种风险,遵医嘱进行心电图检查,注意患者有无 Q-T 间期延长;监测电解质,注意有无低血钾表现。

3.控制心室率药物

常用药物为 β 受体阻滞剂,主要包括美托洛尔及艾司洛尔。①β 受体阻滞剂为Ⅱ类抗心律失常药物,可降低心率、房室结传导速度和血压,有负性肌力作用。②适应证:窄 QRS 心动过速;控制心房颤动/心房扑动心室率;多形性室性心动过速、反复发作单形性室性心动过速。③不良反应:低血压、心动过缓、诱发或加重心力衰竭。④注意事项:严格遵医嘱用药,高浓度给药(>10mg/mL)会造成严重的静脉反应,如血栓性静脉炎。给药前选择粗大血管穿刺,并注意观察有无静脉炎表现。用药期间注意监测患者心率及血压变化,发现异常及时通知医生并配合处理。

(四)电复律护理

最有效的终止心房扑动方法为同步直流电复律,房颤患者也可通过电复律恢复窦性心律。

(五)辅助检查护理

1.心电图检查

心电监护发现心律失常及患者自觉不适时,遵医嘱进行行心电图检查。告知患者检查时的注意事项,检查过程中注意保暖及保护隐私。

2.24h 动态心电图检查

告知患者在行此项检查期间不要淋浴,向患者强调如出现不适需记录发生的时间、活动内容及不适症状。

(六)并发症的护理

1.出血

HAS-BLED 出血风险评分可评价心房颤动患者的出血风险。对于评分≥3 分的出血高危患者,责任护士应加强巡视,以便及时发现出血,并加强出血高危患者的健康宣教,指导患者学会自我保护和预防出血的方法。

2.血栓栓塞

房颤合并体循环栓塞的危险性甚大,二尖瓣狭窄或二尖瓣脱垂合并房颤时,脑栓塞的发生率更高。对于非瓣膜性房颤采用 CHA_2DS_2-VASc 积分评估心房颤动患者卒中及血栓栓塞风险,对于积分≥2 分,表明患者卒中及血栓栓塞风险较高,密切观察患者的神志、肢体活动、语言功能,发现异常及时通知医生,做好脑部 CT 准备。指导患者按时服用抗凝药,及时复查 INR。

3.心力衰竭

心房扑动与心房颤动伴极快的心室率(>150 次/分钟)时可诱发心力衰竭。责任护士应密切观察患者有无胸闷、憋气、呼吸困难等症状,记录 24h 出入量,监测患者体质量,警惕心力衰竭的发生。

4.心室颤动

预激综合征并发快速性房性心律失常,尤其是房扑或房颤,心室率极快,可诱发心功能不全、心源性昏厥,甚至发展为心室颤动而危及患者的生命。责任护士应注意监测患者的心率、心律、血压变化;当发现患者出现心房扑动与心房颤动时,警惕心室颤动的发生,立即通知医生,同时将除颤器推至患者床旁;如患者伴有昏厥或低血压时,应立即配合医生电复律。

(七)心理护理

采用综合医院焦虑抑郁量表(HADS)评估患者的焦虑、抑郁状况,指导患者避免引起或加重窦性心律失常的因素,保持良好心态。情绪激动时交感神经兴奋可使心率增快,激发各种类型的心律失常;反之,情绪重度忧虑,迷走神经兴奋可使心率减慢,出现心动过缓或停搏。

(八)健康宣教

(1)向患者及其家属讲解房性心律失常的常见病因、诱因及防治知识,说明遵医嘱服药的重要性,嘱患者不可自行减量、停药或擅自改用其他药物。告诉患者药物可能出现的不良反应,并嘱其有异常时及时就诊。

(2)嘱患者劳逸结合、生活规律,保证充足的休息与睡眠;保持乐观,稳定的情绪;戒烟酒,避免摄入刺激性食物如咖啡、浓茶等,避免饱餐,避免劳累、感染,防止诱发心力衰竭。

(3)嘱患者多食纤维素丰富的食物,保持大便通畅。指导患者保持稳定的膳食结构,某些富含维生素 K 的食物,虽能降低抗凝药效果,但只要平衡饮食,不必特意偏食或禁食此类食物。

(4)教会患者自测脉搏的方法以便自我监测病情。

(5)若需随访,告知患者随访的具体时间。

第三节　房室交界性心律失常的护理

房室交界性心律失常包括房室交界性期前收缩、房室交界性逸搏和逸搏心律、非阵发性房室交界性心动过速、房室结折返性心动过速。

一、临床表现

(一)房室交界性期前收缩

除原发病相关的表现外,一般无明显症状,偶尔有心悸。

(二)房室交界性逸搏和逸搏心律

房室交界性逸搏和逸搏心律是严重缓慢性心律失常(窦性心动过缓和高度或完全性房室传导阻滞)时出现的延迟搏动或缓慢性心律,是房室交界区次级节律点对心动过缓或停搏的代替反应,常不独立存在。患者可有心动过缓的相关症状和体征。

(三)非阵发性房室交界性心动过速

心动过速发作时心率逐渐增快,终止时心率逐渐减慢,不同于阵发性心动过速。心率70～130次/分钟,节律相对规则,心率快慢受自主神经张力变化的影响明显。心动过速很少引起明显的血流动力学改变,患者多无症状,少数人可有心悸表现。

(四)房室结折返性心动过速(AVNRT)

心动过速呈有规律的突发突止的特点,持续时间长短不一。症状的严重程度取决于发作时的心室率及持续时间以及有无器质性心脏病。阵发性心悸是主要的临床表现,其他表现包括胸闷、无力、头晕、恶心、呼吸困难等。心脏听诊时第一心音强弱恒定,心律绝对规整。

二、辅助检查

(一)房室交界性期前收缩心电图特点

提前出现逆行 P'波并可引起 QRS 波群,逆行 P'波可位于 QRS 波群之前(P'－R 间期＜0.12s)之中或之后(R－P'间期＜0.20s)。QRS 波群形态正常,当发生室内差异性传导时,QRS 波群形态可有变化。

(二)房室交界性逸搏心电图特点

多表现为窦性停搏或阻滞的长间歇后,出现一个正常的 QRS 波群,P 波可阙如或有逆行性 P'波,位于 QRS 波群之前或之后。房室交界性逸搏心律的频率一般为 40～60 次/分钟,QRS 波群形态正常,其前后可有逆行的 P'波,或窦性 P 波频率慢于心室率,形成房室分离。

(三)非阵发性房室交界性心动过速心电图特点

心率为 70～130 次/分钟,节律规整,QRS 波群形态正常,逆行 P'波可出现在 QRS 波群之前,此时 P'－R 间期＜0.12s,但多重叠在 QRS 波群之中或出现在 QRS 波群之后,此时 P'－R 间期＜0.20s。当心动过速频率与窦性心律接近时,由于心室的激动可受到交界区或窦房结心律的交替控制,可发生干扰性房室分离。

(四)房室结折返性心动过速心电图特点

(1)心动过速多由房性或交界性期前收缩诱发,其下传的 P'－R 间期显著延长,随之引起心动过速。

(2)R－R 周期规则,心率在 150～240 次/分钟。

(3)QRS 波群形态和时限多正常,少数因发生功能性束支传导阻滞而使 QRS 波群宽大畸形。

(4)P 波呈逆行性(Ⅱ、Ⅲ、aVF 导联倒置),慢快型 AVNRT 其 P'波多埋藏在 QRS 波群中无法辨认,少数位于 QRS 波群终末部分,P'波与 QRS 波关系固定,R－P'间期＜70ms,R－P'间期<P-R间期;快慢型 AVNRT 其 P 波位于下一 QRS 波之前,R-P间期>P-R间期;慢慢型 AVNRT 其 P 波位于 QRS 波群之后,R-P间期<P-R间期,但 R-P间期>70ms。

(5)迷走神经刺激可使心动过速终止。

三、治疗

(一)房室交界性期前收缩

针对病因或诱因,症状明显者可口服 β 受体阻滞剂或钙通道阻滞剂治疗。

(二)房室交界性逸搏和逸搏心律

针对病因和原发的缓慢性心律失常治疗。

(三)非阵发性房室交界性心动过速

由于不会引起明显的血流动力学异常,且通常能自行终止,非阵发性房室交界性心动过速本身不需要特殊处理,治疗上主要是针对基本病因。洋地黄中毒引起者,应立即停用洋地黄药物,同时给予氯化钾。

(四)房室结折返性心动过速

其治疗主要包括复律治疗、根治治疗。

四、护理

(一)护理评估

1.身体评估

评估患者意识状态,观察生命体征有无异常及异常程度;询问患者的饮食习惯与嗜好。

2.病史评估

评估患者心律失常发作频率心室率持续时间,是否突发突止,有无阵发性心悸、胸闷、头晕、恶心、呼吸困难等症状;评估患者本次发病有无明显诱因;评估患者既往心律失常发作情况以及对心动过速的耐受程度;评估患者是否知晓迷走神经刺激方法终止心动过速;询问患者目前服用药物的名称、剂量及用法,评估患者服药依从性及有无药物不良反应发生;询问患者有无明确药物过敏史;采用综合医院焦虑抑郁量表(HADS)评估患者焦虑、抑郁程度。

(二)护理措施

1.一般护理

患者心率增快时,嘱其立即卧床休息,少活动,降低心肌耗氧量。连接心电监护,行心电图检查,开放静脉通路,避医嘱给氧、应用抗心律失常药物,准备好除颤器,急救车等抢救用物。

2.病情观察

观察患者有无胸闷、头晕、心悸等症状。对房室结折返性心动过速的患者行心电监护,密切观察患者的神志、面色、心率、心律、血氧饱和度、血压变化。心率及心律变化时,遵医嘱进行心电图检查。如患者出现面色苍白、皮肤湿冷、昏厥、血压下降,应立即报告医生并做好抢救准备。

3.刺激迷走神经的护理

对心功能和血压正常的房室结折返性心动过速患者,协助医生指导患者尝试应用刺激迷走神经的方法来终止心动过速的发作。目前临床多采用两种方法:一种是嘱患者深吸气后屏气同时用力呼气(Valsalva 动作);另一种是用压舌板等刺激患者咽喉部使其产生恶心感。压迫眼球法及按摩颈动脉窦法现已少用。刺激迷走神经过程中,连接心电监护,监测患者心律及心率变化。

4.用药护理

血流动力学稳定的房室结折返性心动过速患者可选用静脉抗心律失常药。严格遵医嘱用药,注意观察患者的意识及用药过程中和用药后的心率、心律,P-R 间期、Q-T 间期、血压等的变化,以观察疗效和有无不良反应。临床常用维拉帕米及盐酸普罗帕酮终止心动过速,腺普也可用于终止室上性心动过速。终止心动过速的治疗,有可能会出现窦性停搏、房室传导阻滞、窦性心动过缓等严重心律失常现象,责任护士给药前连接好心电监护,给药的同时观察患者的心率、心律、血压变化,并备好抢救药物及器械。恢复窦性心律后,立即遵医嘱改用其他药物,并复查心电图。

(1)盐酸普罗帕酮:为钠通道阻滞剂,属于 Ⅰc 类抗心律失常药物。

1)适应证:室上性心动过速。

2)不良反应:室内传导障碍加重,QRS 波增宽;诱发或使原有心力衰竭加重;口干,舌唇麻木;头痛、头晕、恶心等。

3)注意事项:盐酸普罗帕酮 70mg 稀释后缓慢静脉推注,若无效,10~15min 后重复。在静脉注射过程中,注意监测患者血压、心率及心律变化,一旦转为窦性心律,立即停止注射。

(2)维拉帕米:为非二氢吡啶类钙拮抗剂,属于 Ⅳ 类抗心律失常药物。

1)适应证:控制心房颤动/心房扑动心室率,室上性心动过速,特发性室性心动过速。

2)不良反应:低血压、心动过缓、诱发或加重心力衰竭。

3)注意事项:维拉帕米 2.5~5.0mg 稀释后缓慢静脉注射(注射时间不少于 2min),密切监测患者血压、心率及心律变化,心动过速停止后即刻停止注射。

(3)腺苷:可短暂抑制窦房结频率、抑制房室结传导。

1)适应证:室上性心动过速;稳定的单形性宽 ORS 心动过速的鉴别诊断及治疗。

2)不良反应:颜面潮红、头痛、恶心、呕吐、咳嗽、胸闷等,但均在数分钟内消失,不影响反复用药;窦性停搏、房室传导阻滞等;支气管痉挛。

3)注意事项:给药前备好除颤器及急救药物;告知患者腺苷起效快,半衰期短(小于 6s),用药过程中出现的药物不良反应很快会消失;腺苷稀释后应快速静脉注射,如无效,遵医嘱间隔 2min 可再次注射;用药过程中观察患者心率及心律变化,尤其要注意患者有无窦性停搏的发生。

5.经食管心房调搏术的护理

食管心房调搏可用于所有房室结折返性心动过速患者,特别适用于因各种原因无法用药物转复者,如有心动过缓病史的患者。

(1)术前护理:告知患者术前保持情绪稳定,避免紧张、焦虑等不良情绪引起交感神经系统兴奋,使心脏窦房结及异位节律点自律性增高。告知患者经食管心房调搏术的过程、术中可能出现的不适及配合方法,取得患者的理解与配合。

(2)术中护理:如患者在床旁行经食管心房调搏术,术前备好急救药物及仪器,开放静脉通路。协助患者平卧,连接心电监护。备好消毒液状石蜡,便于医生润滑电极导管。当导管尖端抵达会厌时,嘱其做吞咽动作。如患者发生恶心、呛咳,协助其头偏向一侧,以防窒息。起搏刺激时因患者的敏感度不同,部分患者有胸骨下端烧灼不适感及胸闷、气促等。告知患者一旦发生,应及时通知医护人员,嘱患者平静呼吸,予以安慰分散其注意力。密切观察患者神志、心率、心律、血压变化。发现异常及时通知医生并配合处理。

(3)术后护理:协助患者取舒适卧位,继续心电监护 24h。

6.并发症护理

房室结折返性心动过速发作时,因心率增快,可致心排血量减少,极易出现低血压。责任护士应密切监测患者血压变化,预防跌倒、坠床的发生。患者一旦发生低血压,护士应协助其卧床休息,立即通知医生,遵医嘱给药。在使用血管活性药物升压时,注意观察患者有无药物渗出及静脉炎的发生,并注意监测血压变化,遵医嘱及时调整药物剂量并记录。

7.心理护理

耐心向患者或其家属讲解病情,讲解发生心律失常的诱因、常见病因及预防知识,使患者对疾病有正确认识,并给予患者安慰和鼓励,使其精神上得到支持,树立战胜疾病的信心,以积极的态度去面对疾病。

8.健康宣教

嘱患者注意劳逸结合、生活规律,保证充足的休息与睡眠,保持乐观、稳定的情绪。教会患者几种兴奋迷走神经而终止心动过速的方法,如 Valsalva 动作、咽喉刺激诱发恶心、冷水浸面等。指导患者自测脉搏的方法以利于自我监测病情,心律失常突发时要保持冷静,绝对就地休息,及时拨打急救电话。

第四节　扩张型心肌病的护理

扩张型心肌病(DCM)是一类既有遗传又有非遗传原因造成的复合型心肌病,以左心室、右心室或双侧心室腔扩大和心脏收缩功能障碍为特征,常伴心力衰竭和心律失常,病死率较高。DCM 是心肌疾病的常见类型,是心力衰竭的第三位原因。我国扩张型心肌病发病率约为 19/10 万,见于各年龄段,20～50 岁高发,男性多于女性(2.5∶1),近年发病率呈上升趋势。

一、病因

(一)遗传因素

30%～50%扩张型心肌病患者有基因突变和家族遗传背景,以常染色体显性、常染色体隐性和 X 连锁等方式遗传。

(二)病毒感染

多项研究显示,扩张型心肌病的心肌中病毒持续存在,其中以肠道病毒最常见。

二、临床表现

起病缓慢,可在任何年龄发病,以 20～50 岁多见。家族性扩张型心肌病发病年龄更早。可分为 3 个阶段。

(1)早期为无症状期,仅有心脏结构改变,心电图可见非特异性变化,超声心动图示心脏扩大收缩功能损害。

(2)中期为有症状期,出现疲劳、乏力,气促和心悸等症状,有肝大、腹腔积液及周围水肿等心力衰竭表现,可闻及奔马律。超声心动图示心脏进一步扩大和左心室射血分数(LVEF)明显降低。

(3)晚期出现顽固性心力衰竭,常合并各种心律失常,体格检查示心脏明显增大、奔马律、肺循环和体循环淤血表现,部分患者发生栓塞或猝死。超声心动图示心脏显著扩大,LVEF 严重减低。

三、辅助检查

(一)心电图

可见 P 波增高或双峰,QRS 低电压,多数导联 S－T 段压低,T 波低平或倒置。常见室性心律失常、房颤、房室传导阻滞、束支传导阻滞等。

(二)X 线检查

心影明显增大,心胸比>0.5,可见肺淤血及胸腔积液。

(三)超声心动图

各心腔明显扩大,以左心室为著。弥散性室壁运动减弱,收缩功能降低。彩色血流多普勒显示二尖瓣、三尖瓣反流,心腔内尤其是左心室腔内可见附壁血栓。

(四)其他

心导管检查、心内膜心肌活检、放射性核素检查、基因诊断、免疫学检查等均有助于诊断。

四、诊断

本病缺乏特异性诊断标准。以左心室、右心室或双侧心室扩大和心室收缩功能受损为特征的患者可诊断为扩张性心肌病。

五、治疗

治疗目标是控制心力衰竭和心律失常,缓解心肌免疫损伤,预防猝死和栓塞,提高患者生存率和生存质量。

(一)病因治疗

针对病因给予积极治疗,如控制感染、严格限酒或戒酒、改变不良的生活方式等。

(二)药物治疗

早期阶段可采用 β 受体阻滞剂和 ACEI,减少心肌损害并延缓病情发展;中期有液体潴留者应限制钠盐摄入,并合理应用利尿剂,无禁忌证者应积极使用 ACEI,不能耐受者使用 ARB;晚期阶段在应用利尿剂、ACEI 或 ARB 和地高辛等药物基础上,可短期应用非洋地黄类正性肌力药物,以改善症状。重症晚期、药物不能改善症状者建议考虑心脏移植等非药物治疗方案。有心房颤动或深静脉血栓形成等发生栓塞性疾病风险且没有禁忌证的患者可口服阿司匹林,以预防附壁血栓形成。已有附壁血栓形成和发生血栓栓塞的患者必须长期抗凝治疗。

(三)非药物治疗

少数 DCM 患者心动过缓,有必要置入永久性起搏器。有严重心律失常,药物治疗不能控制,LVEF<30%,伴轻、中度心力衰竭症状者可置入心脏电复律除颤器(ICD)。LVEF<

35%、NYHA 心功能Ⅲ～Ⅳ级、QRS 间期＞120ms 伴有室内传导阻滞的严重心力衰竭患者是 CRT(心脏再同步治疗)的适应证。

(四)外科治疗

外科治疗包括左室辅助装置、心脏移植。

六、护理评估

(一)身体评估

评估患者神志、面色、心率、血压、呼吸节律状况；评估患者的营养状况,询问患者的饮食习惯与嗜好、饮食量和种类；评估患者的液体摄入量、尿量,测量体质量、BMI；评估患者有无水肿及皮肤完整性；评估睡眠情况(睡眠时是否有呼吸困难发作)。

(二)病史评估

评估患者有无心力衰竭表现,如咳嗽、咳白色或粉红色泡沫痰、鼻翼扇动、双下肢水肿等。评估患者有无心律失常、血流动力学紊乱、血栓栓塞症状。询问患者此次发病的时间、病因、症状特点；评估患者发病前的诱因,有无感染、心律失常、过度劳累或情绪激动等。评估患者心功能的分级,心肌受累情况；了解既往有无高血压、冠心病、糖尿病及慢性支气管炎等,有无家族史及相关疾病史。

了解患者目前用药的种类、剂量及用法,有无明确药物过敏史；评估当前的实验室检查结果、心电图和超声心动图结果；评估患者对疾病知识的了解程度(如治疗、护理、预防与预后等)、合作程度、经济状况等。

七、护理措施

(一)一般护理

(1)休息与活动:根据患者心功能状况,限制或避免体力活动,但并不主张完全休息。有心力衰竭及心脏明显扩大者,需卧床休息,避免剧烈运动、突然屏气或站立、持重、情绪激动等。以左心衰竭、呼吸困难为主的患者,协助其取半坐卧位,以减轻肺淤血、缓解呼吸困难；以右心衰竭、组织水肿为主的患者,应避免下肢长期下垂和某种固定姿势的卧位,以免加重下肢和局部组织的水肿,协助患者间歇性抬高下肢,侧卧位、平卧位、半坐卧位交替进行。待患者病情稳定,鼓励患者做轻、中度的活动,以等长运动为佳。

(2)吸氧:患者有呼吸困难、发绀、严重心律失常时,遵医嘱给予低流量吸氧,并根据患者缺氧程度选择适宜的给氧方式。

(3)皮肤护理:长期卧床患者应每 1～2h 翻身 1 次,保持床单位干燥、平整,必要时应用防压疮气垫床及透明敷料,预防压疮的发生。

(4)饮食:给予高蛋白、高维生素、富含纤维素的清淡饮食。心力衰竭时应给予低盐饮食,限制含钠高的食物。

(5)开通静脉通道,遵医嘱给药,注意药物的疗效和不良反应。观察穿刺部位皮肤情况,避免发生静脉炎和药物渗出。

(6)注意保持环境安静、整洁和舒适,避免不良刺激。

(7)养成定时排便的习惯,病情许可时可协助患者使用便器,同时注意观察患者的心率、血压,以免发生意外。嘱患者大便时不可用力,必要时遵医嘱应用开塞露或甘油灌肠剂通便。若患者排尿困难,遵医嘱留置尿管,并保持尿管通畅,定时更换引流袋。

(二)病情观察

1.观察生命体征

观察体温、脉搏、呼吸、血压的变化,对危重患者给予心电监护。

2.观察心力衰竭的表现

有无咳嗽、咳痰,有无咯粉红色泡沫痰;有无呼吸困难、食欲缺乏、进食减少、腹胀、恶心、呕吐等;有无发绀、脉搏和心率增快、心律不齐、呼吸增快、颈静脉怒张、双下肢水肿等。

3.监测体质量和 24h 出入量

准确记录出入量,每日晨监测体质量,并向患者说明监测的意义和重要性。

(三)用药护理

在静脉用药时需注意控制滴速,避免损伤血管或加重心脏负担。洋地黄类药物可能诱发中毒,应做好用药反应观察,发现异常及时报告医生并协助处理。应用血管扩张类药物的同时要做好血压监测,避免血压过低引发虚脱、头晕等症状。应用抗心律失常类药物时要注意生命体征监护,避免负性肌力作用加重心力衰竭。应用利尿剂的患者注意监测电解质,尤其是血钾,必要时遵医嘱给予口服或者静脉补钾治疗,或与保钾利尿剂合用。对失眠者酌情给予镇静药物。

(四)并发症的预防及护理

1.心力衰竭

密切观察患者的表现,有无呼吸困难、食欲缺乏、呕吐、水肿等,准确记录患者的出入量和体质量,如有异常及时通知医生。应用洋地黄制剂的患者注意有无中毒表现。

2.心律失常

扩张型心肌病患者易出现各种类型心律失常,以室性心律失常的发生率最高,其次为室内传导阻滞、左束支传导阻滞、双支阻滞,且电轴左偏,QRS 增宽。对 DCM 患者进行持续心电监护,做到随时观察心律、心率、血压变化,遵医嘱定期监测电解质的变化,避免药物毒副反应。当发现异常时及时通知医生,根据医嘱给予相应处理,同时准备好除颤器、临时心脏起搏器等,一旦出现室速、室颤、心搏骤停,及时协助抢救。

3.血栓栓塞

DCM 患者晚期因心肌明显扩张、心肌收缩力下降、心室内残存的血液增多,易出现心室的附壁血栓。血栓如果脱落,可致心、脑、肾、肺等器官的栓塞。遵医嘱给予阿司匹林、华法林等抗凝、抗血小板药物治疗。应仔细观察患者有无栓塞症状,如:偏瘫、失语、腰痛、肉眼血尿;突然胸痛、气促、发绀或咯暗红色黏稠血痰;肢端苍白、皮肤温度降低、脉搏消失;等等。若发现有栓塞现象,应及时报告医生,给予相应处理。

(五)心理护理

心肌病患者多较年轻,病程长、病情复杂,预后差,故常产生紧张、焦虑和恐惧心理,甚至对治疗悲观失望,导致心肌氧耗量增加,加重病情。所以,在护理过程中对患者应多关心体贴,帮助其消除悲观情绪,增强治疗信心;详细讲解药物的作用及在治疗过程中的注意事项,使患者能够正确认知自己的病情,更好地配合治疗护理。

(六)健康宣教

(1)合理饮食,宜低盐、高维生素、富营养饮食,少食多餐,增加粗纤维食物,避免高热量和刺激性食物。

(2)避免劳累、病毒感染、酒精中毒及其他毒素对心肌的损害。避免剧烈活动、情绪激动、突然用力或提取重物,以免增加心肌收缩力突发猝死。

(3)注意保暖,预防呼吸道感染。

(4)嘱患者坚持服用抗心力衰竭,纠正心律失常的药物,定期复查,以便调整药物剂量。教会患者及其家属观察药物疗效及不良反应。

(5)保持二便通畅,避免用力排便加重心脏负荷。

(七)运动指导

(1)不同年龄、性别的患者需根据个人情况制订不同的运动计划。

(2)运动要循序渐进,首先从提高生活自理能力开始,在此基础上逐渐恢复运动及工作,切忌盲目求快,以免发生意外。

(3)告知患者训练要持之以恒,不可半途中断。

(4)要注意康复训练的全面性,不能只注重某一肢体的活动,那样易产生单个肢体的疲劳,多样化的运动还可促进肢体协调。训练种类:步行、慢跑、踏固定自行车、有氧健身操。训练前进行 5～10min 的热身运动,运动持续 20～60min,每星期 3～5 次。

第五节　肥厚型心肌病的护理

肥厚型心肌病(HCM)是以左心室和(或)右心室肥厚(常为非对称性)并累及室间隔、心室腔变小、左心室充盈受阻和舒张期顺应性下降为特征的心肌病。根据左心室流出道有、无梗阻可分为梗阻性肥厚型心肌病及非梗阻性肥厚型心肌病。我国患病率约为 180/10 万,以 30～50 岁多见,是青年猝死的常见原因之一。

一、病因

肥厚型心肌病属遗传性疾病,50％患者有家族史,为常染色体显性遗传。部分患者由代谢性或浸润性疾病引起。

内分泌紊乱尤其是儿茶酚胺分泌的增多、原癌基因表达异常和钙调节异常,是该病的促进因子。

二、临床表现

(一)症状

个体不同临床表现差异较大,半数患者无症状。

1.呼吸困难

90％以上有症状的患者出现劳力性呼吸困难,活动后加重,夜间阵发性呼吸困难较少见。

2.胸痛

1/3 的 HCM 患者劳力性胸痛,但冠状动脉造影正常。

3.心律失常

易发生多种形态室上性心律失常。

4.昏厥

15％～25％的 HCM 至少发生过一次昏厥。

5.猝死

HCM 是青少年和运动员猝死的主要原因,占 50％。

(二)体征

主要有心脏轻度增大,梗阻性患者在胸骨左缘第 3、4 肋间可听到喷射性收缩期杂音,非梗阻性患者则无此杂音。

三、辅助检查

(一)心电图

最常见左心室肥厚和 ST－T 改变,部分患者在 Ⅱ、Ⅲ、aVF、V_4～V_6导联可见深而不宽的异常 Q 波(<0.04s),相应导联 T 波直立,有助于与心肌梗死相鉴别。

(二)X 线检查

心影增大多不明显,若有心力衰竭,则心影明显增大,可见肺淤血。

(三)超声心动图

超声心动图是诊断肥厚型心肌病的主要方法,典型改变有:①室间隔显著肥厚≥1.5cm,室间隔厚度或左心室游离壁厚度>1.5cm;②二尖瓣前叶收缩期前移贴近室间隔;③左心室流出道狭窄;④主动脉瓣收缩中期部分性关闭。

(四)磁共振成像

磁共振成像能够直观显示心脏结构,测量室间隔厚度、心腔大小和心肌活动度,对特殊部位心肌肥厚具有诊断价值。

(五)心导管检查

心室造影示左心室腔变形,心尖肥厚型可呈香蕉状、犬舌样和纺锤状。

四、诊断

根据劳力性胸痛、呼吸困难和昏厥等症状,心脏杂音特点结合心电图、超声心动图及心导管检查可明确诊断。如有阳性家族史(如猝死、心脏增大等)更有助于诊断。

五、治疗要点

治疗目标是改善左心室舒张功能,碱轻左心室流出道梗阻,缓解症状,预防猝死,提高长期生存率。常用药物有 β 受体阻滞剂和非二氢吡啶类钙离子拮抗药(如美托洛尔、维拉帕米及地尔硫卓)。流出道梗阻者避免使用增强心肌收缩力和减少心脏容量负荷的药物(如洋地黄、硝酸酯类制剂和利尿剂等)。对重症梗阻性肥厚型心肌病者可行无水酒精化学消融术或植入 ICD 型起搏器,也可选择外科手术切除肥厚的室间隔心肌或心脏移植。

六、护理评估

(一)身体评估

评估患者神志、面色、生命体征的变化;询问患者饮食习惯与嗜好;观察有无水肿发生及皮肤状况;测量体质量、BMI;评估排泄及睡眠情况。

(二)病史评估

询问患者此次发病病因、诱因,突出的临床症状及其特点;呼吸困难表现及程度;胸痛的患者注意评估胸痛的部位、性质、程度、持续时间及伴随症状;有无昏厥发作。评估患者是否伴随心律失常以及心律失常的形态,有无家族史及相关疾病史;当前的辅助检查结果;目前用药种类、剂量、用法及不良反应;有无明确药物过敏史;心功能分级及心肌受累情况;患者对疾病的了解程度(如治疗、护理、预防与预后等)、合作程度、经济状况、心理状态等。

(三)HCM猝死高危因素评估

1.主要危险因素

(1)心搏骤停存活者。

(2)自发性持续性室速。

(3)未成年猝死家族史。

(4)昏厥史。

(5)运动后血压反应异常,收缩压不升高反而下降,运动前至运动最大负荷点血压峰值差<20mmHg。

(6)左心室壁或室间隔厚度≥30mm,流出道压力阶差>50mmHg。

2.次要危险因素

非持续性室速、心房颤动;家族性肥厚型心肌病恶性基因型。

七、护理措施

(一)一般护理

1.休息与活动

对于心力衰竭症状明显、伴有严重心律失常、反复发作头晕甚至昏厥的患者,应绝对卧床休息,避免一切加重心脏负荷的因素,如用力排便、情绪激动、饱餐等。限制探视时间和人数,预防感染。指导患者采用正确的活动方式及方法,防止肌肉萎缩。

2.生活护理

协助患者床上进食和床上排便,保持大便通畅,必要时遵医嘱给予缓泻剂。

3.皮肤护理

注意预防卧床期间的并发症,做好皮肤护理。明显水肿时,组织缺氧,皮肤抵抗力差,容易破损而继发感染,应嘱咐患者穿棉质柔软的衣服,保持床单位干燥、平整,给予便器时应注意防止划破皮肤,每1~2h指导并协助患者翻身,避免长时间局部受压。

4.饮食护理

给予高蛋白、高维生素、富含纤维素的清淡、易消化食物,少食多餐,避免生硬、辛辣、油炸等刺激性食物,避免进食引起患者肠胀气的产气食物(如红薯、牛奶),心力衰竭时给予低盐饮食,限制含钠量高的食物。

(二)病情观察

(1)观察生命体征:观察患者的心率、血压、呼吸变化,必要时持续心电监护,及时发现心律失常。

(2)观察临床表现:有无胸痛、心绞痛的发作;有无头晕、黑矇、昏厥等表现。尤其是在患者突然站立、运动或应用硝酸酯类药物时,因外周阻力降低,加重左心室流出道梗阻,可导致上述症状加重。

(3)每日准确记录 24h 出入量和体质量。

(三)用药护理

遵医嘱用药,肥厚型心肌病患者应用钙通道阻滞剂时,注意观察血压,防止血压降得过低。应用 β 受体阻滞剂时注意有无头晕、嗜睡等不良反应,并监测心率,观察有无心动过缓、房室传导阻滞等不良反应。当患者出现心绞痛时不宜用硝酸酯类药物,以免加重左心室流出道梗阻。

(四)并发症的预防及护理

1.猝死

注意评估患者有无猝死的危险因素,对有危险因素的患者,嘱患者限制做对抗性强的运动,慎用或禁用正性肌力药物、血管扩张药等。给予持续心电监护,密切观察患者的心电波形。如有异常及时通知医生,并备好抢救仪器和药物。

2.心源性昏厥

有头晕、昏厥发作或曾有跌倒病史者应卧床休息,加强生活护理,嘱患者避免单独外出,注意安全。嘱患者避免剧烈活动,保持情绪稳定。如改变体位时,一旦有头晕、黑矇等先兆应立即平卧,避免发生受伤的危险。

3.心律失常

部分患者可伴有心房颤动,注意观察患者的心率、心律变化,必要时及时通知医生并遵医嘱用药。

(五)心理护理

心肌病尚无特殊治疗方法,只能对症治疗,且患者多正值青壮年,担心疾病影响将来的学习、工作和家庭生活,思想负担大,可产生明显的焦虑或恐惧心理,家属也有较大的心理压力和经济负担。护理人员应经常与患者及其家属沟通、交流,做好解释、安慰工作,解除其思想顾虑,使其树立战胜疾病的信心。

(六)健康教育

(1)合理饮食,宜低盐、高维生素、富营养饮食,宜少食多餐,增加粗纤维食物,避免高热量和刺激性食物。

(2)避免病毒感染、酒精中毒及其他毒素对心肌的损害,预防呼吸道感染。

(3)坚持药物治疗,定期复查,以便随时调整药物剂量。

(4)保持二便通畅,避免用力排便,必要时遵医嘱使用缓泻剂。

(5)劳逸结合,适当活动。症状轻者可参加轻体力工作,避免劳累、剧烈活动,如球类比赛等。避免突然持重或屏气用力,保持情绪稳定。

(6)有昏厥病史或猝死家族史者应避免独自外出活动,以免发生意外。

第六节　应激性心肌病的护理

应激性心肌病指严重精神或躯体应激下出现一过性左心室功能障碍的疾病。其主要特征为一过性心尖部室壁运动异常,呈气球样变,故也称心尖气球样变综合征。由于大部分患者发病前均经受严重的精神或躯体应激,且发病时患者血浆儿茶酚胺等应激性物质水平明显增高,故又称该病为应激性心肌病。应激性心肌病在急性冠状动脉综合征(ACS)患者中所占比率介于 0.7%~2.0%;但在拟诊 ACS 的女性,发生率可高达 7.5%~12.0%;绝经后的中老年女性多见,发病率为男性的 6~9 倍。很多患者可找到明显的诱发因素,发病季节似乎以夏季为多,且常在白天发病。尽管患者存在严重左心室功能障碍但无严重冠状动脉病变,左心室功能障碍可逆,在几天或几周内恢复,预后好。少数患者可以复发且大多有诱发因素,室壁运动异常的部位不一定与首次发病时一致。

一、病因及发病机制

(一)病因

1.精神应激因素

指某种突然的严重情绪激动,如遭受亲属死亡、亲人虐待、巨大经济损失、被公司解雇及获悉灾难性医学诊断、承受有创医学诊疗、驾车迷路、赌场失意、遇到抢劫、与人激烈争吵等情况。

2.躯体应激因素

指各种严重内、外科疾病,如脑血管意外、支气管哮喘严重发作、胃肠道出血后急性血容量减少致血流动力学紊乱,以及严重外伤等。

(二)发病机制

(1)冠状动脉结构异常:前降支从心尖至其终末点的一段被称为前降支"旋段",旋段占整个前降支长度的比例称为旋段指数。应激性心肌病患者的前降支往往绕过心尖,在心脏的膈面走行一段较长的距离,当旋段指数>0.16 时,应激性心肌病的发生概率大为增加。

(2)心脏肾上腺素受体的激活:精神刺激作为应激性心肌病的一个重要诱发因素已获公认。应激状态下交感神经过度兴奋,肾上腺素受体的激活容易引起心尖部心肌的暂时性缺血,而心底部由于有多支冠脉供血表现为心肌收缩力增强。缺血引起心脏交感神经进一步兴奋,释放大量去甲肾上腺素,当超过机体的降解能力时,便消耗线粒体内高能磷酸键的储备,同时减弱肌球蛋白三磷腺苷酶的活性,从而影响心肌的收缩力。

(3)交感神经功能紊乱:观察放射性碘标记的间碘苄胍(MBG)心肌成像发现在应激性心肌病的急性期,左室心尖部 MBG 摄取明显减少,并可持续数月,而在后期又出现洗脱率增加。心肌对 MBG 摄取减少提示节后交感神经元受损及功能障碍;MBG 洗脱加快提示交感神经活性增强。这说明应激性心肌病患者的心脏交感神经经历了一个持续性功能紊乱到逐渐恢复正常的过程。

(4)冠状动脉多血管痉挛:儿茶酚胺可以引起冠状动脉多支血管的痉挛,而与去甲肾上腺素共存于交感神经末梢的神经肽 Y,因交感神经受刺激释放增多,亦可引起冠状动脉痉挛。

(5)脂肪酸代谢障碍:心肌缺血、缺氧时,脂肪酸的 β 氧化受到抑制,心肌的能量代谢转向糖利用。脂肪酸的 β 氧化被抑制必然造成对心肌供能的不足,直接影响心肌的收缩功能。

(6)雌激素水平:雌激素水平的降低可能导致应激性心肌病发生概率增加。

(7)区域性病毒性心肌炎:近年研究表明,炎症尤其是病毒感染可能是应激性心肌病的发病机制之一,但仍需作进一步的研究。

二、临床表现

(一)症状

发病较急,所有患者在症状发作前的数分钟或数小时,均经历过心理上或是躯体上强烈的应激事件,或由于原有的疾病加重,多在应激后 2～4h 发病。

1.心绞痛样的胸痛和呼吸困难

突然出现的胸骨后疼痛、胸闷、喘憋、气短甚至端坐呼吸,疼痛持续数分钟至数小时不等,可伴有面色苍白、大汗、心悸等交感神经过度兴奋的表现,也可表现为背部疼痛、心悸、恶心、呕吐等。

2.昏厥或心搏骤停

常并存轻、中度充血性心力衰竭的表现,部分患者可发生血压下降,偶可发生昏厥或心搏骤停,严重者可发生心源性休克和室颤,发生率分别为 4.2％ 和 1.5％。

(二)体征

患者常表现为精神紧张、表情痛苦、面色苍白,严重时呼吸困难、端坐呼吸、口唇发绀、四肢湿冷、心率加快、心音低钝乃至奔马律,严重时可有急性肺水肿、心源性休克、呼吸衰竭、心律失常等体征。

三、辅助检查

(一)心电图

主要表现有 ST 段抬高、ST 段压低、T 波倒置、异常 Q 波和左束支阻滞等。在急性期多数患者出现 ST 段抬高,QT 间期延长,部分可出现病理性 Q 波,恢复期常有 T 波倒置。心电图的 ST 段抬高可维持数小时,病理性 Q 波可完全恢复,T 波倒置常持续数月之久,数月后心电图可以完全恢复正常。

(二)心肌酶

血浆肌酸激酶(CK)、CK－MB 和肌钙蛋白可以是正常或轻度升高。以肌钙蛋白升高最为多见;其次为 CK－MB,酶学水平仅轻、中度升高,明显低于心肌梗死患者的水平,并且升高的峰值水平多在入院时,不随病情的好转或恶化而改变。少数患者心肌损伤标志物可以不高。

(三)超声心动图

发病早期,左室平均射血分数为 15％～30％。突出特征是左心室中部及心尖部节段运动减弱或消失,基底段收缩功能保存良好。发病的 3～7d,左室射血分数逐渐恢复,平均恢复至 45％,心尖部运动明显恢复但仍然较弱。发病 21d 后,左室射血分数恢复至 60％,室壁运动恢复至正常。

(四)冠脉造影

冠脉造影正常或管壁轻度不规整,或者管腔阻塞＜50％。

(五)左心室造影

左室造影显示心尖部不运动并呈球样扩张,心底部代偿性收缩增强,这是特征性的表现。

(六)神经体液因素测定

主要是针对血浆中儿茶酚胺和神经肽的测定。

四、诊断要点

(1)发病前常经历精神或躯体应激事件,特别是绝经后的女性。

(2)临床表现类似 AMI,伴有心电图 ST－T 改变及心肌生化标志物阳性。

(3)心电图无对应性 ST 改变、无异常 Q 波及 $V_4 \sim V_6 / V_1 \sim V_3$ 导联 ST 段抬高比率>1。

(4)心肌标志物仅轻度升高,且没有表现为 AMI 时典型的上升－下降模式。

(5)超声心动检查可见左心室收缩功能受损,伴节段性室壁运动异常,典型患者呈特征心尖球形样变。

(6)冠脉造影未提示阻塞性病变或急性斑块破裂。

(7)心室造影见心尖部收缩期收缩活动明显减弱,呈球形。

(8)近期没有严重头部外伤、脑出血、嗜铬细胞瘤、心肌炎、肥厚型心肌病病史。

五、治疗要点

治疗通常参考专家的经验性意见。因多数患者首先表现为心电图 ST 段抬高和急性心源性胸痛,因此在未明确诊断前按经典的急性前壁 ST 段抬高型心肌梗死处理,避免使用儿茶酚胺类药物和 β 受体激动剂,此外硝酸酯类药物亦应避免使用。严重血流动力学障碍者可使用机械循环辅助装置。

六、护理评估

(一)身体评估

评估患者的一般状况,有无面色苍白、大汗、端坐呼吸等;评估患者的生命体征,心率、心律的变化;评估患者有无水肿,有无静脉留置针,管路是否通畅;评估患者的睡眠及排泄情况。

(二)病史评估

1.评估此次发病过程及病情

评估发病的诱因,特别应注意有无精神或躯体应激因素;评估胸痛的部位、性质、持续时间及伴随症状,有无呼吸困难、恶心、呕吐,有无心力衰竭、昏厥等表现;评估患者心电图改变、心肌酶变化及冠脉造影和左心室造影情况。

2.评估有无冠心病的危险因素

研究显示应激性心肌病患者中常见的冠心病危险因素的发生率较高。

3.心理——社会评估

评估患者的心理状况,有无焦虑、抑郁等。

七、护理措施

(一)一般护理

1.休息

发病急性期绝对卧床休息,避免强光、噪声。尽量避免搬动患者,减少患者的移动。

2.给氧

应激性心肌病患者急性期心肌受损,心肌收缩力减弱,心脏搏出量降低,心肌缺氧加重,应给予高流量持续吸氧,改善心肌供氧,减轻心肌缺血损伤。

如果患者经鼻导管给氧仍无法明显改善缺氧情况,可改用面罩给氧,严重者亦可采用Bi－pap无创呼吸机辅助通气。

3.开放静脉通道

保证静脉通道通畅,避免药物渗出。

(二)病情观察

(1)立即给予持续心电监护,密切观察心电图,注意有无室性期前收缩、室性心动过速、心室颤动及房室传导阻滞的发生。保证相关急救药品、物品以及仪器设备时刻处于备用状态。

(2)密切观察心率、血压、意识、面色、出汗、尿量、末梢循环等情况。警惕有无休克的发生,如有休克,应及时配合医生抢救。协助患者保持平卧位,注意保暖。观察心率、呼吸及肺部呼吸音的变化,如有心力衰竭应协助患者取坐位,安慰患者,使其保持安静,并积极协助抢救工作。

(三)用药护理

遵医嘱用药,使用β受体阻滞剂的患者,注意监测心率、血压的变化;应用利尿剂的患者,注意观察尿量和电解质变化;胸痛患者给予吗啡镇痛时,注意观察有无呼吸抑制、疼痛有无好转。

(四)并发症的护理

临床发现约有1/3患者于发病时出现肺水肿、心源性休克及室性心律失常等严重心脏综合征。出现急性心力衰竭时,应保持室内环境安静,减少不良刺激,严密观察患者的呼吸频率、深度、意识、皮肤色泽及温度,注意有无肺部哕音并监测血气分析。协助患者取端坐位,使其双腿下垂以减少静脉回流,给予高流量鼻导管吸氧6～8L/min重症患者应用面罩呼吸机加压给氧。应用血管扩张剂时要注意输液速度,监测血压变化,防止低血压的发生。严重左心功能不全导致低血压,并进展为心源性休克者,应尽早配合医生实施主动脉球囊反搏治疗。

(五)冠脉造影和左心室造影护理

应激性心肌病患者的临床症状、心电图、心肌酶等改变类似于急性心肌梗死,应尽快行冠状动脉造影术检查协助诊治。造影前,充分做好术前准备,完善术前各项检查,如凝血功能、血常规、肾功能等。

(六)心理护理

应激性心肌病的患者认为自己病情严重,易产生焦虑恐惧、紧张悲观心理等,护士应先向患者及其家属做好解释工作,讲明病情与情绪的利害关系。安慰患者,帮助其解除思想顾虑和紧张情绪,使其树立战胜疾病的信心,充分配合治疗。

(七)健康宣教

本病预后较好,心功能及左心室运动异常一般在数周内迅速恢复,部分患者有可能再次发作。本病的预防主要是避免各种应激因素,避免精神情绪的过度激动,避免过度的体力透支,遵医嘱服药;其次是做好冠心病各项危险因素的预防。嘱患者定期复诊,症状加重时立即就诊,防止病情进展、恶化。

第七节 病毒性心肌炎的护理

病毒性心肌炎是指嗜心肌病毒感染引起的、以心肌非特异性间质性炎症为主要病变的心肌炎。病毒性心肌炎呈全球性分布,发展中国家居多,各年龄均可发病,儿童和 40 岁以下成年人多见。

一、病因和发病机制

有 30 余种病毒可致本病发生,如柯萨奇病毒、埃可病毒、巨细胞病毒、流感病毒、肝炎病毒、腺病毒、人免疫缺陷病毒、风疹病毒、脑炎病毒和单纯疱疹病毒等,以柯萨奇 B 组病毒最常见。发病机制主要包括:①急性或持续性病毒感染所致直接心肌损害;②病毒介导免疫损伤,以 T 细胞免疫为主;③多种致炎细胞因子和一氧化氮等介导的心肌损害和微血管损伤等。

二、临床表现

50%以上患者在发病前 1~3 周有上呼吸道或消化道病毒感染的前驱症状。根据病变范围、感染病毒类型和机体状态的不同,临床表现差异很大。轻者无自觉症状,重者可出现严重心律失常、心源性休克、心力衰竭甚至猝死。可分为以下 5 型。

(一)亚临床型

病毒感染后无自觉症状,心电图示 ST-T 改变房性期前收缩和室性期前收缩,数周后心电图改变消失或遗留心律失常。

(二)轻症自限型

病毒感染 1~3 周后出现轻度心前区不适、心悸,无心脏扩大及心力衰竭表现。心电图示 ST-T 改变,各种期前收缩,CK-MB 和心脏 cTnT 或 cTnI 升高,经治疗可逐渐恢复。

(三)隐匿进展型

病毒感染后有一过性心肌炎表现,数年后心脏逐渐扩大,表现为扩张性心肌病。

(四)急性重症型

病毒感染后 1~2 周出现胸痛、心悸和气短等症状,伴心动过速、奔马律、心力衰竭甚至心源性休克。病情凶险,可于数日内因泵衰竭或严重心律失常死亡。

(五)猝死型

多于活动中猝死,死前无心脏病表现。尸检证实为急性病毒性心肌炎。

三、辅助检查

(一)血液生化检查

红细胞沉降率增快,C 反应蛋白增加,急性期或活动期 CK-MB、肌钙蛋白 T、肌钙蛋白 I 增高。

(二)病原学检查

血清柯萨奇病毒 IgM 抗体滴度明显增高、外周血肠道病毒核酸阳性或肝炎病毒血清学检查阳性,心内膜活检有助于病原学诊断。

(三)心电图检查

对心肌炎的诊断敏感性高,但特异性低,可见 ST-T 改变及多种心律失常,严重心肌损害时可出现病理性 Q 波。

(四)X 线检查

有 1/4 患者心脏不同程度扩大,可见肺淤血征象。

四、诊断

临床诊断主要依据病毒前驱感染史、心脏受累症状、心肌损伤表现、心电图异常及病原学检查结果等综合分析判定。

五、治疗要点

(一)一般治疗

急性期应卧床休息,进食富含维生素和蛋白质的食物;出现心功能不全者需吸氧并限制钠盐摄入。

(二)药物治疗

1.抗病毒治疗

α-干扰素能抑制病毒复制并调节免疫功能。

2.心肌保护治疗

包括大量维生素 C、1,6-二磷酸果糖、辅酶 Q_{10} 和曲美他嗪等药物。

3.免疫抑制治疗

急性期出现严重并发症,如完全性房室传导阻滞、严重心律失常、心源性休克、心力衰竭者,可短期应用糖皮质激素。

(三)对症治疗

对症处理心力衰竭、心律失常。

六、护理评估

(一)身体评估

评估患者的神志、面色、生命体征(特别是体温);目前饮食结构及营养状况;睡眠及排泄形态是否改变;患者是否留置静脉通道,管路是否通畅,有无红肿及药物渗出;评估患者活动耐力。

(二)病史评估

评估患者本次发病的病因,有无胸痛、气短、心律失常症状及体温变化;有无家族史,病毒感染史及引起或加重不适的因素,如劳累、紧张等;了解患者的相关辅助检查,日常用药情况及用药后的效果;评估患者的生活习惯及工作环境,对疾病的认知程度、经济能力、配合及心理情况,有无焦虑、抑郁等。

七、护理措施

(一)一般护理

1.休息与活动

急性期卧床休息可减轻心脏负荷,减少心肌氧耗。病室内应保持空气新鲜,注意保暖。卧床患者做好生活护理及皮肤护理,指导患者活动,防止肌肉萎缩,预防下肢静脉血栓的发生。

2.吸氧

有心功能不全者给予间断低流量吸氧。

3.饮食

给予富含维生素、蛋白质且易于消化吸收的饮食,如伴明显心功能不全,则给予低钠饮食。

(二)病情观察

观察患者有无临床症状,如心前区不适、心悸、胸痛、气促等。给予持续心电监护,注意患者心率、心律变化,密切观察体温、呼吸频次等变化。

(三)用药护理

(1)遵医嘱使用改善心肌营养与代谢及抗感染药物,注意观察药物的不良反应。使用 α-干扰素的患者注意观察有无发热、畏寒等流感样表现及消化道症状。辅酶 Q_{10} 会引起胃部不适,导致食欲缺乏,嘱患者餐后服用。

(2)发生心力衰竭患者应用洋地黄类药时须谨慎,从小剂量开始,注意观察有无头晕、呕吐、神志改变、黄绿视等洋地黄中毒表现。

(3)应用扩血管药物时注意患者的血压变化,应用利尿剂时注意观察电解质情况。

(四)并发症护理

对重症病毒性心肌炎患者,急性期应严密心电监测直至病情平稳。注意患者的心率、心律、生命体征变化,有无呼吸困难、胸痛、颈静脉怒张、水肿、奔马律、肺部罗音等表现。同时准备好抢救仪器及药物,一旦发生严重心律失常或急性心力衰竭,立即配合急救处理。

(五)心理护理

青少年发病率高,往往担心疾病预后,特别是害怕影响今后的工作和生活,思想负担比较重,故应多关心患者,耐心地向其介绍疾病的有关知识,告知患者只要配合治疗,大多数可痊愈,使患者树立信心,积极配合治疗。

(六)健康宣教

1.饮食指导

嘱患者进食高热量、高蛋白、高维生素、易消化饮食,以促进心肌细胞恢复,注意少食多餐,尤其注意补充富含维生素 C 的食物,如新鲜蔬菜和水果,戒烟、酒,避免刺激性食物。

2.活动指导

急性期一般卧床休息 2 周,至少 3 个月内不参加重体力活动;严重心律失常、心力衰竭者需卧床休息 4 周,待症状消失、血液学指标等恢复正常后方可逐渐增加活动量。恢复期可逐渐恢复日常活动,与患者及其家属一起制订并实施每天活动计划;严密监测活动时的心率、血压变化。

若活动后出现胸闷、心悸、呼吸困难、心律失常等,应停止活动,以此作为限制最大活动量的指征。患者在出院后休息 3～6 个月,无并发症可考虑学习或轻体力工作,6 个月至 1 年内避免剧烈运动或重体力劳动,女性患者应避免妊娠。

3.用药指导

遵医嘱用药,尤其是抗心律失常药物,必须按时、按疗程服用。用药后症状不减轻或出现其他症状时,应报告医生,不可擅自停药或改用其他药物。

第八节　高血压病预防对策

高血压病是常见的心血管病,是全球范围内的重大公共卫生问题。随着社会的进步,经济的发展,人口老龄化加剧,生活日渐富裕,食物中的脂肪和热量增加;交通发达,体力活动减少,超重、饮酒、吸烟精神紧张而导致血压增高的危险因素增多。因此,高血压的预防要从以下几个方面进行。

一、均衡膳食

均衡膳食除获得均衡、充分营养外,还要保持正常体形,避免肥胖导致的高血压、冠心病、糖尿病等。"食物多样,谷类为主"及低钠、高钙、钾、镁食物是均衡膳食的基本原则,一般体力及脑力劳动者每日食物种类:谷类以 250～400g(粗细粮搭配);蔬菜 300～500g,以黄绿色为佳,如胡萝卜、红薯、南瓜、玉米、西红柿、芹菜、韭菜等;水果 100～200g;高蛋白,如鲜牛奶 200g,瘦肉 50g,豆腐 100g,鸡蛋 1 个,鱼虾 100g,鸡鸭 100g;花生油 25g,食盐 5g,黑木耳 15g,有粗有细,有甜有咸,每餐七八分饱。

二、适量运动

以不同年龄、体质、习惯选择不同运动项目,坚持 3 个原则:有恒、有序、有度。即长期规律,循序渐进,才能收到最大效果。

三、戒烟限酒

因烟、酒可使血压升高,促进血小板聚集,增加血栓形成的危险性,烟草中的主要成分尼古丁,可刺激心脏,促使肾上腺释放大量儿茶酚胺,引起血压升高。长期吸烟可引起小动脉长期收缩,导致平滑肌变性,内壁增厚,发生动脉硬化,所以戒烟势在必行;过量饮酒患者高血压危险性增加 70%～90%,每日饮酒量应限制在 10g 之内。

四、心理平衡

所有高血压的一级预防措施中最重要的一条就是心理平衡,血压与情绪的关系极为密切。兴奋过度、情绪低落、焦虑不安、精神紧张、睡眠不足等都会使交感神经紧张,分泌的激素增加,从而使血管持续收缩而引发血压上升,尤其是高血压患者更为明显。反复受到不良刺激可使血压居高不下,极易诱发脑出血或冠心病猝死。因此,平时应讲究心理平衡,提高自控能力,避免过度的喜、怒、哀、乐,保持心情宽松平静,养成良好的睡眠习惯。

五、自我监测血压平时要掌握自身血压水平和变化规律。

正常血压范围:收缩压为 90～140mmHg;舒张压为 60～90mmHg。如发现异常(以在不同时间测定 3 次为准),应找出引起血压升高的原因,采取必要措施,去除诱因,调整药物剂量。

六、控制体质量

长期医学观察发现,体质量超过正常标准的 20% 者,比较瘦的人高血压患病率多 2～3 倍,这与肥胖者营养过剩,摄取的糖类和脂肪过多有关。循序渐进控制饮食,主食要限制高脂肪、高糖类饮料,节制糖果、巧克力、饼干等,多食蔬菜和水果等低热量食物;长期坚持体育活动和体力活动。也就是我们平时说的要"管住嘴、迈开腿"。

七、健康饮品

健康饮品的最显著特点在于它的成分和加工方法有别于一般饮料,且其功效已经得到科学实验的证实。日常生活中以茶为饮品除预防和改善治疗高血压外,还能调节人体机能平衡,增强人体抵抗力,极大地降低了由高血压引起的一系列并发症。这类中草药茶主要有罗布麻、决明子等。预防人体疾病的发生,主要是指具有预防糖尿病,心、脑血管疾病及抗肿瘤等作用的饮料,如绞股蓝饮料等。恢复人体健康,主要是指控制胆固醇,调节造血功能的饮料,如红枣饮料等。

第九节　高血压患者日常饮食

一、调整饮食结构

(一)限制盐的摄入

饮食应以清淡为宜,少吃咸食,吃盐过多,会使血管硬化和血压升高,每天吃盐应以 6g 以下为宜。

小心看不见的盐:味精、酱油、番茄酱、芥末;咸菜、酱菜等腌制品;香肠、午餐肉、酱牛肉、烧鸡等熟食;冰冻食品、罐头食品及方便快餐;甜品、零食、冰激凌、饮料等含钠盐也很高。

(二)控制热能摄入,减少高脂肪饮食

1.少吃甜食

如糖果、点心、甜饮料、油炸食品等高热能食品,因其含糖量高,可在体内转化成脂肪,容易促进动脉硬化。

2.少吃动物脂肪和高胆固醇食物

如动物内脏、蛋黄、鱼子、各种动物油应少食用,因动物内脏含胆固醇量高,可加速动脉硬化,如肝、脑、心等应少吃。含胆固醇低的食物有牛奶(每 100g 含 13mg)、各种淡水鱼(每 100g 含 90～103mg)。而 100g 猪肝含 368mg,100g 鸡蛋黄含 1705mg 胆固醇。烹调时,选用植物油,可多吃海鱼,海鱼含有不饱和脂肪酸,能使胆固醇氧化,从而降低血浆胆固醇,还可抑制血小板的凝聚,抑制血栓形成,防止卒中,还含有较多的亚油酸,对增加微血管的弹性,防止血管破裂,防止高血压并发症有一定的作用。

3.宜多食含钾食物

钾在体内能缓冲钠,富含钾的食物有黄豆、小豆、番茄、西葫芦、芹菜、鲜蘑菇及各种绿叶蔬菜;水果有橘子、苹果、香蕉、梨、猕猴桃、柿子、菠萝、核桃、西瓜等。

4.宜多吃含优质蛋白和维生素的食物

如鱼、牛奶、瘦肉、鸡蛋、豆类及豆制品。

5.宜多食含钙食物

高血压患者每天坚持吃高钙食物,能使 2/3 左右的人收到明显的降压效果。含钙的食物很多,如奶制品、豆制品、芝麻酱、虾皮、海带、骨头汤、黑木耳、核桃、沙丁鱼、鸡蛋等均含钙丰富。

二、高血压合并其他疾病患者的饮食

(一)合并肾功能不全的高血压患者的日常饮食

肾在高血压的发生、发展中扮演着重要的角色,肾的排泄功能的好坏将直接影响着血压的高低。当肾受损时,血液中反映肾功能的一些指标会发生异常,如血液中尿素氮、肌酐升高,出现蛋白尿、水肿等症状,严重时还会出现少尿等"尿毒症"的征象。在肾功能减退的患者中,除了加强降压治疗、减轻肾的负担外,注重饮食的调节也是非常重要的。

蛋白质是人体非常需要的一种物质,能增强抵抗力、增加免疫力。但是,食物中的蛋白质在人体吸收过程中所产生的一些代谢产物必须从肾排出,肾功能减退后,排泄功能也随之减退,必将使这些废物留在体内,对人体造成危害。我们不能在肾功能发生障碍的时候,继续增添肾的负担,加速肾的衰竭。在饮食方面,对每一位患者要根据不同的病情制订出不同的饮食控制方案,有些患者每天有大量的蛋白尿,蛋白质的严重流失不补充不行,肾功能的低下又不能承担正常的排泄重任。结果出现既要减少蛋白质的摄入,又要及时地补充蛋白的矛盾。对肾功能减退的高血压患者进行饮食的控制需要十分小心,可以遵循以下的原则。

1.选用优质蛋白

为了更多地补充蛋白质,又不至于增加肾的负担,一定要选用优质的蛋白质,如奶类、蛋类、鱼类和瘦肉类。

2.增加蔬菜水果

多吃新鲜的蔬菜和水果,能补充各种维生素和矿物质,慎食动物内脏、鸡汤、排骨汤、豆制品、坚果类(如瓜子、花生、核桃、开心果等)食物。摄入过量的磷会引起矿物质代谢紊乱,会导致继发性甲状旁腺功能亢进,引起皮肤瘙痒、肾性骨病等并发症。

3.严格控制食盐

肾功能减退的高血压患者盐摄入过多,会增加血管内的容量,升高血压,加重肾的负担,引起水肿。因此,出现尿量减少和水肿时更应限制饮水量,每天的饮水量等于每天总尿量再加 500mL。

(二)合并糖尿病的高血压患者的日常饮食

众所周知,饮食管理对糖尿病防治是很重要的,特别是对于那些患有糖尿病并发症的患者就更需要科学的饮食。

而糖尿病高血压又是我们常见的一种并发症,在日常生活中糖尿病高血压患者吃什么有助于自己控制血糖的呢? 鉴于糖尿病高血压给患者带来的严重危害,所以在日常生活中,患者一定要注意自己的饮食习惯。

1.低热量高纤维

糖尿病高血压患者控制热量摄入可使临床症状如呼吸困难等得以改善。另外,还提倡高纤维进食,因为标准面粉、玉米、小米、燕麦等植物纤维高的食物可促进肠道蠕动,有利于胆固醇的排泄。少进食葡萄糖、蔗糖及果糖等类单糖,易引起血脂升高。

2.低脂肪高蛋白

糖尿病高血压患者还要注意远离富含饱和脂肪酸的食物,可用植物油代替动物油,可以吃一些含有不饱和脂肪酸的鱼,以帮助使胆固醇氧化,从而降低血浆胆固醇。另外,可抑制血小板凝聚,避免血栓的同时还可预防卒中及血管破裂等。同时还要保证有好的蛋白来源,如大豆及其豆制品等。

值得大家注意的是,患者在接受治疗的时候一定要选择正规的糖尿病医院进行治疗,并做好防范措施,无论是从糖尿病饮食上还是用药上。

(三)合并痛风的高血压患者的日常饮食

高尿酸血症是痛风的重要标志。痛风是一组嘌呤代谢紊乱所致的疾病,其临床特点为高尿酸血症及由此而引起的痛风性急性关节炎反复发作、痛风石沉积、痛风石性慢性关节炎和关节畸形,常累及肾,引起慢性间质性肾炎和尿酸肾结石形成。一般认为,血尿酸盐的浓度在 $476\sim535.5\mu mol/L(8\sim9mg/dL)$ 以下者不须药物治疗,但应避免过食(特别是高嘌呤饮食)、酗酒、过劳、创伤及精神紧张等诱致急性发作的因素。血尿酸过高者应予排尿酸药苯溴马隆或抑制尿酸合成药别嘌醇治疗。

针对高尿酸血症的饮食原则为"三低一高":低嘌呤、低能量低脂低盐、高水量。

1.限制嘌呤摄入

选择低嘌呤食物;痛风急性期每天嘌呤摄入量限制在 150mg 以内,饮食以米、面、蔬菜、奶类为主,禁食动物内脏、沙丁鱼、凤尾鱼、小虾、浓肉汤、扁豆、黄豆、菌藻类。痛风缓解期或高尿酸血症患者仍要禁食嘌呤含量高或特高的食物,限量选用含嘌呤 75mg/100g 以内的食物,可自由选用嘌呤含量低的食物。

2.增加蔬菜和水果的供给

(1)水果:香蕉、枣、桃、梨、柿子、菠萝、橘子、苹果、红枣、葡萄、西瓜。

(2)蔬菜类:土豆、西芹、茄子、芥菜、蒜苗、海带、紫菜、苋菜、油菜、白菜。

3.多饮水

每天摄入 2000mL 的水可增加尿酸的排出,少喝肉汤、鱼汤、鸡汤、火锅汤。

4.禁用刺激性食物

如酒及辛辣调味品等。

第十节　高血压患者运动治疗

一、运动治疗的概念

在高血压病的防治中,运动疗法已被世界卫生组织国际高血压学会确认为是有效的降压措施之一。首先,我们必须了解运动疗法的一些基本概念。

(一)运动疗法

运动疗法指的是有目的、有规律、长期的体育锻炼,它不同于一般的体育活动,更不等同于体力劳动。因此需在专业医师的指导下制订详细的个体化运动处方,确定恰当的运动方式和运动量,指导患者进行运动训练,以达到治疗的目的。运动疗法是高血压病的一种基础性疗法。

(二)运动处方

由运动强度、运动持续时间、运动频率、运动形式及运动程序等几部分组成。简述如下。

1.运动强度

运动强度是运动处方的最主要部分,关系到运动的安全性和有效性。常用心率表示。心率(HR):心率与耗氧量有直接关系,且心率容易测得,所以常被当作运动强度指标。一般健康者的运动强度定为最大心率(220－年龄)的70%～85%(相当于60%～80%最大耗氧量)。对于患者,最大心率最好由运动试验直接测得,运动强度一般取60%～70%最大心率。

2.运动持续时间

由运动强度和患者的一般状况决定,通常70%最大心率的运动强度,持续时间为20～30min;高于此强度,持续时间可为10～15min;低于此强度,则为45～60min。

3.运动频率

运动频率即运动次数,它取决于运动强度和运动持续时间。高强度长时间的运动,次数可以减少;低强度、短时间的运动,则次数应增多。通常中等强度的运动,每周至少3～4次。

4.运动形式

运动形式为有大肌群参与,具有节律性反复重复的动态有氧运动。

常见的运动形式有以下肢为主的步行、踏车、上下楼、慢跑等;以上肢为主的运动有无支持的上举运动,上举负荷可逐渐增加,以及上肢在支持下的抗阻运动,如上肢组合训练器、上肢功率计;还有包括上、下肢同时参与的运动,如游泳、划船训练器等。从疗效而言,下肢运动比上肢运动更有效,上、下肢均参与运动或交替进行运动训练的效果,比单纯上肢或下肢运动更好。

5.运动程序

热身运动:每次运动开始时,应先进行10～15min的热身运动。主要包括两部分:一是低强度的有氧运动,例如,缓慢步行,目的是升高体温,使机体尤其是心血管系统做好准备;二是肌肉伸展和关节活动,目的是避免运动中肌肉和关节受到损伤。运动训练包括以下几种形式。

(1)连续型:指无间歇期的连续运动。

(2)间断型:指运动时有间歇期。间歇时,可以完全停止运动,即被动休息,亦可以进行低强度运动,即主动休息。

(3)循环型:指几种运动形式交替重复连续进行。

(4)间断循环型:指在循环运动中加入间歇期。整理运动(凉身运动):在每次运动训练结束时,应有恢复期,使机体逐渐恢复到运动前的状态,避免由于突然停止运动而引起并发症。整理运动包括低强度有氧运动、调整呼吸、肌肉伸展、关节活动等,一般持续5～10min。

6.坚持运动

当通过一定时期的运动训练产生效果后,应以较低的运动强度坚持长期训练。研究发现,若停止运动2周,体力便开始下降;若停止数月,疗效可以完全消失,体力降至训练前的水平。

二、运动降压的机制

运动降压的机制涉及多个因素,诸如神经体液、血管结构及反应性、体质量以及胰岛素抵抗降低等。具体体现在以下几方面。

(1)运动可改善自主神经功能,降低交感神经张力,减少儿茶酚胺的释放量,或使人体对儿茶酚胺的敏感性下降。

（2）运动可提升胰岛素受体的敏感性以及"好胆固醇"—高密度脂蛋白,降低"坏胆固醇"低密度脂蛋白,减轻动脉粥样硬化的程度。

（3）运动能锻炼全身肌肉,促使肌肉纤维增粗,血管口径增大,管壁弹性增强,心、脑等器官的侧支循环开放,血流量增加,有利于血压下降。

（4）运动能增加体内某些有益的化学物质浓度,如内啡肽、5－羟色胺等,降低血浆肾素和醛固酮等有升压作用的物质水平,使血压下降。

（5）精神紧张或情绪激动是高血压病的一大诱因,运动可稳定情绪,舒畅心情,使紧张、焦虑和激动得以缓解,有利于血压稳定。

三、制订合理的运动计划

不同程度的高血压患者应有不同的运动方式及运动量,而且每位患者应结合自身情况制订个体化的锻炼计划,例如,患者可以根据自己在运动前后脉搏的变化及自我感觉来调整运动量。

1级高血压患者可进行正常体育锻炼或中等强度的运动。

2级高血压患者可采用低强度的运动,如健身操、太极拳、步行等。

3级高血压患者可做气功锻炼及肢体按摩活动等。锻炼贵在坚持,可采取"三五七方式"。"三"指每次步行 30min,3km,每日 1～2 次;"五"指每周至少有 5 次运动时间;"七"指中等度运动,即运动强度为年龄加心率等于 170。同时要保证足够的睡眠。鼓励每周运动至少 3 次或天天参加运动更好,且每次 30～45min 为好。

四、运动前的"热身"准备工作

体育活动是一项有计划的锻炼,是要讲究一定的强度和量度的。因此,在进行锻炼之前要做好思想、物质和体力上的充分准备,以使锻炼能保质保量地完成。

(一)思想准备

体育运动要按照原定的锻炼计划进行,从小运动量开始,逐步增加到合适的运动量,效果要靠日积月累,决不能急于求成,盲目地改变锻炼计划,一定要循序渐进,贵在持之以恒。一定要下决心克服:一切困难,坚持下去,尤其是当运动量增加时,只要在安全的范围内,尽量要坚持,要鼓励自己能够挺过暂时的难关。运动量大了,一下子不能适应,宁可减少运动量和不增加运动时间,也要每天坚持,不要轻易停止,养成每天锻炼的良好习惯。

(二)物质准备

体育运动要靠自己的努力完成,必要的物质准备是不能忽视的。着装要以轻便舒适为原则,无论是宽松的,还是紧身的,只要有利于肢体的伸展、关节的活动就可以,服装质地最好是棉织品能吸汗、透气,天气寒冷还要注意保暖,跑步、做操时可以戴手套。足上要准备一双轻便、合脚的软底鞋,既富有弹性,又不易打滑。能防止滑倒。

(三)体力准备

锻炼前的"热身"运动对保证完成运动计划是十分重要的,切不可以轻视。每个人在锻炼前是从静止状态到运动状态,一定要有适应性的过渡阶段,尤其是老年人或患有慢性病的人。要先活动一下肢体,活络一下关节,如搓搓手、挥挥臂、踢踢腿、弯弯腰,或者从行走到慢跑,使身体逐渐暖和起来、四肢活络,这样也能避免在运动时发生意外的损伤。天冷从室内到室外,温差的变化会很大,所以要做些按摩,如擦擦鼻、揉揉脸,使身体逐步适应外界的环境。运动结束时,不要忘记做一下整理运动,如跑步后,再慢慢地行走一段路程,逐渐停下来;运动后再甩甩手转转腰,放松一下。天气寒冷,还要注意运动结束后及时穿上外衣,保暖以防着凉感冒。

五、掌握运动量

运动强度掌握得当才能保证运动的效果。高血压运动疗法倾向于中低强度。研究表明,低强度运动的降压作用比高强度的运动更好。尤其是对中度以上的高血压患者,不提倡高强度运动。有种简单的判断方法,是看运动时的最大心率。国外的一般参考数是220减去年龄,再乘上50%～60%,体质好的人乘的百分数就略多一些,有高血压的患者最好略偏低一些。还有一个更重要的指标就是你自己当时的感觉。譬如运动同时可以说话、哼歌为适宜。运动后以不发生头晕、心慌气短,不是非常疲劳为度。如果运动结束后1h心跳频率还是高于平时,那就是运动强度过大。运动后晚上难以入睡、或第二天过于疲乏醒不来,也提示运动强度可能过大了。提醒大家,结合这两方面找出适合自己的运动强度和衡量方式。还要注意的就是,要从小运动量开始,不能猛然增加运动量,突然做高强度运动。运动前做好充分的热身工作,运动后做好整理工作非常必要。

六、劳动替代不了运动锻炼

有人认为,体力劳动和运动锻炼同样是消耗体力、运动四肢,身体得到了锻炼,所以体力劳动者不必再专门进行运动锻炼。这种认识是错误的。虽然体力劳动和运动锻炼都是体力活动,具有许多共同点,但两者所起的作用并不等同。

体力劳动时,不论是从事工业或农业劳动,由于工种限制,身体常常是按照某种固定的姿势做局部的连续活动,动作比较单一,全身各部分肌肉的负担轻重不均,往往只有那些参加活动的肌肉、骨骼才得到锻炼。而运动锻炼能使身体各部位都得到锻炼,是一种全身性的均衡协调运动。体力劳动的另一特点是,肌肉负荷较重但对心肺功能锻炼不足,而运动能让心肺功能得到更好的锻炼。再则,体力劳动往往在动作上不考虑人体关节、肌肉运动的规律,此时,需要通过适当的体育健身来弥补。相比于体力劳动,运动锻炼有利于人体骨骼、肌肉的生长,改善血液循环系统、呼吸系统、消化系统的功能状况,提高机体抗病能力。此外,体力劳动和运动锻炼环境的差异也会导致人的心态不一样。有的体力劳动工作环境是在狭窄的空间内,接触不到外面的新鲜空气和充足的阳光;有的体力劳动需长时间保持站立、端坐或弯腰体位,会产生疲劳和厌倦感。而体育运动多在室外进行,空气新鲜,日光充足,活动形式多种多样,有伸、屈、展、转、滚、爬、跳、弹、弓等动作,有助于消除精神的紧张与压力。尤其是运动锻炼中的集体项目与竞赛活动,可以培养人的团结、协作及集体主义精神,会使人变得愉快而富有朝气。

七、高血压患者运动的宜与忌

高血压患者宜经常进行体育锻炼,适量的运动会提高血管壁的弹性,让血管能够保持良好的舒张功能。对于伴其他心血管疾病的高血压患者来说,最好的锻炼时间是傍晚。

在锻炼时可采取有氧运动的活动方式,例如走路。走路是最简单易行的降压运动,每次30min,每天行走时间的总和最好在1h以上。运动姿势,宜昂首挺胸,迈大步,摆动双臂。一般快走的步幅约为身高的1/3,大步疾行的步幅稍小于身高的一半,可以平路与坡路交替行走。在呼吸方面,建议边走边做腹式深呼吸,如3步一吸,5步一呼。高血压患者应该选择那些体力负荷不大、动作简单易学、不过分低头弯腰、但全身又能得到活动、动作较缓慢的运动,如太极拳、散步、慢跑、乒乓球、羽毛球、交谊舞等。据检测,高血压病患者打完一套太极拳,收缩压可下降10mmHg。多数高血压病患者锻炼后,可使头晕、心悸等症状有所减轻,血压也有不同程度的下降。高血压患者运动禁忌如下。

(1)勿过量或太强、太累。要采取循序渐进的方式来增加活动量。

(2)注意周围环境气候。夏天避免中午艳阳高照的时间;冬天要注意保暖防卒中。

(3)穿着舒适吸汗的衣服,选棉质衣料、运动鞋等是必要的。

(4)选择安全场所,如公园、学校,勿在巷道、马路边。

(5)进行运动时,切勿空腹,以免发生低血糖,应在饭后2h。生病或不舒服时应停止运动;饥饿时或饭后1h不宜做运动;运动中不可立即停止,要遵守运动程序的步骤;运动中有任何不适现象,应立即停止。

八、对高血压有益的运动

高血压病康复体育的运动类型选择要以有氧代谢运动为原则。要避免在运动中做推、拉、举之类的静力性力量练习或憋气练习。应该选择那些有全身性的、有节奏的、容易放松、便于全面监视的项目。有条件的可利用活动跑道、自行车功率计等进行运动。较适合高血压病康复体育的运动种类和方法有太极拳、医疗体操、步行、健身跑、有氧舞蹈、游泳、娱乐性球类、郊游、垂钓等。

(一)练功

以放松功较好,也可酌用站桩功、强壮功和动功等。练功原则强调"松""静""降"。要求配合意念和简单的动作。意念的部位宜低于心脏位置,如丹田、涌泉穴等。呼吸宜用顺呼吸法,不宜采用停闭呼吸法。要适当延长呼气,以提高迷走神经的兴奋性。动作宜采用大幅度的有松有紧有张有弛的上下肢及躯干的交替和联合运动,切忌持续性紧张的长时间等长收缩运动。练功每天至少1次,每次30~45min。据报道,一次练功后可使收缩压下降16~18mmHg,舒张压也有下降。一般在练功2周左右后见效。有报道,一组用药物治疗血压仍未能很好控制的病例,在练功后血压得到有效控制。在巩固期加用练功更为有效,常可使维持用药量减少1/3~1/2,并使血压维持平稳。

(二)太极拳

由于太极拳动作柔和,肌肉放松且多为大幅度活动,思绪宁静从而有助于降低血压。高血压患者练完一套简化太极拳后,收缩压可下降10~20mmHg,长期练习太极拳的老年人安静时收缩压的平均值约比同年龄组老年人低20mmHg左右。高血压患者打太极拳时最重要的是注意一个"松"字,肌肉放松能反射性地引起血管"放松",从而促使血压下降。此外,打太极拳时要用意念引导动作,使思想高度集中,心境守静,这有助于消除高血压患者的紧张、激动、神经敏感等症状。

(三)步行

步行可按每分钟70~90步开始,每小时步行3~4km的速度,持续10min。主要适用于无运动习惯的高血压病患者作为一种适应性锻炼过程。以后可逐渐加快步速或在坡地上行走。国内应用医疗步行(平地行走加上下小山坡)治疗高血压取得较好疗效。

其方法举例如下。

(1)1600m 平路,用 15min 走完 800m,中途休息 3min 后继续走完剩余的 800m。

(2)2000m 平路,用 18min 走完 1000m,中途休息 3～5min 后继续走完剩余的 1000m。

(3)2000m 路程,中间有两段各长 100m,斜度 5°～10°的短坡,用 20～25min 步行 1000m,休息 3～5min,继续用 7～8min 走完 500m 平路,休息 3～5min 然后用 20～30min 上山,中间可适当休息。上山后休息 5～10min,然后下山。

具体方法可因地制宜,因人而异,但必须坚持循序渐进,每次活动以不出现不适反应为宜。根据个人体力情况,可采取走、跑交替方式,也可加快步速、延长距离等方法逐渐增加运动量。

(四)健身跑

在进行健身跑前要到医院征求专科医生的意见,进行体检,如心电图运动试验检查心功能和血压对运动的反应性。高血压病患者的健身跑不要求一定的速度、频度,可根据个人对运动的反应和适应程度,采用每周 3 次或隔日 1 次,或每周 5 次等不同的间隔周期。一般认为若每周低于 2 次效果不明显。若每天运动,则每次运动总量不可过大,如果运动后第二天感觉精力充沛,无不适感为宜。

(五)按摩或自我按摩

按揉风池、太阳及耳穴,抹额及掐内关、神门、合谷、足三里,可助降压和消除症状。

第三章　内分泌科疾病

第一节　亚急性甲状腺炎的护理

一、疾病概述

亚急性甲状腺炎在临床上较为常见。多见于 20~50 岁成人,但也见于青年与老年,女性多见,3~4 倍于男性。

慢性淋巴细胞性甲状腺炎又称桥本病或桥本甲状腺炎。目前认为本病与自身免疫有关,也称自身免疫性甲状腺炎。本病多见于中年妇女,有发展为甲状腺功能减退的趋势。

二、护理评估

(一)健康评估

1.亚急性甲状腺炎

本病可能与病毒感染有关,起病前常有上呼吸道感染。发病时,患者血清中对某些病毒的抗体滴定度增高,包括流感病毒、柯萨奇病毒、腺病毒、腮腺炎病毒等。

2.慢性淋巴细胞性甲状腺炎

目前认为本病病因与自身免疫有关。这方面的证据较多。本病患者血清中抗甲状腺抗体、包括甲状腺球蛋白抗体与甲状腺微粒体抗体常明显升高。甲状腺组织中有大量淋巴细胞与浆细胞浸润。本病可与其他自身免疫性疾病同时并存,如恶性贫血、舍格伦综合征、慢性活动性肝炎、系统性红斑狼疮等。本病患者的淋巴细胞在体外与甲状腺组织抗原接触后,可产生白细胞移动抑制因子。上述情况也可在 Grave's 病与特发性黏液性水肿患者中见到,提示三者有共同的发病因素。因此,Grave's 病、特发性黏液性水肿与本病统称为自身免疫性甲状腺病。自身免疫性甲状腺病也可发生于同一家族中。

(二)临床症状与评估

1.亚急性甲状腺炎

(1)局部表现:早期出现的最具有特征性的表现是甲状腺部位的疼痛,可先从一叶开始,以后扩大或转移到另一叶,或者始终局限于一叶。疼痛常向颌下、耳后或颈部等处放射,咀嚼或吞咽时疼痛加重。根据病变侵犯的范围大小,检查时可发现甲状腺弥漫性肿大,可超过正常体积的 2~3 倍;或在一侧腺体内触及大小不等的结节,表面不规则,质地较硬,呈紧韧感,但区别于甲状腺癌的坚硬感;病变部位触痛明显,周围界限尚清楚;颈部淋巴结一般无肿大。到疾病恢复期,局部疼痛已消失,急性期出现的甲状腺结节如体积较小可自行消失,如结节较大,仍可触及,结节不规则、坚韧、表面不平,周围界限清楚,无触痛。有些患者病变轻微,甲状腺不肿大或仅有轻微肿大,也可无疼痛。

(2)全身表现:早期,起病急骤,可有咽痛、畏寒、发热、寒战、全身乏力、食欲不振等。如病变较广泛,甲状腺滤泡大量受损,甲状腺素释放入血,患者可出现甲状腺功能亢进的表现,如烦躁、心慌、心悸、多汗、怕热、易怒、手颤等。有些患者病变较轻,仅有轻度甲亢症状或无甲亢症状。随着病情的发展,甲状腺滤泡内甲状腺素释放、耗竭,甲状腺滤泡细胞又尚未完全修复,患者可出现甲状腺功能减退症状,如乏力、畏寒、精神差、易疲劳等。随着甲状腺滤泡细胞的修复及功能恢复,临床表现亦逐渐恢复正常。

2.慢性淋巴细胞性甲状腺炎

(1)局部症状:本病起病缓慢,甲状腺肿为其突出的临床表现,一般呈中度弥漫性肿大,仍保持甲状腺外形,但两侧可不对称,质韧如橡皮,表面光滑,随吞咽移动。但有时也可呈结节状,质较硬。甲状腺局部一般无疼痛,但部分患者甲状腺肿大较快,偶可出现压迫症状,如呼吸或咽下困难等。

(2)全身症状:早期病例的甲状腺功能尚能维持在正常范围内,但血清 TSH 可增高,说明该时甲状腺储备功能已下降。随着疾病的发展,临床上可出现甲状腺功能减退或黏液性水肿的表现。本病但也有部分患者甲状腺不肿大、反而缩小,而其主要表现为甲状腺功能减退。慢性淋巴细胞性甲状腺炎也可出现一过性甲状腺毒症,少数患者可有突眼,但程度一般较轻。本病可与 Grave's 病同时存在。

(三)辅助检查及评估

1.亚急性甲状腺炎

早期血清 T_3、T_4 等可有一过性增高,红细胞沉降率明显增快,甲状腺摄碘率明显降低,血清甲状腺球蛋白也可增高;以后血清 T_3、T_4 降低,TSH 增高;随着疾病的好转,甲状腺摄碘率与血清 T_3、T_4 等均可恢复正常。

2.慢性粒巴细胞性甲状腺炎

(1)血清甲状腺微粒体(过氧化物酶)抗体、血清甲状腺球蛋白抗体:明显增加,对本病有诊断意义。

(2)血清 TSH:可升高。

(3)甲状腺摄碘率:正常或增高。

(4)甲状腺扫描:呈均匀分布,也可分布不均或表现为"冷结节"。

(5)其他实验室检查:红细胞沉降率(ESR)可加速,血清蛋白电泳丙种球蛋白可增高。

(四)心理——社会评估

甲状腺炎患者由于甲状腺激素分泌增多、神经兴奋性增高,常表现为悲观、抑郁、恐惧,担心自己的疾病转化为甲亢;且本病易反复,有较长的服药史,容易失去战胜疾病的信心。

三、护理诊断

(一)疼痛

与甲状腺炎症有关。

(二)体温过高

与炎症性疾病引起有关。

(三)营养失调——低于机体需要量

与疾病有关。

(四)知识缺乏

与患者未接受或不充分接受相关疾病健康教育有关。

(五)焦虑

与疾病所致甲状腺肿大有关。

四、护理目标

(1)患者住院期间疼痛发生时能够及时采取有效的方法缓解。

(2)患者住院期间体温维持正常。

(3)患者住院期间体重不下降并维持在正常水平。

(4)患者住院期间能够复述对其进行健康教育的大多部分内容,能够说出、理解并能够执行,配合医疗护理有效。

(5)患者住院期间主诉焦虑有所缓解,对治疗有信心。

五、护理措施

(一)生活护理

嘱患者尽量卧床休息,减少活动,评估患者疼痛的程度、性质,可为患者提供舒适的环境,使其放松,教会患者自我缓解疼痛的方法如分散注意力等,必要时可遵医嘱给予止痛药缓解疼痛,注意观察用药后有无不良反应发生。

(二)病情观察

观察患者生命体征,主要是体温变化和心率变化。体温过高时采取物理降温,并按照高热患者护理措施进行护理,并注意监测降温后体温变化,嘱患者多饮水或其喜爱的饮料。

(三)饮食护理

嘱患者进食高热量、高蛋白质、高维生素并易于消化的食物,指导患者多摄入含钙丰富的食物,防止治疗期间药物不良反应引起的骨质疏松,同时对于消瘦的患者应每天监测体重。

(四)心理护理

多与患者接触、沟通,了解患者心理状况,鼓励患者说出不良情绪,给予开导,缓解患者焦虑情绪。

(五)用药护理

(1)亚急性甲状腺炎:轻症病例用阿司匹林、吲哚美辛等非甾体抗炎药以控制症状。阿司匹林 0.5~1.0g,每日 2~3 次,口服,疗程一般在 2 周左右。症状较重者,可给予泼尼松 20~40mg/d,分次口服,症状可迅速缓解,体温下降,疼痛消失,甲状腺结节也很快缩小或消失。用药 1~2 周后可逐渐减量,疗程一般为 1~2 个月,但停药后可复发,再次治疗仍有效。有甲状腺毒症者可给予普萘洛尔以控制症状。如甲状腺摄碘率已恢复正常,停药后一般不再复发。少数患者可出现一过性甲状腺功能减退;如症状明显,可适当补充甲状腺制剂。有明显感染者,应做有关治疗。

(2)慢性淋巴细胞性甲状腺炎:早期患者如甲状腺肿大不显著或症状不明显者,不一定予以治疗,可随访观察。但若已有甲状腺功能减退,即使仅有血清 TSH 增高(提示甲状腺功能已有一定不足)而症状不明显者,均应予以甲状腺制剂治疗。一般采用干甲状腺片或左甲状腺素($L-T_4$),剂量视病情反应而定。宜从小剂量开始,干甲状腺片 20mg/d,或 $L-T_4$ 25~

50μg/d,以后逐渐增加。维持剂量为干甲状腺片 60～180mg/d,或 L－T₄100～150μg/d,分次口服。部分患者用药后甲状腺可明显缩小。疗程视病情而定,有时需终身服用。

(3)伴有甲状腺功能亢进的患者,应予以抗甲状腺药物治疗,但剂量宜小,否则易出现甲状腺功能减退。一般不采用放射性碘或手术治疗,否则可出现严重黏液性水肿。

(4)糖皮质激素虽可使甲状腺缩小与抗甲状腺抗体滴定度降低,但具有一定不良反应,且停药后可复发,故一般不用。但如甲状腺迅速肿大或伴有疼痛、压迫症状者,可短期应用以较快缓解症状。每日泼尼松 30mg,分次口服。以后逐渐递减,可用 1～2 个月。病情稳定后停药。

(5)如有明显压迫症状,经甲状腺制剂等药物治疗后甲状腺不缩小,或疑有甲状腺癌者,可考虑手术治疗,术后仍应继续补充甲状腺制剂。

用药期间注意观察患者使用激素治疗后有无不良反应的发生,注意患者的安全护理。

(六)健康教育

评估患者对疾病的知识掌握程度以及学习能力,根据患者具体情况制定合理的健康教育计划并有效实施,帮助患者获得战胜疾病的信心。

第二节 甲状旁腺功能减退症的护理

一、疾病概述

甲状旁腺功能减退(简称甲旁减)是指甲状腺激素(PTH)分泌过少和(或)效应不足引起的一组临床综合征。临床常见类型有特发性甲旁减、原发性甲旁减、低血镁性甲旁减,少见的类型包括假性甲旁减等。其临床特点是手足搐搦、癫痫样发作、低钙血症和高磷血症。长期口服钙剂和维生素 D 制剂可使病情得到控制。

二、护理评估

(一)健康评估

评估患者的年龄、性别,了解患者有无颈部手术史;有无颈部放疗史;有无手足麻木、刺痛感;有无抽搐史。甲状旁腺功能不全简称甲旁低,其原因如下。

1.先天性甲状旁腺发育不全或未发育

(1)伴有胸腺发育缺损或其他第三、四咽弓发育缺陷者,尚可有第一、五咽弓发育异常及其他内脏器官的发育畸形(Di－George 综合征)。

(2)伴有染色体异常:第 18 对或第 16 对常染色体呈环形。

(3)单纯缺损。

2.暂时性甲状旁腺功能减低

(1)早期新生儿低血钙脐血 PTH 水平低,至第 6 天才增长 1 倍,达正常小儿水平;生后12～72 小时常有低血钙。尤多见于早产儿、糖尿病母亲所生的出生时有窒息的新生儿。

(2)晚期新生儿低血钙:生后 2～3 天至 1 周,低血钙的出现可受牛奶喂养的影响,人奶喂养者少见,因人奶中含磷 4.8～5.6mmol/L(150～175mg/L),而牛奶含磷 32.2mmol/L(1000mg/L)。摄入磷高而肾脏滤过磷相对较低,因此产生高血磷低血钙。

(3)酶成熟延迟:见于某些 1～8 周婴儿,由于酶的未成熟,不能将所生成的前甲状旁腺素原(preproPTH)或甲状旁腺素原(proPTH)裂解成有生物活性的 PTH 释放入血,或由于腺细胞的胞吐作用障碍,不能释放出细胞,因此 PTH 低下或 PTH 生物活性不足。

(4)母亲患甲状旁腺功能亢进:胚胎期间受母体血中高血钙影响,新生儿甲状旁腺受到抑制,出生后可表现为暂时性甲状旁腺功能减低,可持续数周至数月之久。

3.家族性伴性隐性遗传性甲旁低

曾有兄弟两人患此症而死于车祸,尸解时发现无甲状旁腺,因此认为 X 染色体上某些基因可调节甲状旁腺的胚胎发育。甲旁低亦可有散发性,或呈常染色体显性或隐性遗传,或男性遗传男性。

4.特发性甲旁低

可见于各种年龄,原因不明,可能为自身免疫性疾病,常合并其他自身免疫性疾病如艾迪生病、桥本病、甲亢、恶性贫血或继发白色念珠菌病等。1/3 以上的患儿血中可查到抗甲状旁腺抗体。

5.外科切除或甲状旁腺受损伤

甲状腺次全切除术时将甲状旁腺切除或损伤,如系部分切除或供血暂时不足者数周后可自行恢复,如大部分或全部被切除则为永久性功能不全。颈部炎症或创伤亦可使甲状旁腺受损。再如浸润性病变,肿瘤亦可破坏甲状旁腺。

6.PTH 分子结构不正常

又称假性特发性甲旁低,PTH 数值虽然正常或增高,但无生理活性,临床表现与甲旁低同。注射外源性有活性的 PTH 可矫正其钙、磷异常。

7.靶组织对 PTH 反应不敏感

(1)假性甲旁低Ⅰ型。

(2)假性甲旁低Ⅱ型。

(3)假性甲旁低伴亢进症(纤维囊性骨炎)。

(二)临床症状及评估

1.神经肌肉表现

(1)手足搐搦:表现为反复发作。发作前常有手指、脚趾及口周感觉异常,局部发麻、蚁行感及肌肉刺痛感等先兆症状。发作时手足及面肌麻木、痉挛,继而出现手足搐搦。典型者表现为双侧拇指内收,掌指关节屈曲,指间关节伸展,腕、肘关节屈曲,形成"助产士"手。同时,双足亦呈强直性伸展,膝、髋关节屈曲。新生儿患者主要表现为手足搐搦。对隐匿型手足搐搦患者应注意观察 Chovstek 和 irousseau 征阳性。由于甲旁减主要改变是低血钙和高血磷,而低血钙又与神经肌肉兴奋性密切相关,故长期或反复手足搐搦的病史是甲旁减临床诊断的重要线索。

(2)癫痫发作:发生率仅次于手足搐搦。可表现为典型癫痫大、小发作,亦可局限性发作,少数则以癫痫为首发或唯一表现而易致误诊。重者还可见腕踝痉挛、喉哮鸣及抽搐。其发生机制不明,可能与低血钙使脑组织发生病理性水潴留,或激发原有的致痛因素有关。

(3)异位钙化:约有 2/3 患者可出现颅内基底节钙化,多见特发性甲旁减及假性甲旁减。基底节钙化与低血钙可引起锥体外系症状,如帕金森症或舞蹈病。纠正低血钙上述症状可减轻或消失。若异位钙化出现在骨、关节或软组织周围,则形成骨赘,引起关节强直和疼痛等。

(4)颅内高压及视盘水肿:少数患者可有假性脑瘤的临床表现,出现视野缺损、头痛、嗜睡、视盘水肿和颅高压,但无脑瘤引起的眼、脑定位性症状和体征。可能与低血钙致血管渗透性增加有关,补钙治疗后症状可消失。

2.精神异常表现

轻者表现为易激动、烦躁、恐惧、失眠,重者出现妄想、幻觉、人格改变、谵妄或痴呆。其发生可能与钙磷代谢异常影响神经递质释放、树突电位改变、轴突冲动传导减慢有关。

3.外胚层组织营养变形表现

患者常见皮肤干燥、粗糙或脱屑,毛发稀少或脱落,指(趾)甲改变等外胚层组织营养变形症状。由于晶状体阳离子转运受阻而混浊,临床出现白内障。儿童患者可见齿发育不良。

4.骨骼改变

病程长、病情重的患者表现为骨骼疼痛,腰和髋部疼痛。

5.胃肠道功能紊乱

有恶心、呕吐、腹痛和便秘。

6.其他表现

(1)特发性甲旁减。

1)神经性耳聋。

2)肾发育不良。

3)先天性胸腺萎缩所致免疫缺陷。

4)其他内分泌腺功能异常,如肾上腺皮质功能减退、甲状腺功能异常、性发育缺陷等。

5)指甲和口腔并发白色念珠菌感染。

6)心肌损害、心律失常及心力衰竭等。

(2)假性甲旁减。

1)Albright 遗传性骨营养不良(AHO):表现为身材矮胖,圆脸、颈短、盾状胸廓、短指趾畸形(常见第 4、5 指趾),拇指末节短而宽,其指甲横径大于纵径,即 Murder 拇指。

2)骨骼病变:出现骨质疏松或纤维性囊性骨炎、骨骼疼痛及反复病理性骨折等。

(三)辅助检查及评估

1.血钙、磷测定

正常成年人血清总钙值为 2.2～2.7mmol/L(8.8～10.9mg/dL),血游离钙值为(1.18±0.05)mmol/L;正常成年人血清磷浓度为 0.97～1.45mmol/L(3～4.5mg/dL),儿童为 1.29～2.10mmol/L(4.0～6.5mg/dL)。患者血清钙多<2.0mmol/L,严重者可降至 1.0mmol/L;血清无机磷>1.61 或 1.94mmol/L。

2.血清碱性磷酸酶(ALP)及其同工酶

可正常或稍低。

3.血 PTH

正常人血 PTH 范围为 24～36pmol/L。原发性甲旁减患者血 PTH 多数低于正常,亦可在正常范围;而假性甲旁减患者则血 PTH 可正常或高于正常人范围。

4.尿钙、磷排量

我国正常成年人随意饮食时尿钙排量为每天 19～5.6mmol(75～225mg)。若患者用低钙饮食 3～4 天后 24 小时尿钙排量>4.99mmol 即为升高;由于尿磷排量受饮食等因素影响,故对诊断的意义不如尿钙排量,只能作为初筛试验。

5.环磷酸腺苷(cAMP)

cAMP 是目前已被公认的细胞内第二信使物质之一,其浓度取决于细胞膜上的腺苷环化酶和磷酸二酯酶的活性,并需要 PTH 参与。

6.PTH 刺激试验

肌内注射外源性 PTH 后检测尿磷及尿 cAMP 排量,正常人尿磷排量可增加 5～10 倍以上。

7.基因诊断

根据临床病史特征,选择性进行相关基因某些已知缺陷筛查 PTH、GA－TA3、AIRE、CASR 及 GNASI 基因等。

8.EEG 检查

癫痫发作时的异常特点为:各导联基础节律持续广泛的慢波化,并突发性高电位慢波、过度呼气时慢波成分增加等。

9.X 线检查

基本变化主要包括为骨质疏松、骨质软化与佝偻病、软组织钙化与骨化等表现。①骨质疏松:呈现为普遍性骨小梁数目减少、变细,骨皮质变薄,骨质吸收脱钙,骨质稀疏。颅骨变薄,出现多发性斑点状透亮区,毛玻璃样或颗粒状,少数见局限性透亮区,可见虫蚀样骨质吸收。四肢长骨的生长障碍线明显,处于生长发育期的患者可出现干骺端的宽阔钙化带。②骨质软化:儿童患者主要表现为似佝偻病损害的骨骺端膨大变形,以及具有特征的假性骨折(Looser带)。由于骨骼处于生长发育期,在 X 线片上可见许多特殊征象:早期为骨骺板临时钙化带不规则、变薄或模糊,干骺端凹陷。当临时钙化带消失后干骺端变宽伴毛刷状高密度影。③软组织钙化:表现为密度高、边缘锐利的斑点状、颗粒状、环状或线条状浓影。如能见到骨小梁结构则被称为软组织骨化。

10.MRI

本项目检查常被用于甲状旁腺扫描,腺体发育与否,腺体的大小、定位及其性质,并可检出84%的异位甲状旁腺腺体。

11.颅脑 CT

可见以基底节为中心的双侧对称性、多发性、多形性脑钙化的特点。除苍白球外,可广泛分布于壳核、尾状核、小脑齿状核、丘核、内囊及脑皮质、白质等处。

(四)心理——社会评估

疾病对心理——社会的影响表现为疾病本身多伴有精神兴奋、情感不稳定、易激惹或情绪淡漠、抑郁、失眠、自我贬低等症状,并可因其慢性病程和长期治疗而出现焦虑、性格变态,终致个人应对能力下降、家庭和人际关系紧张、社交障碍、自我概念紊乱等心理——社会功能失调。

评估时应重点询问患者的职业、经济和婚姻状况、发病前有无过度紧张或精神创伤,发病后有无自我概念、精神或情绪状态的改变及其程度,对疾病的认知水平,家庭及人际关系处理方式等,全面了解患者的心理－社会状况,为制定整体护理计划做准备。

三、护理诊断

(一)疼痛

与神经肌肉应激性增高和骨骼改变有关。

(二)有外伤的危险

与抽搐时自我保护能力下降有关。

(三)感知的改变

与神经精神症状有关。

(四)自我形象紊乱

与外胚层组织营养变性有关。

(五)营养失调——低于机体需要量

与胃肠功能紊乱有关。

(六)个人应对无效

与激素分泌功能异常所致个人心理——社会功能失调有关。

(七)潜在并发症

电解质紊乱。

四、护理目标

(1)患者自诉疼痛症状改善。

(2)患者恐惧等精神神经症状减轻。

(3)无外伤史。

(4)患者能正确认识身体外表的改变。

(5)无营养失调发生。

(6)患者了解疾病的基本知识。

五、护理措施

(一)一般护理

(1)告知患者所用药物名称、作用、剂量和服用方法;教育患者知道药物治疗的不良反应,激素过量或不足的表现,以及时就医调整剂量。

(2)教育患者了解同所患疾病有关的实验室检查方法、过程和注意事项,指导患者按实验要求配合检查以确保实验结果的可靠性。

(3)有无皮肤干燥、粗糙,有无毛发稀疏、脱落或多毛及其毛发分布情况;有无知识缺乏,即所患内分泌疾病的有关知识缺乏。

(二)饮食护理

(1)给予患者清淡易消化饮食,注意各种营养的搭配。

(2)限制磷的摄入,给予无磷或低磷饮食;避免高磷食物,如粗粮、豆类、奶类、蛋黄、莴苣、奶酪等。

(3)注意食物的色、香、味;少量多餐,减少胃肠道反应。

(三)急性期护理

(1)患者发生手足搐搦时,医护人员不要惊慌,沉着冷静回给患者安全感。

(2)加床栏,并在床旁保护;保持呼吸道的通畅,防止抽搐时因分泌物引起窒息,必要时使用牙垫,防止舌咬伤。

(3)房间保持安静,避免刺激引起患者再次的抽搐。各种操作应集中进行,避免不必要的刺激。

(4)遵医嘱给予钙制剂和镇静药,并观察用药反应。防止发生药物不良反应。

(5)密切观察病情变化,防止并发症的发生。

(四)间歇期的护理

(1)病室保持清洁,注意皮肤、口腔的护理,保持头发的清洁,减少脱发。

(2)告知患者所用药物名称、作用、剂量和服用方法;教育患者知道药物治疗的不良反应。

(3)轻症的甲旁减患者经补钙、限磷后,血清钙可以基本正常,症状得到控制;较重者要加用维生素 D 制剂,从小剂量开始,逐渐增加,以后逐渐调停,直至手足搐搦症状减轻,要告诉患者不要轻易地增减量,要按照医嘱进行服药。

(4)补镁的护理,对于伴有低镁患者,应立即补充,纠正低镁血症后低钙血症随即纠正,在使用过程中护士应密切观察患者的生命体征。

(五)心理护理

(1)情感支持:患者亲属的态度及护士的言行举止对患者的自我概念变化有着重要作用。护士应在患者亲属的理解和协助下,以尊重和关心的态度与患者多交谈,鼓励患者以各种方式表达形体改变所致的心理感受,确定患者对自身改变的了解程度及这些改变对其生活方式的影响,接受患者交谈中所呈现的焦虑和失落,使患者在表达感受的同时获得情感上的支持。

(2)提高适应能力:与患者一起讨论激素水平异常是导致形体改变的原因,经治疗后随激素水平恢复至正常或接近正常、形体改变可得到改善或复原,消除患者因形体改变而引起的失望与挫折感以及焦虑与害怕的情绪,正确认识疾病所致的形体外观改变,提高对形体改变的认识和适应能力。

(3)指导患者改善身体外观的方法,如衣着合体和恰当的修饰等;鼓励患者参加正常的社会交往活动。

(4)对举止怪异、有人格改变的患者要加强观察,防止意外。

(六)健康教育

(1)让患者正确认识疾病,坚持遵医嘱服药,不要随意地增减量。如有不适,应尽快就诊。服药期间监测电解质平衡,防止发生电解质紊乱。

(2)告知患者应适当地调节自己的不良情绪,积极向上的心态有助于疾病的康复。

(3)告知患者的家属要给予患者心理上的支持,并学会观察用药过程中出现的不良反应,及时就诊。

第三节　甲状旁腺功能亢进症的护理

一、疾病概述

原发性甲状旁腺功能亢进（简称甲旁亢）是由于甲状旁腺本身疾病引起的甲状旁腺素（PTH）合成、分泌过多。其主要靶器官为骨和肾，对肠道也有间接作用。表现为骨吸收增加的骨骼病变、肾结石、高钙血症和低磷血症等一种内分泌性疾病。

甲旁亢在欧美多见，仅次于 DM 和甲状腺功能亢进症是内分泌疾病的第三位，在我国较少见。1970 年以后采用血钙筛选，本病每年发现率较前增加 4～5 倍。女性多于男性，约 2：1～4：1。近年来发现老年人发病率高，儿童较少见，可能和遗传有关，需除外多发性内分泌腺瘤Ⅰ型或Ⅱ型。

二、护理评估

(一)健康评估

甲旁亢病因尚不明了，部分患者是家族性多发性内分泌腺瘤（MEN），为常染色体显性遗传。有作者报道，颈部放疗后约 11％～15％ 的患者发生良性和恶性的甲状腺和甲状旁腺肿物。本病的发生与遗传和放疗的确切关系还需进一步研究。

PTH 其主要靶器官为骨和肾，对肠道也有间接作用。PTH 的生理功能是调节体内钙的代谢并维持钙和磷的平衡，它促进破骨细胞的作用，使骨钙（磷酸钙）溶解释放入血，致血钙和血磷浓度升高。当其血中浓度超过肾阈时，便经尿排出，导致高尿钙和高尿磷。PTH 同时能抑制肾小管对磷的回收，使尿磷增加、血磷降低。因此当发生甲旁亢时，可出现高血钙、高尿钙和低血磷，引起钙、磷和骨代谢紊乱及甲状旁腺激素分泌增多导致的一系列症状和体征。护士要询问患者是否有骨折史、骨畸形、骨关节痛、食欲不振、腹胀、便秘、恶心、呕吐、消化道溃疡史，是否反复发生泌尿系结石、慢性胰腺炎等。此外，护士还需询问女性已产妇患者，新生儿出生时是否有低钙性手足抽搐。部分患者系多发性内分泌腺瘤，护士要询问其家族是否有类似疾病的发生。

(二)临床症状及评估

1.高钙血症

(1)中枢系统方面：记忆力减退、情绪不稳定、个性改变、淡漠、消沉、烦躁、多疑多虑、失眠、情绪不稳定和突然衰老。

(2)神经肌肉系统方面：患者易疲劳、四肢肌肉无力、重者发生肌萎缩（钙浓度与神经肌肉兴奋性呈反比）。

(3)钙沉着：沉积于肌腱导致非特异性关节痛，常累及手指关节，有时主要在近端指间关节，沉积于皮肤可导致皮肤瘙痒。

(4)高钙危象：血钙＞4.5mmol/L（14mg/dL）时，患者可表现为极度衰竭、厌食、恶心、呕吐、严重脱水、烦躁、嗜睡、昏迷，甚至诱发室性心律失常而导致猝死。

2.骨骼病变

典型病变为破骨或成骨细胞增多、骨质吸收,呈不同程度的骨质脱钙,结缔组织增生构成纤维性囊性骨炎。严重时引起多房囊肿样病变及"棕色瘤",易发生病理性骨折及骨畸形。主要表现为广泛的骨关节疼痛,伴有明显压痛,多由下肢和腰部开始逐渐发展至全身,以至活动受限、卧床不起、翻身困难等。重者有骨畸形,如胸廓塌陷变窄、椎骨变形、骨盆畸形、四肢弯曲和身材变矮。约50%以上的患者有自发性病理性骨折和纤维囊性骨炎。国内报道的病例80%以骨骼病变表现为主。X线表现指骨内侧骨膜下皮质吸收和颅骨斑点状脱钙有诊断意义。

3.泌尿系统症状

由于血钙过高致有多量钙自尿排出,患者常诉多尿、烦渴、多饮,尿结石发生率也较高,一般在60%~90%,临床上有肾绞痛、血尿或继发尿路感染,反复发作后可引起肾功能损害甚至可导致肾功能衰竭。本病所致的尿结石的特点为多发性、反复发作性、双侧性,结石常具有逐渐增多、增大等活动性现象,连同肾实质钙盐沉积,对本病具有诊断意义。肾小管内钙盐沉积和钙质盐沉着可引起肾功能衰竭,在一般尿结石患者中,约有2%~5%由本病引起。

4.消化道症状

胃肠道平滑肌张力降低,胃蠕动缓慢引起食欲缺乏、便秘、腹胀、恶心、呕吐、上腹痛等症状。部分患者伴有十二指肠溃疡病,可能与血钙过高刺激胃黏膜分泌促胃液素有关。如同时伴有胰岛促胃液素瘤,如卓-艾综合征,则消化性溃疡顽固难治,约5%~10%患者可伴有多发性胰腺炎,原因未明,可能因胰腺有钙盐沉着、胰管发生阻塞所致。

(三)辅助检查及评估

1.实验室检查

(1)血钙:甲状旁腺功能亢进时血清总钙值呈现持续性升高或波动性升高,少数患者血清总钙值持续正常,因此需多次测定较为可靠,正常人血总钙值为2.2~2.7mmol/L(8.8~10.9mg/dL),血游离钙值为(1.18±0.05)mmol/L。合并维生素D缺乏、骨质软化症、肾功能不全、胰腺炎、低蛋白血症的甲亢患者,血清总钙值正常,但游离钙常增多。

(2)血磷:正常值成人为097~1.45mmol/L(3~45mg/dL)儿童为1.29~2.10mmoL/L(4~65mg/dL)。低磷血症是本病的特点之一,但在肾功能不全、肾小球滤过率降低时,血清磷可正常或升高。

(3)血清PTH:甲旁亢患者约80%~90%有PTH水平增高。血PTH增高的程度与血钙浓度、肿瘤大小和病情严重程度相平行。

(4)血清碱性磷酸酶(ALP):正常值为34~107U/L。甲旁亢,排除肝胆系统的疾病存在,则ALP水平增多。骨病愈严重,血清ALP值愈高。

(5)血清抗酒石酸酸性磷酸酶(TRAP):在骨吸收和骨转换增高时,血清TRAP浓度增高。在本病中血清TRAP常成倍增高,手术治疗如成功,可于术后1~2周内明显下降,甚至达正常。北京协和医院一组正常值为(7.2±1.9)U/L。

(6)24小时尿钙:24小时尿钙排泄量增加。主要由于血钙过高后肾小管滤过增加,尿钙也增多。高尿钙血症为24小时尿钙排量>6.25mmol(女性)和>7.5mmol(男性)。但尿钙排泄量可受维生素 D 和日光照射强弱以及有无尿结石等许多因素影响,故估价尿钙意义时应做具体分析。收集尿时应予酸化,以免钙盐沉淀影响结果。

(7)尿羟脯氨酸排量:甲旁亢时尿羟脯氨酸排泄增多,系骨质吸收较灵敏指标。北京协和医院内分泌科实验室尿羟脯氨酸正常值为(20±11)mg/24h。

2.X 线检查

普遍性骨质脱钙、骨质疏松,常为全身性,以胸腰椎、扁骨、掌骨和肋骨最显著,表现为密度减低、骨小梁减少,皮质变薄呈不均匀板层状,或骨小梁粗糙呈网状结构。少数患者尚可出现骨硬化和异位钙化。这种骨骼的多形性改变,可能与甲状旁腺激素对破骨细胞和成骨细胞的作用、降钙素的代偿和病变的腺体呈间歇性活动有关。X 线片中尚可见到多发性反复发生的尿结石及肾钙盐沉着症,对诊断均有价值。

3.骨密度测定

甲旁亢时骨密度降低。

4.其他定位检查

(1)颈部超声检查。

(2)颈部和纵隔 CT 扫描:对于前上纵隔腺瘤的诊断符合率为 67%。

(3)放射性核素检查:可检出 1cm 以上病变。

(4)选择性甲状旁腺静脉取血测 iPTH:血 iPTH 的峰值能反映病变甲状旁腺的位置。

(四)心理——社会评估

此病患者由于疾病所致高钙血症、可出现记忆力减退、情绪不稳、个性的改变等,护士应在监测水、电解质同时,关注患者情绪变化,给予安慰、鼓励,建立信任。

三、护理诊断

(一)疼痛

肌痛、骨骼痛与肌肉痉挛、骨吸收增加有关。

(二)皮肤完整性受损

与骨痛长期卧床、营养状况改变有关。

(三)便秘

与胃肠道平滑肌张力降低有关。

(四)躯体移动障碍

与骨骼变化引起活动范围受限有关。

(五)活动无耐力

与血钙浓度增高,降低了神经肌肉兴奋性有关。

(六)生活自理能力缺陷

与骨骼变化、活动受限有关。

(七)有受伤的危险

与骨质疏松、骨关节变形有关。

(八)维持健康能力改变

与日常体力活动不足有关。

(九)社交障碍

与骨骼变形、活动受限有关。

(十)知识缺乏

缺乏骨质疏松及相关知识。

(十一)潜在并发症——高钙危象

与 PTH 分泌增多使骨钙溶解吸收入血有关。

四、护理目标

(1)保证患者足够的营养摄入,掌握适宜的运动方式,能合理搭配饮食,保证钙的需求。

(2)患者症状及不适主诉缓解。

(3)护士识别高钙危象的症状和体征。

(4)患者能正确对待疾病,能说出药物的使用方法、剂量和不良反应,积极配合治疗。

(5)患者促进正常排便。

(6)增进患者自我照顾能力。

(7)护理中维护患者安全。

(8)防止骨折等并发症的发生。

(9)能坚持服药,定期复诊。

(10)使患者了解有关疾病的相关知识。

五、护理措施

(一)一般护理

定时评估血压、心率、脉搏、呼吸频率的变化。避免环境寒冷,提高室温,增加被服,避免穿堂风。保持患者床单位干净、整洁,预防患者感染、压疮的发生。

(二)饮食护理

适度摄取蛋白质和脂肪,因高蛋白质食物和高脂肪食物会增加尿钙的排出而影响钙质的吸收。戒烟戒酒,避免摄入过多的咖啡因。

(三)病情观察

血清钙、骨密度、尿钙磷检测。注意观察患者是否有厌食、恶心、呕吐、便秘、头晕、记忆力减退、精神萎靡、表情淡漠、昏睡、心律失常、心电图异常改变等高钙危象的表现。鼓励患者多饮水,并准确记录出入量,每天检测体重,保持出入量的平衡,预防心力衰竭的发生。

(四)疼痛的护理

有骨痛的患者可指导其使用硬板床,取仰卧位或侧卧位,卧床休息数天到一周,可缓解疼痛。对疼痛部位给予湿热敷,可促进血液循环、减轻肌肉痉挛、缓解疼痛。给予局部肌肉按摩,以减少因肌肉僵直所引发的疼痛。药物的使用包括止痛剂、肌肉松弛剂或抗炎药物等。

(五)活动与安全

让患者参与活动,并提高活动的兴趣。保证环境安全,防止跌倒,保证楼梯有扶手、梯级有防滑边缘、房间与浴室的地面干燥、灯光明暗适宜、过道避免障碍物等。加强日常生活护理,对行动不便者,将日常所需物品如茶杯、热水壶、呼叫器等放置床边,以利患者取用,指导患者维持良好姿势,且在改变姿势时动作应缓慢,必要时建议患者使用手杖或助行器,以增加其活动时的稳定性,衣服和鞋穿着应合适,以利于运动。加强巡视,尤其在患者洗漱及用餐时间,护士应加强意外的预防。如患者使用利尿剂或镇静剂后,要严密注意其频繁如厕或精神恍惚而发生意外。

(六)排便护理

鼓励患者多活动,以刺激肠蠕动、促进排便。每日液体摄入量应在 2000mL,可以根据患者的个人喜好和习惯安排摄入液体的种类和时间。例如,对于限制热量的患者可摄入不含热量或热量低的液体。适当增加食物中纤维素的补充,如各种绿色蔬菜、水果等。指导患者进行腹部按摩,以增强肠蠕动,必要时遵医嘱给予缓泻剂,观察并记录患者排便的色、量、性质等情况。

(七)用药护理

在应用扩容、利尿类药物前,护士应评估患者的心功能,观察血压、心律、心率、呼吸的深度、频率及皮肤的颜色等,并注意用药前后体重的变化,防止心力衰竭。使用双磷酸盐类药物时应选择大血管并观察体温的变化,因双磷酸盐可引起发热、肌痛等不良反应。

(八)围手术期护理

有症状或有并发症的原发性甲状旁腺功能亢进一般宜手术治疗。手术的适应证:血钙水平较正常高限增高 1mg/dL 或 0.25mmol/L 以上;明显骨骼病变;肾结石;甲状旁腺功能亢进危象;尿钙排量明显增多(10mmol/24h 或 400mg/24h);骨密度降低;年龄小于 50 岁者等。多数为腺瘤,可做腺瘤摘除;如为腺癌,宜做根治手术。

甲状旁腺手术后可出现低钙血症,轻者手、足、唇、面部发麻,重则手足抽搐。低钙血症可开始于术后 24 小时内,血钙最低值出现在手术后 4～20 天。大部分患者在 1～2 个月之内血钙可恢复至 2mg/dL(8mmol/L)。发生低血钙后,立即口服乳酸钙或葡萄糖酸钙;手足抽搐明显者可缓慢静脉注射 10％葡萄糖酸钙 10～20mL;难治顽固性低钙血症可静脉点滴葡萄糖酸钙于 5％或 10％葡萄糖液内。补充钙量是否足够,视神经肌肉应激性和血钙值两方面加以衡量。

(九)心理护理

多与患者交流,选择患者感兴趣的话题;鼓励患者参加娱乐活动,调动参加活动的积极性;安排患者听轻松的、愉快的音乐,使其心情愉快;嘱患者家属多关心患者,使患者感到温暖和关怀,以增强其自信心;协助患者及家属重新定位患者的角色与责任,以利于患者的康复;给患者安排社交活动的时间,减轻患者孤独感。

(十)甲状旁腺危象的护理

补充生理盐水,纠正脱水补充血容量,而且可因多量钠自尿中排出,促使钙也排出。根据脱水程度,每天可给予液体 4000～6000mL 静脉滴注,注意监测心、肾功能。

补充血容量的基础上应用利尿剂如呋塞米,促使钙排出。禁用可减少钙排出的噻嗪类利尿剂。有些利尿剂可造成钾和镁的丢失,应监测血电解质,适当补充。

(十一)健康教育

教导患者均衡饮食的重要性,合理饮食,并每天坚持合理的户外活动,运动要循序渐进、持之以恒。合理告知家庭成员注意家庭安全对患者的影响。

第四节　肾上腺皮质功能减退症的护理

一、疾病概述

肾上腺皮质功能减退症是由于体内 ACTH 分泌不足、下丘脑－垂体功能紊乱或肾上腺完全或部分受损引起的肾上腺分泌激素减少。按病因可分为原发性和继发性,按病程可分为慢性和急性。急性肾上腺皮质功能减退又称肾上腺危象,多表现为循环衰竭、高热、胃肠功能紊乱、惊厥、昏迷等症状,病势凶险,须及时抢救。

本病临床上呈衰弱无力、体重减轻、色素沉着、血压下降等综合征。患者以中年及青年为多,年龄大多在 20～50 岁,男、女性患病率几乎相等,原因不明者以女性为多。

二、护理评估

(一)健康评估

急性肾上腺功能减退症常由于肾上腺急性感染、出血、双侧肾上腺静脉血栓形成所致,也可见于原有慢性肾上腺皮质功能减退症加重,长期应用大剂量肾上腺皮质激素治疗后或双侧肾上腺手术切除后发生。

原发性慢性肾上腺皮质功能减退症又称 Addison 病,是由于双侧肾上腺自身免疫、结核或真菌等严重感染、肿瘤浸润等严重破坏,或由于双侧大部分切除或全部切除导致肾上腺皮质激素分泌不足。

继发性肾上腺皮质功能减退症有许多症状和体征与 Addison 病患者相同。但色素沉着不典型,因为 ACTH 和相关肽的水平较低。当出现严重脱水、低钠血症和高钾血症时,诊断为肾上腺皮质功能减退症,这是由盐皮质激素严重不足所导致的。

护士在评估患者时应了解患者疾病诱发因素,如既往有无结核感染史、有无长期服用激素治疗、外伤史及手术史等。

(二)临床症状观察及评估

1.循环系统

患者可出现直立性晕厥、头晕、眼花、低血氧、体温过低;休克、低血钠。

2.消化系统

由于各种消化酶和消化液减少,因而患者可出现食欲减退、消化不良、喜食咸食、体重下降、恶心、呕吐、低血钠、低血钾,有的伴有腹泻或便秘。

3.乏力消瘦

本病的早期症状之一,其程度与病情轻重平行,表现为注意力不集中、精力不充沛、体力不足、脂肪减少、肌肉消瘦、体重减轻,多为进行性加重。这与糖皮质激素、盐皮质激素、氮类激素缺乏所导致的蛋白质和糖代谢紊乱,慢性失钠、失水,食欲不振,营养障碍有关。

4.低血糖

患者空腹血糖常低于正常,往往在餐前或剧烈活动后,易发生饥饿、心悸、冷汗、乏力等低血糖症状,严重时视力模糊、复视、精神失常,甚至昏迷。此由于糖异生作用减弱,肝糖原不足,对胰岛素敏感所致。也有在餐后 2～3 小时诱发反应性低血糖症。

5.神经精神症状

下丘脑－垂体－肾上腺皮质轴有维持神经精神正常状态的作用。皮质醇对中枢神经系统有兴奋作用。因而患者可出现精神萎靡、记忆力下降、头晕、淡漠嗜睡,或有烦躁、失眠,甚至谵妄或精神失常等。

6.肾功能减退

患者夜尿增多,对水负荷的排泄能力减弱,在大量饮水后可出现稀释性低钠血症。这些是由于皮质醇分泌不足,肾小球血流量及滤过率均减少,血管升压素(抗利尿激素)释放增多所致。

7.抵抗力下降

当遇到某种应激时,如感染、疼痛、劳累、手术等,易发生神志模糊、血压降低,严重时可诱发急性肾上腺功能减退性危象。对各种镇静剂、麻醉药甚为敏感,应慎用。

8.肾上腺危象

本病常因感染、创伤、手术、分娩、吐泻、大量出汗、失水、高热、劳累,骤停激素治疗或结核恶化等而诱发危象。危象临床表现为本病原有症状的急骤加重,可由高热、呕吐、腹痛、腹泻、失水、血压降低、心率增快、脉搏细弱,呈周围循环衰竭状况。神志模糊,甚至昏迷。可有低血糖、低血钠,血钾偏高、正常或偏低,对此应予尽早识别,及时配合抢救。

9.皮肤、黏膜色素沉着

色素沉着的原因系皮质激素水平下降,对垂体分泌 ACTH、黑素细胞、雌激素、促脂素的反馈抑制作用减弱,此组激素分泌增多,导致皮肤、黏膜黑素沉着。见于绝大多数患者,为本病早期症状之一。色素沉着有四个特点。

(1)分布不均匀。

在全身皮肤普遍性色素加深的基础上有点状或斑块状色素加深,有些部位加深更显著。

1)暴露部位:面部和四肢。

2)摩擦部位:关节伸屈面、乳头、乳晕、腋下、掌纹指纹、腰带部、会阴部、肛周等。

3)黏膜:唇、舌、龈、颊、上颚等。

4)瘢痕部位。

(2)色泽差异性:有淡褐、棕黄、棕黑、蓝黑、煤黑色等,色泽深浅自身比较有先后差异和个体间差异。

(3)多样化:本病患者除黑素沉着外,少数患者尚可有白斑、白化病或黄褐斑等多种多样变化。

(4)色素深浅与病情轻重不成正比。

(三)辅助检查及其评估

1.基础血、尿皮质醇和醛固酮、尿 17－羟皮质类固醇测定

血浆皮质醇(F)基础值≤3μg/dL 可确诊为肾上腺皮质减退症。

2.血常规

常有轻度红细胞、血红蛋白、血小板、中性粒细胞减少,淋巴细胞相对增多,嗜酸粒细胞明

显增多。

3.血清电解质

可由低血钠、高血钾，后者一般不重。血磷、镁轻度增加，由于肾、肠排钙减少，可致血钙增高。

4.X 线检查

结核所致患者于肾上腺区半数有钙化阴影。胸部 X 线片示心影缩小，或后肺结核。疑有肾上腺皮质占位性病变所致者可做 CT 检查。

5.血浆基础 ACTH 测定

本病患者可明显增高。继发性肾上腺皮质功能减退者，在血浆皮质醇降低的情况下，ACTH 浓度也甚低。

6.ACTH 兴奋试验

用以检测肾上腺皮质储备功能，并可鉴别原发性及继发性肾上腺皮质功能减退。ACTH 兴奋试验对确诊肾上腺功能不全非常必要。通过静脉或肌肉给予促皮质激素 0.25～1mg。分别测基线值、给药后 30 分钟、1 小时血浆皮质醇水平。原发性肾上腺皮质功能减退时，皮质醇反应缺失或明显下降；继发性肾上腺皮质功能减退时，皮质醇反应下降。长时间 ACTH 兴奋试验是将 25U 的 ACTH 溶于盐水中每天输 8 小时，连续 3 天，同时收集 24 小时尿标本。测尿 17－羟皮质类固醇和尿游离皮质醇的水平。原发性肾上腺皮质功能减退的患者，皮质醇反应下降或缺失；继发性肾上腺皮质功能减退的患者，24 小时尿的 17－羟皮质类固醇水平不能升高至 20mg 以上。

(四)心理——社会评估

本病由于肾上腺皮质激素缺乏，因此患者可产生中枢神经处于抑郁状态，因此易产生情绪低落、抑郁淡漠，或有违拗症、注意力不集中，多失眠。有时因血糖过低而发生神经精神症状，严重者有昏厥，甚至昏迷。

三、护理诊断

(一)体液不足

由于醛固酮分泌减少，保钠排钾功能减低，致低血钠、高血钾及代谢性酸中毒所致。

(二)心排血量减少

与疾病所致肾上腺皮质激素分泌减少有关。

(三)营养不良——低于机体需要量

与胃肠道症状严重，常出现恶心、呕吐、食欲缺乏、消瘦、腹泻、腹痛有关。

(四)活动无耐力

主要与代谢改变、电解质失衡、营养不良有关。

(五)焦虑

与皮质醇减少对神经系统的作用及皮肤外观改变对心理的作用有关。

(六)有感染的危险

与机体对应激的抵抗力降低有关。

(七)自我形象紊乱

与脱发和色素沉着有关。

(八)知识缺乏

与患者未接受过有关疾病知识有关。

(九)潜在并发症

肾上腺危象。

四、护理目标

(1)患者住院期间补充水分适当,体液平衡。

(2)患者能够在正确指导和帮助下完成日常活动。

(3)患者住院期间食欲良好,合理饮食,获得需要的营养。

(4)患者住院期间情绪稳定,能够正确处理问题。

(5)患者住院期间无感染发生。

(6)患者住院期间能够说出脱发与色素沉着产生的原因并表示理解和接受。

(7)通过健康教育使患者能够复述出肾上腺皮质功能减退症的有关知识,并表示理解。

(8)护士及时发现肾上腺危象的发生,及时准备好抢救物品,通知医生配合抢救治疗。

五、护理措施

(一)一般护理

鼓励患者进食高糖、高蛋白、高钠饮食,每日摄钠应为 5～10g,含钠量高的食物有咸肉、酱油、泡菜、午餐肉罐头、含钠味精等罐头食品。含钠中等量的食物包括蛋类、牛乳、番茄汁、饼干等。如食物中氯化钠量不足,可酌情补充药片或胶囊,或补充盐水溶液,以维持水盐代谢。嘱患者充分休息,避免远距离活动,防止低血压、晕厥等意外发生。限制陪伴探视,避免患者过度劳累及增加感染机会。

(二)心理护理

因病程长、服药较久、精神抑郁,加之疲乏无力,生活上需要关心照顾,精神上需给予支持。应鼓励患者接受外观改变,积极配合药物治疗,树立战胜疾病的信心。

(三)病情观察

肾上腺皮质功能减退症患者由于血容量减少,可发生组织灌注不足。应激可诱发肾上腺危象,如果不及时采取措施,外周组织灌注受损,导致血管塌陷和休克。通过补充体液和使用激素可纠正血容量不足。

护理人员通过严密监测生命体征可及时发现体液不足的征象,如低血压、心动过速和呼吸急促。护理人员应监测并报告每小时尿量,患者每小时的尿量不应少于 30mL。护理人员应评估和报告患者的精神状况和定向力方面的变化。通过护理人员的观察为医生治疗提供依据。

观察患者的精神状态,注意是否有淡漠、嗜睡、神志不清等症状出现。注意观察患者是否有口渴的感觉,皮肤弹性、体重及血压的变化,观察是否有肾上腺危象发生,包括有无恶心、呕吐、腹泻、腹痛,有无发热或体温过低,有无嗜睡,有无血压下降或休克。一旦发现肾上腺危象的征兆,应立即与医生联系并积极配合医生尽早治疗,防止发生生命危险。

(四)预防并发症

主要预防肾上腺危象的发生。应嘱患者按时服药,不能自行中断。应避免一切应激因素的发生。一旦出现压力增加、感染、外伤等情况,应增加服药剂量。身体不适时应尽早就医。

(五)用药护理

由于本病需要终身服用激素替代治疗,因此护理重点应为激素治疗的观察。应向患者详细说明类固醇激素用量、用法,解释定时定量服药的必要性,以及需要做好终身服药的思想准备。使患者了解药物疗效及可能发生的不良反应。长期坚持替代治疗;尽量减少激素用量,以达到缓解症状目的,避免过度增重和骨质疏松等激素不良反应。对原发性肾上腺皮质减退症患者必要时补充盐皮质激素;应当给患者佩带急救卡;应及时应增加激素剂量,有恶心、呕吐、12 小时不能进食时应静脉给药。通常选用的激素有糖皮质激素(氢化可的松、泼尼松龙和泼尼松)、盐皮质激素,能潴钠排钾,维持血容量。应用盐皮质激素时,如有水肿、高血压、高血钠、低血钾则需减量;如有低血压、低血钠、高血钾则适当加量;对有肾炎、高血压、肝硬化和心功能不全慎用。氮皮质激素,常用以改善乏力、食欲不振和体重减轻等症状,并能加强蛋白质的同化作用。对孕妇及心力衰竭患者应慎用。

(六)肾上腺危象的护理

肾上腺皮质功能减退危象为内科急症,应积极抢救。

(1)遵医嘱补液:第 1~2 日内应迅速静脉滴注葡萄糖生理盐水 2000~3000mL。

(2)立即静脉滴注磷酸氢化可的松或琥珀酸氢化可的松 100mg,以后每 6 小时加入补液中静脉滴注 100mg,最初 24 小时总量可给 400mg,第 2~3 日可减至 300mg 分次滴注。如病情好转,逐渐减至每日 100~200mg。经以上治疗,在 7~10 日后可恢复到平时的替代剂量。

(3)积极治疗感染及其他诱因对发生肾上腺危象的患者,嘱其绝对卧床,遵医嘱迅速及时准确进行静脉穿刺并保证静脉通路通畅,正确加入各种药物,如补充激素、补液治疗,对有消化系统症状的患者遵医嘱予药物控制症状。

(4)并准备好抢救药品。积极与医生配合,主动及时观察患者生命体征变化。

(5)做好出入量记录,警惕肾功能不全。

(6)按时正确留取各种标本;鼓励患者饮水并补充盐分,进高钠、低钾饮食。

(7)昏迷患者及脱水严重的患者可通过胃管进行胃肠道补液,并按昏迷常规护理。

(8)在使用激素治疗过程中,应注意观察患者有无面部及全身皮肤发红,以及有无激素所致的精神症状等出现。

(七)活动与安全

指导患者活动时注意安全,可活动过程中进行能够间断休息,保证体力,制定循序渐进的活动计划。

(八)健康教育

(1)避免感染、外伤等一切应激因素的刺激。

(2)保持情绪稳定,避免压力过大。

(3)正确服药,避免中断及剂量错误,教会患者根据病情调整用药。

(4)教会患者自我观察,如有不适应尽早就医。

（5）避免直接暴露与阳光下，以防色素加深。

（6）外出时随身携带病情识别卡，以便遇意外事故时能得到及时处理。

（7）定期门诊随诊。

（8）在遇分娩、手术、特殊治疗时应向医生说明患者有本病的事实，以利于医生治疗时正确用药，防止危象发生。

第五节　原发性醛固酮增多症的护理

一、疾病概述

原发性醛固酮增多症（简称原醛）为继发性高血压，主要由于肾上腺皮质腺瘤或增生使醛固酮分泌过多，导致钠、水潴留，体液容量扩张而抑制肾素－血管紧张素系统。临床表现有三组特征：高血压，神经肌肉功能异常，血钾过低。

原发性醛固酮增多症可分为醛固酮瘤、特发性醛固酮增多症及糖皮质激素可抑制性醛固酮增多症等。

二、护理评估

（一）健康史评估

护士在评估患者时应注意评估患者有无家族史，高血压、低血钾病史，如血压增高、乏力、肌肉麻痹、夜尿增多，严重时患者会出现周期性瘫痪等病史。

1.醛固酮瘤

占原醛的 $80\%\sim90\%$，少数患者可为多发腺瘤或双侧腺瘤。腺瘤成因不明，血浆醛固酮与血浆 ACTH 的昼夜节律呈平行关系。

2.特发性醛固酮增多症

临床表现和生化改变与醛固酮瘤相似，可能与肾上腺球状带细胞对血管紧张素Ⅱ的敏感性增强，醛固酮刺激因子兴奋醛固酮分泌，血清素或组胺介导的醛固酮过度兴奋有关。

3.糖皮质激素可抑制性醛固酮增多症

与遗传有关，有家族史者以常染色体显性遗传方式遗传。

（二）临床症状和评估

1.高血压

为最早出现的症状。原因主要是大量醛固酮分泌引起钠潴留，使血浆容量增加，血管壁内钠离子浓度升高及增强血管对去甲肾上腺素的反应，从而引起高血压。可有不同程度的头痛、耳鸣、头晕。

2.高尿钾、低血钾

原醛症患:者因肾小管排钾过多，约 $80\%\sim90\%$ 的患者有自发性低血钾（$2.0\sim3.5$mmol/L），也有部分患者血钾正常，但进高钠饮食或服用含利尿剂的降压药物后诱发低血钾。由于低钾血症，临床上可出现肌无力、软瘫、周期性瘫痪、心律失常、心电图出现 U 波或 sT 改变等；长期低血钾可致肾小管空泡变性,尿浓缩功能差,患者可有多尿伴口渴,尿比重偏低,且夜尿量大于日尿量,常继发泌尿系统感染,病情严重者可出现肾功能损害。

3.其他

由于醛固酮增多,使肾小管对 Na^+ 离子的重吸收增强,而对 K^+ 及 H^+ 离子的排泌增加,还可产生细胞外液碱中毒;醛固酮增多使肾脏排 Ca^{2+}、Mg^{2+} 离子也增加,同时因碱中毒使游离钙减少,而使患者出现手足抽搐、肢端麻木等。

低血钾抑制胰岛素分泌,约半数患者可发生葡萄糖耐量低减,甚至可出现糖尿病。此外,原醛症患者虽有钠潴留,血容量增多,但由于有"钠逸脱"作用,而无水肿。

儿童期发病则影响其生长发育。

(三)辅助检查及其评估

1.实验室检查

(1)血钾与尿钾:大多数患者血钾低于正常,一般在 2.0~3.0mmol/L,严重者更低,腺瘤者低血钾往往成持续性,增生者称波动性。尿钾增高,若血钾小于 3.5mmol/L、24 小时尿钾大于 25mmol/L,或同日血钾小于 3.0mmol/L 而 24 小时尿钾大于 20mmol/L,则有诊断意义。

(2)血钠与尿钠:血钠一般为正常高限或轻度增高。尿钠每日排出量较摄入量为少或接近平衡。

(3)碱血症:血 pH 可高达 7.6,提示代谢性碱中毒。

(4)血镁:轻度降低。

(5)尿常规:尿 pH 呈中性或碱性。

2.醛固酮及其他类固醇测定

(1)醛固酮。

1)血浆醛固酮,明显增高。

2)尿醛固酮排出量高于正常。

(2)血浆 β-内啡肽测定:特发性醛固酮增多症患者血浆 β-内啡肽比腺瘤者及原发性高血压者均高。

(3)24 小时尿 17-羟皮质类固醇及 17-酮类固醇测定:一般均为正常,除非有癌肿引起的混合性皮质功能亢进可增高。

3.肾素-血管紧张素Ⅱ测定

患者血管紧张素Ⅱ基础值可降至正常水平以下,且在注射利尿剂或直立体位后也不增高,为本病特征之一。这是由于醛固酮分泌增高、血容量扩张使肾素,血管紧张素系统活性降低所致,是与继发性醛固酮增多症的区别之处。

4.特殊试验

(1)普食下钠、钾平衡试验:在普通饮食条件下(每日钠 160mmol、钾 60mmol)观察 1 周,可显示患者钾代谢呈负平衡,钠代谢正平衡,或近于平衡。在平衡试验期间,需记录血压,监测血钾、钠、二氧化碳结合力,尿钾、钠及血尿 pH 等,平衡期的检查结果作为对照,与以后的试验期(如低钠、高钠、螺内酯等)等进行比较。

(2)低钠试验:用以鉴别肾源性高血压伴低血钾。每日摄入钠 10~20mmol、钾 60mmol

共1周。本病患者在低钠条件下,到达肾远曲小管的钠明显减少,患者尿钾明显减少,血钾随之上升,如本试验历时2周以上则血钾上升和血压下降可更明显。肾脏病患者因不能有效地潴钠可出现失钠、脱水,即使在限制钠摄入的条件下,尿钠排泄仍不减少,尿钾排泄减少也不显著,血钾过低亦不易纠正。

(3)高钠试验:对病情轻、血钾降低不明显的疑似患者可做本试验。每日给钠240mmol,钾60mmol一周,本症患者由于大量钠进入远曲小管进行钠、钾交换,使尿钾增多,血钾降低更明显,对血钾较低的患者不宜做此试验。

(4)螺内酯(安体舒通)试验:螺内酯可拮抗醛固酮对肾小管上皮的作用,每日320～400mg,分3～4次口服,连续至少1～2周(可达4～5周),对比服药前后基础血压、血钾、钠、二氧化碳结合率,尿钾、钠、血、尿pH,尿量等。如系本病患者,血钾可上升甚至接近正常、血压可下降、血二氧化碳结合力下降、尿钾减少、尿变为酸性、肌无力及麻木症状改善。肾病所致低血钾、高血压则螺内酯往往不起作用。

(5)氨苯蝶啶试验:此药有利钠保钾作用,每日200mg,分2～3次口服,1周以上,如能使血钾上升、血压下降者提示本病。对肾动脉狭窄及急进性高血压无效。

(四)心理——社会评估

患者由于疾病可致低血钾软瘫发作,因此应注意患者存在对疾病的恐惧发作、易紧张、无助感。

三、护理诊断

(一)潜在并发症——低血钾

与醛固酮增多所致的低血钾及失钾性肾病有关。

(二)有受伤的危险

与神经肌肉功能障碍有关。

(三)活动无耐力

与低血钾症引起的肌力下降、四肢麻痹抽搐及高血压有关。

(四)知识缺乏

与缺少对本病及相关检查的知识有关。

四、护理目标

(1)保持患者心情舒畅,嘱其避免紧张、激动的情绪变化。

(2)防止患者住院期间突发高血压引起的脑血管意外的发生。

(3)对于肌无力、软瘫的患者应加强巡视,加强生活护理和防护措施,以保证患者安全。

(4)使患者对本疾病有所了解,能更好地配合各项检查及治疗。

(5)使患者了解含钾高的水果及食物,了解监测出入量、体重、血钾、血压的重要性。

五、护理措施

(一)一般护理

患者创造良好、安静、舒适、安全的病室环境,使患者能卧床安静休息,避免劳累。

(二)病情观察

监测血压及血钾变化,做好记录。保证随电解质平衡和酸碱平衡如果患者出现肌无力、呼吸困难、心律失常或神志变化,应立即通知医生迅速抢救。

(三)饮食护理

给予患者低盐饮食,减少水、钠潴留,鼓励患者多吃含钾高的水果及食物。

(四)心理护理

如为分泌醛固酮的肾上腺皮质腺瘤,手术切除后大多数患者临床及化验恢复正常,病情缓解达到治愈;少数病程长、有严重并发症的患者,高血压、低血钾的症状也可达到部分缓解。通过护理活动与患者建立良好的护患关系,使患者保持心情舒畅,避免紧张、激动的情绪变化。

(五)用药护理

对于双侧肾上腺皮质增生的,手术往往不够理想,因此近年来已主张药物治疗,可服用硝苯地平或螺内酯,或两者合用,但长期大量服用螺内酯可出现男性乳腺增生等不良反应。如为糖皮质激素可抑制性醛固酮增多症,则口服小剂量地塞米松治疗,但需长期终生服药。护士在对患者进行用药护理时,应帮助患者做好需要长期服药的思想准备,指导患者遵医嘱合理用药,并且观察患者用药后有无药物不良反应发生。

钙离子拮抗剂的使用为醛固酮的术前准备及双侧肾上腺皮质增生患者的长期治疗提供了新手段。口服硝苯地平对降低血压,改善症状有较好疗效,但必要时需遵医嘱给予适量补钾治疗。

(六)试验护理

醛固酮瘤的分泌受体位变化和肾素-血管紧张素Ⅱ变化影响较小,而和 ACTH 昼夜变化有关,正常人隔夜卧床,上午 8 时血浆醛固酮值约为 $0.11\sim0.33nmol/L$,如保持卧位到中午 12 时,血浆醛固酮低于上午时;8~12 时取立位则血浆醛固酮高于上午,说明体位对醛固酮的分泌可产生影响。因此,护士在遵医嘱执行试验前,应向患者充分解释试验的目的、方法,指导患者如何进行配合。准时留取定时、定体位血标本。准确留取尿标本。对于进行卧立位醛固酮试验的患者,应在注射呋塞米后观察患者有无低血压,保证患者安全,如患者出现头晕、乏力、大汗等症状,及时发现,通知医生,立即停止试验,同时协助患者进食或进水。

(七)健康指导

(1)对手术患者进行术前和术后健康指导,向患者讲解手术治疗的必要性,术前应做的准备如服用药物控制血压,保证水、电解质平衡,补钾治疗,用药后的不良反应等。

(2)对长期服用药物治疗的患者,指导患者合理遵医嘱用药,定时随诊,监测肝、肾功能和电解质,对于长期服用激素治疗的患者注意讲解激素治疗的不良反应等。

(3)指导患者进行适当的功能锻炼,与患者一起制定活动计划。

第六节　糖尿病的护理

糖尿病是由于多种原因引起的胰岛素分泌不足和(或)其作用缺陷而导致的一组以慢性血糖水平增高为特征的代谢性疾病。临床表现为代谢紊乱症候群,久病可引起多系统损害,导致眼、肾、神经、心脏、血管等组织器官的慢性进行性病变,引起功能缺陷及衰竭。重症或应激时可发生酮症酸中毒、高渗性昏迷等急性代谢紊乱。世界卫生组织将糖尿病分为 1 型糖尿病、2 型糖尿病、其他特殊类型和妊娠期糖尿病四种。

一、护理措施

(一)一般护理

1.适当运动

循序渐进并长期坚持,运动方式以有氧运动为宜,结合患者的爱好,老年人以散步为宜,不应超过心肺及关节的耐受能力。运动时间的计算:从吃第一口饭开始计时,以餐后 0.5~1h 开始为宜。肥胖患者可适当增加活动次数。

2.明确饮食控制的重要性

计算标准体重,控制总热量,碳水化合物占 50%~60%,蛋白质占 15%~20%,脂肪占 20%~25%。注意定时定量进餐,饮食搭配合理,热量分配一般为早、中、晚餐各占 1/5,2/5,2/5 或 1/3,1/3,1/3。在血糖稳定的情况下,尽量供给营养全面的膳食。禁食甜食。多食含纤维索高的食物,保持大便通畅。

3.注射胰岛素的护理

(1)贮存:备用胰岛素需置于 2~8℃冰箱存放。使用中的胰岛素笔芯放于 30℃ 以下的室温中即可,有效期为 4 周,避免阳光直射。

(2)抽吸:抽吸胰岛素剂量必须准确,两种胰岛素合用时,先抽短效胰岛素,后抽中效或长效胰岛素,注射前充分混匀。注射预混胰岛素以前,要摇匀并避免剧烈振荡。

(3)注射部位:腹部以肚脐为中心直径 6cm 以外、上臂中外侧、大腿前外侧、臀大肌,其中腹部吸收最快。注意更换注射部位,两次注射之间应间隔 2cm 以上。

(4)消毒液:用体积分数 75% 酒精消毒,不宜用含碘的消毒剂。

(5)观察胰岛素不良反应:如低血糖反应、胰岛素过敏及注射部位皮下脂肪萎缩。

(6)注射胰岛素时应严格无菌操作,使用一次性注射器,防止感染。

4.按时测体重

必要时记录出入量。如体重改变>2kg,应报告医师。

5.生活有规律

戒烟,限制饮酒。

6.用药护理

使用口服降糖物的患者,应向其说明服药的时间、方法等注意事项及药物的不良反应。

(二)症状护理

(1)皮肤护理:注意个人卫生,保持全身和局部清洁,加强口腔、皮肤和会阴部清洁,勤换内衣。诊疗操作应严格无菌技术,发生皮肤感染时不可随意用药。

(2)足部护理:注意保护足部,鞋子、袜口不宜过紧,保持趾间清洁、干燥,穿浅色袜子,每天检查足部有无外伤、鸡眼、水泡、趾甲异常,有无感觉及足背动脉搏动异常。剪趾甲时注意不要修剪过短。冬天注意足部保暖,避免长时间暴露于冷空气中。

(3)眼部病变的护理:出现视物模糊,应减少活动,加强日常生活的协助和安全护理。

（4）保持口腔清洁，预防上呼吸道感染，避免与肺炎、肺结核、感冒者接触。

（5）保持会阴部清洁、干燥，防止瘙痒和湿疹发生。需导尿时应严格无菌技术。

二、健康教育

（1）糖尿病为慢性终身性疾病，目前尚不能根治。患者要在饮食控制和运动治疗的基础上进行综合治疗，以减少或延迟并发症的发生和发展，提高生活质量。

（2）食物品种多样化，主食粗细粮搭配，副食荤素食搭配。避免进食浓缩的碳水化合物。避免食用动物内脏等高胆固醇食物。少喝或不喝稀饭，可用牛奶、豆浆等代替。

（3）运动能降低血糖，并可增强胰岛素的敏感性。运动时随身携带糖果，当出现低血糖症状时及时食用。身体不适时应暂停运动。

（4）遵医嘱使用降糖药物，指导所使用胰岛素的注射方法、作用时间及注意事项。

（5）每天检查足部皮肤，以早期发现病变。避免穿拖鞋、凉鞋、赤脚走路，禁用热水袋，以免因感觉迟钝而造成烫伤。

（6）指导患者正确掌握血糖监测的方法，了解糖尿病控制良好的标准。

（7）定期复查，一般每 3 个月复查糖化血红蛋白，以了解疾病控制情况，及时调整用药剂量。每年进行全身检查，以便尽早防治慢性并发症。

第七节　糖尿病酮症酸中毒的护理

一、疾病介绍

糖尿病酮症酸中毒（DKA）是糖尿病患者最常见的急性并发症，具有发病急、病情重、变化快的特点。占糖尿病住院患者的 8%～29%，每千名糖尿病患者年发生 DKA 者占 4%～8%，多由各种应激状态诱发，也可无明显诱因，延误诊断或者治疗可致死亡。

（一）定义

由于糖尿病代谢紊乱加重，脂肪分解加速，产生的以血糖及血酮体明显增高及水、电解质平衡失调和代谢性酸中毒为主要表现的临床综合征。严重者常致昏迷及死亡。

（二）诱因

DKA 诱因很多，1 型糖尿病有自发 DKA 倾向，2 型糖尿病患者在一定诱因作用下也可发生 DKA，常见诱因：感染、胰岛素剂量不足或治疗中断、饮食不当、妊娠和分娩、创伤、手术、麻醉、急性心梗、心力衰竭、精神紧张或严重刺激引起应激状态等，有时亦可无明显诱因。

（三）病理生理

糖尿病酮症酸中毒是糖尿病患者在各种诱因作用下，由于胰岛素及升糖激素分泌双重障碍，造成糖、蛋白质、脂肪以至于水、电解质、酸碱平衡失调而导致高血糖、高血酮、酮尿失水电解质紊乱、代谢性酸中毒等一个症候群。

1.高血糖

DKA 患者的血糖多呈中等程度的升高常为 16.7～27.5mmol/L（300～500mg/dL），除非发生肾功能不全否则多不超过 27.5mmol/L(500mg/dL)。高血糖对机体的影响包括:①细胞外液高渗使得细胞脱水将导致相应器官的功能障碍;②引起渗透性利尿,同时带走水分和电解质进一步导致水盐代谢紊乱。

2.酮症和(或)酸中毒

酮体是脂肪 β 氧化不完全的产物包括乙酰乙酸、β－羟丁酸和丙酮 3 种组分,其中 β－羟丁酸和乙酰乙酸都是强酸。DKA 患者由于脂肪分解增加,产生大量的酮体,超过正常周围组织氧化的能力而引起高酮血症和酮症酸中毒,并消耗大量的储备碱。当血 pH 值降至 7.2 时可出现典型的酸中毒呼吸(Kussmaul 呼吸),pH 值<7.0 时可致中枢麻痹或严重的肌无力甚至死亡,另外,酸血症影响氧与血红蛋白解离,导致组织缺氧加重全身状态的恶化。DKA 时知觉程度的变化范围很大,当血浆 HCO_3^- ≤9.0mmol/L 时,不论其意识状态为半清醒或昏迷,均可视之为糖尿病酮症酸中毒昏迷(DKAC),当血 HCO_3 降至 5.0mmol/L 以下时,预后极为严重。

3.脱水

DKA 时渗透性利尿、呼吸深快失水和可能伴有的呕吐、腹泻引起的消化道失水等因素均可导致脱水的发生。严重的脱水可引起血容量不足、血压下降,甚至循环衰竭等严重后果。

4.电解质紊乱

DKA 时由于渗透性利尿、摄入减少及呕吐、细胞内外水分转移入血、血液浓缩等均可导致电解质紊乱。同时,由于电解质的丢失和血液浓缩等方面因素的影响,临床上所测血中电解质水平可高可低也可正常。DKA 时血钠无固定改变一般正常或减低,血钾多降低,另外,由于细胞分解代谢量增加,磷的丢失亦增加,临床上可出现低磷血症,低磷也可影响氧与血红蛋白解离引起组织缺氧。

(四)临床表现及诊断

糖尿病酮症酸中毒按其程度可分为轻度、中度及重度。轻度实际上是指单纯酮症并无酸中毒,有轻中度酸中毒者可列为中度;重度则是指酮症酸中毒伴有昏迷,或虽无昏迷但二氧化碳结合低于 10mmol/L 时,患者极易进入昏迷状态。较重的酮症酸中毒临床表现包括以下几个方面。

1.糖尿病症状加重

多饮多尿、体力及体重下降的症状加重。

2.胃肠道症状

包括食欲下降、恶心呕吐。有的患者,尤其是 1 型糖尿病患者可出现腹痛症状,有时甚至被误为急腹症。造成腹痛的原因尚不明了,有人认为可能与脱水及低血钾所致胃肠道扩张和麻痹性肠梗阻有关。

3.呼吸改变

酸中毒所致,当血 pH 值<7.2 时呼吸深快,以利排酸;当 pH 值<7.0 时则发生呼吸中枢受抑制,部分患者呼吸中可有类似烂苹果气味的 酮臭味。

4.脱水与休克症状

中、重度酮症酸中毒患者常有脱水症状,脱水达 5％者可有脱水表现,如尿量减少、皮肤干燥、眼球下陷等。脱水超过体重15％时则可有循环衰竭,症状包括心率加快、脉搏细弱、血压及体温下降等,严重者可危及生命。

5.神志改变

临床表现个体差异较大,早期有头痛、头晕、萎靡继而烦躁、嗜睡、昏迷,造成昏迷的原因包括乙酰乙酸过多、脑缺氧、脱水、血浆渗透压升高、循环衰竭等。

6.诱发疾病表现

各种诱发疾病均有特殊表现应予以注意以免与酮症酸中毒互相掩盖,始误病情。

(五)治疗要点

糖尿病酮症酸中毒发病急、进展快,处理时应注意针对内分泌代谢紊乱,去除诱因,阻止各种并发症的发生,减少或尽量避免治疗过程中发生意外,降低病死率等。其中包括:补液、胰岛素的应用、补充钾及碱性药物,其他对症处理和消除诱因。

1.补液

抢救DKA极为关键的措施。

(1)在开始2h内可补充生理盐水1000～2000mL,以后根据脱水程度和尿量每4～6h给予500～100mL,一般24h内补液4000～5000mL,严重脱水但有排尿者可酌情增加。

(2)当血糖下降至13.9mmol/L时,改用5％葡萄糖生理盐水。对有心功能不全及高龄患者,有条件的应在中心静脉压监护下调整滴速和补液量,补液应持续至病情稳定,可以进食为止。

2.胰岛素治疗

(1)最常采用短效胰岛素持续静脉滴注。开始时以0.1U/(kg·h)(成人5～7Uh),控制血糖快速、稳定下降。

(2)当血糖降至13.9mmol/L(250mg/dL)时可将输液的生理盐水改为5％葡萄糖或糖盐水,按每3～4g葡萄糖加1U胰岛素计算。

(3)至尿酮转阴后,可过渡到平时的治疗。

3.纠正电解质紊乱

(1)通过输注生理盐水,低钠低氯血症一般可获纠正。

(2)除非经测定血钾高于5.5mmol/L、心电图有高钾表现或明显少尿、严重肾功能不全者暂不补钾外,一般应在开始胰岛素及补液后,只要患者已有排尿均应补钾。一般在血钾测定监测下,每小时补充氯化钾1.0～1.5g(13～20mmol/L),24h总量3～6g。待患者能进食时,改为口服钾盐。

4.纠正酸中毒

(1)轻、中度患者,一般经上述综合措施后,酸中毒可随代谢紊乱的纠正而恢复。仅严重酸中毒(pH值≤7.0)时,应酌情给予小剂量碳酸氢钠,但补碱忌过快过多,以免诱发脑水肿。

(2)当pH值>7.1时,即应停止补碱药物。

5.其他治疗

(1)休克:如休克严重,经快速补液后仍未纠正,考虑可能并发感染性休克或急性心肌梗死,应仔细鉴别,及时给予相应的处理。

（2）感染：常为本症的诱因，又可为其并发症，以呼吸道及泌尿系感染最为常见，应积极选用合适的抗生素治疗。

（3）心力衰竭、心律失常：老年或合并冠状动脉性心脏病者，尤其合并有急性心肌梗死或因输液过多、过快等，可导致急性心力衰竭和肺水肿，应注意预防，一旦发生应及时治疗。血钾过低、过高均可引起严重的心律失常，应在全程中加强心电图监护，一旦出现及时治疗。

（4）肾衰竭：因失水、休克或原已有肾脏病变或治疗延误等，均可引起急性肾衰竭，强调重在预防，一旦发生及时处理。

（5）脑水肿：为本症最严重的并发症，病死率高。可能与脑缺氧、补碱不当、血糖下降过快、补液过多等因素有关。若患者经综合治疗后，血糖已下降，酸中毒改善，但昏迷反而加重，应警惕脑水肿的可能。可用脱水剂、呋塞米和地塞米松等积极治疗。

（6）急性胃扩张：因酸中毒引起呕吐可伴急性胃扩张，用 5％碳酸氢钠液洗胃，用胃管吸附清除胃内残留物，预防吸入性肺炎。

二、护理评估与观察要点

（一）护理评估

1.病史

询问患者或者其家属有无糖尿病病史或者家族史、起病时间、主要症状及特点，如极度口渴、厌食、恶心、呕吐、昏睡及意识改变者等。注意询问有无感染、胰岛素治疗不当、饮食不当，以及有无应激状态等诱发因素。

2.心理—社会状况

评估患者对疾病知识的了解程度，有无焦虑、恐惧等心理变化，家庭成员对疾病的认识和态度等。

3.身体状况

评估患者的生命体征、精神和神志状态，已有昏迷的患者，注意监测患者的瞳孔大小和对光反射情况；患者的营养状况；皮肤湿度和温度的改变和有无感染灶或不易愈合的伤口等。

（二）观察要点

注意观察病情，当患者出现显著软弱无力、呼吸加速、呼气时有烂苹果样味道、极度口渴、厌食、恶心、呕吐及意识改变者应警惕酮症酸中毒的发生。已经诊断为 DKA 的患者应密切监测生命体征和意识状态，详细记录 24h 出入量，每 2h 测血糖一次，及时抽查尿糖、酮体，注意血常规、电解质和血气变化。

第四章　肾内科疾病

第一节　急进性肾小球肾炎的护理

急进性肾小球肾炎（RPGN）简称急进性肾炎，是一组以少尿、血尿、蛋白尿、水肿和高血压等急性肾炎综合征为临床表现，肾功能急剧恶化，短期内出现急性肾衰竭的临床综合征。病理特点为肾小球囊腔内广泛新月体形成，故又称为新月体性肾小球肾炎。

一、病因及重要的发病机制

急进性肾小球肾炎包括原发性急进性肾小球肾炎、继发于全身性疾病的急进性肾小球肾炎（如系统性红斑狼疮肾炎）和在原发性肾小球疾病（如系膜毛细血管性肾小球肾炎）基础上形成新月体，转化而来的急进性肾小球肾炎。本节重点讨论原发性急进性肾小球肾炎。急进性肾小球肾炎的基本发病机制为免疫反应，根据免疫病理表现不同可分为三型：Ⅰ型为抗肾小球基膜型，是抗肾小球基膜抗体与肾小球基膜抗原结合，激活补体而致病；Ⅱ型为免疫复合物型，是肾小球内循环免疫复合物的沉积或原位免疫复合物形成，激活补体而致病；Ⅲ型为非免疫复合物型，肾小球内无或仅有微量免疫球蛋白沉积，其发生可能与肾微血管炎有关，肾脏可为首发，甚至为唯一受累的器官或与其他系统损害并存。患者血清抗中性粒细胞胞浆抗体常呈阳性。

二、病理

肾脏体积常较正常增大。本病病理类型为新月体性肾小球肾炎。光镜下通常以肾小囊的囊腔内有新月体形成为主要特征，早期为细胞新月体，后期可逐渐发展为纤维新月体，最后可导致肾小球硬化。

三、临床表现

我国急进性肾炎以Ⅱ型多见。Ⅰ型多见于青、中年患者，Ⅱ型和Ⅲ型多见于中、老年患者，男性较女性多见。本病起病较急，半数以上发病前有上呼吸道感染史。临床表现类似于急性肾炎，出现尿量减少、血尿、蛋白尿、水肿和高血压等表现。但随病情进展，患者迅速出现少尿或无尿，进行性肾功能恶化并发展为尿毒症。患者常伴有中度贫血。Ⅱ型患者常伴肾病综合征。Ⅲ型患者常有不明原因的发热、乏力、关节痛、腹痛、咯血等系统性血管炎的表现。

四、实验室及其他检查

(一)尿液检查

常为肉眼血尿，镜下可见大量红细胞、白细胞和红细胞管型。尿蛋白＋～＋＋＋＋不等。

(二)肾功能检查

血肌酐、血尿素氮进行性升高，内生肌酐清除率进行性下降。

(三)免疫学检查

Ⅱ型可有血循环免疫复合物及冷球蛋白阳性,血清补体 C_3 降低;Ⅰ型可有血清抗肾小球基膜抗体阳性;Ⅲ型常有抗中性粒细胞胞浆抗体阳性。

(四)B超检查

双侧肾脏增大。

五、治疗要点

本病的治疗关键在于早期诊断和及时的强化治疗,治疗措施的选择取决于疾病的病理类型和病变程度。

六、护理评估

(一)健康史

询问患者发病前 1 个月内有无上呼吸道感染的病史。起病后尿量、尿液颜色及性状的变化;有无水肿及其发生的部位和严重程度;血压的变化,注意有无头痛、心悸的表现;有无发热、乏力、腹痛、关节痛、咯血等多个系统受损的表现。

(二)身体状况

(1)一般情况:监测生命体征,特别注意血压水平;患者的意识是否清晰,精神状态和营养状况如何,有无贫血貌,是否消瘦及其严重程度等。

(2)水肿的部位、程度、特点,有无皮肤的破损和感染等。

(3)检查心肺功能有无异常,注意有无胸腔积液和心包积液的表现,腹部有无压痛,有无移动性浊音等。

(三)实验室及其他检查

1.尿液常规检查

有无血尿、蛋白尿、管型尿等。

2.肾功能检查

血肌酐,血尿素氮的水平及内生肌酐清除率。

3.肾脏 B 超

检查肾脏是否增大。

4.免疫学检查

血清补体 C_3 是否降低,血液循环免疫复合物、血清抗肾小球基膜抗体、抗中性粒细胞胞浆抗体是否存在等。

(四)心理——社会资料

由于急进性肾炎起病急、病情变化快,短期内肾功能急剧恶化。因此要注意观察患者的情绪变化,如是否出现焦虑、紧张、悲观、抑郁甚至绝望等负面心理反应,以便及时进行心理疏导。

七、常用护理诊断

(一)体液过多

与肾小球滤过率下降、大剂量激素治疗导致水钠潴留有关。

(二)恐惧

与病情进展快、预后差有关。

(三)潜在并发症

急性肾衰竭。

八、护理目标

尿量恢复正常,水肿减轻或消失;患者情绪稳定,焦虑恐惧等负面心理反应减轻或消失。

九、护理措施

(一)体液过多

1.休息与体位

严重水肿的患者应卧床休息,卧床休息可以增加肾血流量和尿量,有利于减轻水肿。下肢明显水肿者,卧床休息时可抬高下肢,以增加静脉回流,减轻水肿。水肿减轻后,患者可起床活动,但应避免劳累。

2.饮食护理

限制水、钠摄入。轻度水肿的患者给予低盐(低于 3g/d)饮食,每日尿量超过 1000mL 者,不宜过分限水。严重水肿、少尿者,应无盐饮食,水的摄入量为前一日的尿量加 500mL。

3.病情观察

记录 24h 液体出入量,监测尿量变化;定期测量患者体质量;观察水肿的消长情况,观察有无胸腔、腹腔和心包积液;密切监测实验室检查结果,包括尿常规、血尿素氮、血肌酐、血浆清蛋白、血清电解质等。

4.用药护理

遵医嘱使用利尿剂,观察药物的疗效和不良反应。①糖皮质激素:观察疗效,监测尿量、水肿、蛋白尿及血清电解质的变化。不良反应及处理:长期应用糖皮质激素可引起向心性肥胖、水钠潴留、上消化道出血、精神症状、继发感染。骨质疏松等。饭后服药可减轻对胃肠道的刺激;补充钙剂和维生素 D,预防骨质疏松;做好口腔、皮肤、会阴部的清洁卫生,预防感染。②环磷酰胺:可引起骨髓移植、肝肾损害、消化道症状、脱发及出血性膀胱炎等不良反应。使用时应多饮水,以促进药物的排泄。监测血常规及肝、肾功能的变化。③利尿剂:注意观察水肿、尿量的变化。长期应用利尿剂易导致水、电解质及酸碱平衡失调,因此要重点监测血清电解质的变化。氢氯噻嗪和呋塞米易导致低钾血症,螺内酯和氨苯蝶啶易引起高钾血症。

5.心理护理

对于水肿的患者,护士应主动告知患者及其家属出现水肿的原因、治疗等方面的知识。解释限制水、钠对水肿消退的重要性,从而给患者以安全和信任感。使其积极配合治疗和护理,增强战胜疾病的信心。

(二)恐惧

本病起病急,病情进展迅速,短期内肾功能急剧恶化。患者易产生恐惧、抑郁、悲观、绝望的情绪。因此,护士应积极主动地与患者进行沟通,向患者及其家属讲述疾病知识,鼓励患者说出内心感受,对患者提出的问题耐心解答,增强患者的信心,使患者积极配合治疗和护理。

(三)潜在并发症(急性肾衰竭)

1.病情监测

密切观察病情,及时判断是否发生了急性肾衰竭。监测内容如下。①尿量:若尿量迅速减少或出现无尿,往往提示发生了急性肾衰竭。②血肌酐、血尿素氮及内生肌酐清除率:急性肾衰竭时可出现血肌酐、血尿素氮快速地进行性升高,内生肌酐清除率快速下降。③血清电解质:重点观察有无高钾血症,急性肾衰竭常可出现血钾升高,可诱发各种心律失常,甚至心脏骤停。

2.用药护理

严格遵医嘱用药,密切观察激素、免疫抑制剂、利尿剂的疗效和不良反应。①糖皮质激素:可导致水钠潴留、血压升高、血糖升高、精神兴奋、消化道出血、骨质疏松、继发感染、向心性肥胖等。对于肾脏疾病患者,使用糖皮质激素后应特别注意观察有无发生水钠潴留,血压升高和继发感染,因这些不良反应可加重肾损害,导致病情恶化。饭后服药可减轻对胃肠道的刺激;做好口腔、皮肤、会阴部的清洁卫生,必要时需对患者实施保护性隔离,预防感染。②环磷酰胺:可引起骨髓抑制、肝肾损害、消化道症状、脱发及出血性膀胱炎等不良反应。注意监测血常规及肝肾功能的变化。③利尿剂:注意观察水肿、尿量的变化。长期应用利尿剂易导致水、电解质紊乱及酸碱平衡失调,因此要重点监测血清电解质的变化,氢氯噻嗪和呋塞米主要易引起低钾血症,螺内酯和氨苯蝶啶易引起高钾血症。

十、护理评价

尿量是否已恢复正常,水肿有无减轻或消失;能否正确面对患病现实,说出内心感受,保持乐观情绪。

十一、健康教育

(一)生活指导

患者应注意休息,避免劳累,急性期绝对卧床休息。向患者解释优质低蛋白、低磷、低盐饮食的重要性,指导患者根据自己的病情选择合适的食物和量。透析的患者应增加蛋白质的摄入,以增强机体营养状况和抵抗力。

(二)预防和控制感染

本病部分患者发病与上呼吸道感染有关,且患病后免疫功能下降,糖皮质激素和细胞毒药物的免疫抑制作用使患者易发生感染,故应注意避免受凉、感冒,加强个人卫生,以防感染。

(三)用药指导

向患者及其家属强调严格遵循诊疗计划的重要性,不可擅自更改用药和停止治疗;告知激素及细胞毒药物的作用、可能出现的不良反应和服药的注意事项,使患者能更好地接受治疗。

(四)自我病情监测与随访的指导

向患者解释如何监测病情变化,病情好转后仍需定期随访,以防止疾病复发及恶化。

第二节 慢性肾小球肾炎的护理

慢性肾小球肾炎(CGN)简称慢性肾炎,是指以蛋白尿、血尿、高血压、水肿为基本临床表现,起病方式各有不同,病情迁延,病变缓慢进展,可有不同程度的肾功能减退,最终将发展为慢性肾衰竭的一组肾小球疾病。由于病理类型及病变所处的时期不同,使疾病的表现呈多样化。本病可发生于任何年龄,但以青中年为主,男性多见。

一、病因与发病机制

慢性肾炎是由各种原发性肾小球疾病迁延不愈发展而成,仅有少数慢性肾炎是由急性肾小球肾炎演变而来,大多数患者病因不明。慢性肾炎的发病机制不尽相同,但起始因素多为免疫介导性炎症:循环免疫复合物在肾小球的沉淀及原位免疫复合物的形成,激活了补体,导致肾实质出现持续性、进行性损害。非免疫非炎症性因素导致的肾损害在慢性肾炎的发展中也起到重要的作用。

二、病理

慢性肾炎可有多种病理类型,常见的有系膜增生性肾小球肾炎、系膜毛细血管性肾小球肾炎、膜性肾病及局灶节段性肾小球硬化等。上述所有类型当病变进展至后期均可出现程度不等的肾小球硬化,病理类型转化为硬化性肾小球肾炎。疾病晚期肾脏体积缩小、肾皮质变薄。

三、临床表现

慢性肾炎起病隐匿,临床表现差异较大,蛋白尿、血尿、水肿、高血压为其基本表现,可有不同程度的肾功能减退,病情时轻时重,最终将发展为慢性肾衰竭。

(一)尿液改变

1.蛋白尿

本病必有的表现,尿蛋白定量常在 $1\sim3g/d$。

2.血尿

多为镜下血尿,也可为肉眼血尿。

(二)水肿

水钠潴留及低蛋白血症所致。早期水肿可有可无,多为眼睑和(或)下肢水肿,晚期水肿常持续存在。

(三)高血压

早期血压可正常或轻度升高,随着肾功能的恶化血压升高。部分患者血压(特别是舒张压)持续中等以上程度升高,出现眼底出血、渗出,甚至视神经盘水肿,如血压控制不好,肾功能恶化较快,预后差。

(四)肾功能损害表现

肾功能呈慢性进行性损害,最终将发展为慢性肾衰竭。早期肾功能正常或轻度受损,经数年或数十年,逐渐出现贫血、少尿、夜尿增多等肾衰竭的表现。部分患者可因感染、劳累或应用肾毒性药物等因素导致肾功能急剧恶化,如能及时去除上述诱因,肾功能可在一定程度上有所恢复。

(五)其他表现

患者可有乏力、疲倦、食量减退、体质量减轻、腰部疼痛等表现。

四、实验室及其他检查

(一)尿液检查

多数尿蛋＋～＋＋＋,尿蛋白定量为 $1\sim3g/d$;镜下可见多形性红细胞、红细胞管型、颗粒管型等。

(二)血常规检查

早期血常规检查多正常或轻度贫血。晚期红细胞计数和血红蛋白明显下降。

(三)肾功能检查

肾功能减退时出现内生肌酐清除率下降,血肌酐和血尿素氮升高。

(四)B超检查

晚期双肾缩小,皮质变薄。

(五)肾穿刺活组织检查

可明确诊断及病理类型。

五、治疗要点

治疗原则为防止和延缓肾功能进行性恶化,改善或缓解临床症状及防治并发症。

(一)限制饮食中蛋白质及磷的摄入量

肾功能不全氮质血症患者给予优质低蛋白质、低磷饮食,可延缓肾功能减退。

(二)控制高血压和减少蛋白尿

控制高血压和减少蛋白尿是控制病情恶化的重要措施。血压控制的理想水平视蛋白尿程度而定,尿蛋白大于或等于1g/d者,血压应控制在125/75mmHg以下;尿蛋白小于1g/d者,血压控制在130/80mmHg以下。争取将尿蛋白降至1g/d以下。

(1)主要的降压措施包括低盐饮食(NaCl<6g/d)和使用降压药,其中血管紧张素转换酶抑制剂(ACEI)和血管紧张素Ⅱ受体阻滞剂(ARB)不仅具有降压作用,还有减少尿蛋白和延缓肾功能恶化的保护功能。故成为慢性肾炎控制高血压和减少尿蛋白的首选。

(2)其他种类的降压药物可根据具体情况选择,有水钠潴留的患者可以选用噻嗪类利尿剂或襻利尿剂。

(三)抗血小板聚集药

大剂量双嘧达莫、小剂量的阿司匹林有抗血小板聚集作用。以往有报道服用此类药物能延缓肾功能衰退,但目前研究并未证实其确切疗效,但对系膜毛细血管性肾炎有一定的降低尿蛋白作用。

(四)糖皮质激素和细胞毒药物

一般不主张积极应用。

(五)避免加重肾损害的各种原因

措施包括防治感染,尤其是上呼吸道感染;注意休息,避免劳累;禁用肾毒性药物如氨基糖苷类抗生素、两性霉素、磺胺类等。

六、护理评估

(一)健康史

询问患者是否患过急性肾小球肾炎或其他肾脏疾病等,发病前有无感染,特别是有无呼吸道感染,是否曾使用肾毒性药物(用药持续时间和剂量)等。询问起病情况,有无倦怠、乏力、食欲减退、恶心、心悸。询问尿液的性状,如尿量、尿液的颜色、有无泡沫等。

(二)身体状况

(1)一般情况。

1)生命体征,特别要注意血压水平。

2)患者的营养状况,有无贫血貌,是否消瘦及其严重程度,应注意当有水肿时,不能以体质量判断患者的营养状况。

(2)水肿的部位、程度、特点,有无皮肤的破损和感染等。

(3)检查心肺功能有无异常,腹部有无压痛、有无移动性浊音等。

(三)实验室及其他检查

(1)尿液检查,注意有无蛋白尿、血尿、管型尿及其严重程度。

(2)血常规检查,是否有红细胞计数和血红蛋白的下降。

(3)肾功能检查,注意内生肌酐清除率、血肌酐和血尿素氮的水平。

(4)B超检查,注意肾脏体积是否缩小,皮质是否变薄。

(四)心理——社会资料

慢性肾炎病程长,长期用药而治疗效果不理想以及长期治病加重家庭的经济负担等,使患者和家属感到焦虑不安。后期病情进一步恶化,出现肾衰竭时,患者常产生悲观、绝望的情绪。因此在评估时应注意患者有无焦虑、抑郁、易怒、悲观等情绪。

七、护理诊断

(一)体液过多

与水钠潴留和长期蛋白尿等因素有关。

(二)有营养失调的危险(低于机体需要量)

与低蛋白质饮食及长期蛋白尿导致蛋白质丢失过多有关。

(三)焦虑

与疾病的反复发生、预后不良有关。

(四)潜在并发症

慢性肾衰竭。

八、护理目标

(1)患者水肿减轻或消失。

(2)食欲改善,进食量增加,营养状况逐步好转。

(3)使患者保持乐观的心态,积极配合治疗。

(4)未发生慢性肾功能衰竭。

九、护理措施

(一)体液过多

体液过多主要表现为身体水肿。如果有明显的水肿现象,要严格限制钠和水的摄入。低蛋白血症引起的水肿,就及时补充富含优质蛋白的食物,同时提供足够的热量和各种维生素。严重水肿要避免穿紧身的衣服,休息时适量抬高下肢,减轻水肿,同时注意水肿皮肤的卫生,清洗时,不要太用力,以免擦伤皮肤。

(二)有营养失调的危险(低于机体需要量)

1.饮食护理

(1)慢性肾炎患者肾功能减退时应予以优质低蛋白质、低磷的饮食,蛋白质为 $0.6\sim0.8g/(kg\cdot d)$,其中 50% 以上为优质蛋白质。必要时,遵医嘱静脉补充必需氨基酸。对于慢性肾衰竭的患者,可根据内生肌酐清除率调节蛋白质的摄入量。

(2)低蛋白质饮食时,应适当增加糖类的摄入,以满足机体生物代谢所需要的热量,避免引起负氮平衡。每天摄入的热量不应低于 126kJ/(kg·d),即 30kcal/(kg·d)。

(3)补充多种维生素及锌元素,因锌有刺激食欲的作用。

2.监测营养状况

记录每日进食情况,评估膳食中营养搭配是否均衡,总热量是否足够;观察有无贫血的临床表现;定期测量体质量和观察皮下脂肪充实的程度;监测血红蛋白和血浆清蛋白的含量。应注意体质量指标不适合水肿患者的营养评估。

(三)焦虑

本病病程长,病情反复,长期用药疗效不佳,预后不良,以及家庭经济负担加重等因素,可使患者产生抑郁、悲观、绝望的情绪。因此,护士应积极主动地与患者进行沟通,向患者及其家属讲述疾病知识,鼓励患者说出内心感受,对患者提出的问题耐心解答。介绍本病知识,组织病友相互交流经验,增强患者的信心,使患者积极配合治疗和护理。

(四)潜在并发症(慢性肾衰竭)

1.病情观察

严格记录 24h 的液体出入量,尤其是尿量的变化;注意观察水肿的程度及消长情况;密切观察生命体征,特别是血压的变化;监测血尿素氮和血肌酐及内生肌酐清除率的变化。一旦出现异常,应立即通知医生,采取相应的处理措施。

2.用药护理

遵医嘱用药,注意观察药物的疗效和不良反应。①慢性肾炎常有水钠潴留引起的容量依赖性高血压,可选用噻嗪类利尿剂(如氢氯噻嗪)。若疗效不佳可改用襻利尿剂(如呋塞米)。上述两类利尿剂使钾、钠、氯随尿排出增多,易引起水和电解质紊乱,如低钾血症、低钠血症、低氯血症等,因此不宜长期、过多用药。注意观察患者有无乏力、心悸、食欲减退、腹胀、恶心等低血钾的表现,重点监测血钾的变化。②血管紧张素转换酶抑制剂(ACEI)和血管紧张素Ⅱ受体阻滞剂(ARB)可使醛固酮分泌减少,因此长期、大量用药可导致高血钾。在用药过程中应定期检查血钾,以便及时发现异常。观察患者在应用血管紧张素转换酶抑制剂的数天至数周是否出现干咳,如果患者不能耐受,可用血管紧张素Ⅱ受体阻滞剂替换。

3.避免加重肾损害的因素

预防感染,避免劳累,禁止使用有肾毒性的药物,育龄期妇女应避孕。

十、护理评价

患者水肿是否减轻或消失;食欲是否改善,进食量有无增加,营养状况有无好转;能否以正常心态和乐观情绪面对现实,积极配合治疗和护理。

十一、健康教育

(一)生活指导

嘱咐患者加强休息,以延缓肾功能减退。向患者解释低优质蛋白质、低磷、低盐、高热量饮食的重要性,指导患者根据自己的病情选择合适的食物和量。

(二)避免加重肾损害的因素

向患者及其家属讲解影响病情进展的因素,指导他们避免加重肾损害的因素,如预防感染,避免预防接种、妊娠和应用肾毒性药物等。

(三)用药指导

向患者解释高血压可促进肾功能的恶化,因此治疗高血压尤为重要,告知降压药使用时的注意事项及不良反应的观察方法。注意降压不宜过快过低。

(四)自我病情监测与随访的指导

慢性肾炎病程长,需定期随访,如监测血压、水肿、肾功能、尿常规检查的情况等。告诉患者出现变化时应及时到医院就诊。

第三节 IgA 肾病的护理

IgA 肾病(IgAN)是肾小球系膜区以 IgA 为主的免疫复合物沉积,以肾小球系膜增生为基本组织学改变,是一种常见的原发性肾小球疾病。其临床表现多种多样,主要表现为血尿,可伴有不同程度的蛋白尿、高血压和肾脏功能受损,是导致终末期肾脏病的常见的原发性肾小球疾病之一。

一、常见病因

IgA 肾病的病因不明,目前尚未发现与 IgA 抗体反应的稳定抗原。IgA 肾病通常呈散发性,一般不认为是一种家族性疾病,但有些家族性聚集的报道,提示免疫遗传因素可能在 IgA 肾病的发病中起到一定的作用。

近年来,对 IgA 肾病发病机制的研究有了不少新的进展,主要归纳为两点:①黏膜免疫缺陷;②IgA 分子异常。

二、临床表现

(1)起病前多有感染,常为上呼吸道感染(24～27h,偶可更短)。

(2)发作性肉眼血尿。肉眼血尿持续数小时至数日不等。肉眼血尿有反复发生的特点,发作间隔随年龄延长而延长。肉眼血尿常继发于咽炎与扁桃体炎后,亦可在受凉、过度劳累、预防接种、肺炎、胃肠炎等影响下出现。

(3)无症状镜下血尿伴或不伴蛋白尿。30%～40%的 IgA 肾病患者表现为无症状性尿检异常,多为体检时发现。

(4)蛋白尿。多数患者表现为轻度蛋白尿,10%～24%的患者出现大量蛋白尿,甚至肾病综合征。

(5)高血压。成年 IgA 肾病患者高血压的发生率为 9.1%,儿童 IgA 肾病患者中仅占 5%。IgA 肾病患者可发生恶性高血压,多见于青壮年男性。

三、辅助检查

(一)尿常规检查

持续镜下血尿和蛋白尿。

(二)肾功能检查

肌酐清除率降低,血尿素氮和肌酐逐渐升高,血尿酸常增高。

(三)免疫学检查

血清中 IgA 水平增高。有些患者血清存在抗肾小球基底膜、抗系膜细胞、抗内皮细胞的抗体和 IgA 类风湿因子。IgG、IgM 与正常对照相比无明显变化,血清 C_3、CH_{50} 正常或轻度升高。

四、治疗原则

(一)一般治疗

(1)注意保暖,感冒要及时治疗。

(2)避免剧烈运动。

(3)控制感染。感染刺激可诱发 IgA 肾病。因此,积极治疗和去除口咽部(咽炎、扁桃体炎)、上颌窦感染灶,对减少肉眼血尿反复发作有益。

(4)控制高血压。控制高血压是 IgA 肾病长期治疗的基础,目标血压控制在 130/80mmHg 以下;若蛋白尿＞1g/24h,目标血压控制在 125/75mmHg 以下:血管紧张素转化酶抑制剂(ACEI)或血管紧张素Ⅱ型受体阻滞剂(ARB)为首选降压药物。降压药应用同时,适当限制钠盐摄入,可改善和增强抗高血压药物的作用。

(5)饮食疗法,避免过度钠摄入及过量蛋白质摄入,保证足够热量供应。

(二)调整异常的免疫反应

1.糖皮质激素

包括泼尼松和甲泼尼龙等。糖皮质激素和免疫抑制药在 IgA 肾病的应用,对肾脏有明显的保护作用。

2.免疫抑制药

包括环磷酰胺和环孢素 A 等。激素联合细胞毒药物在 IgA 肾病治疗中的应用,可明显延缓 IgA 肾病肾功能的进展和降低尿蛋白、改善病理损伤。

(三)清除循环免疫复合物

血浆置换能迅速清除 IgA 免疫复合物,主要用于急进性 IgA 肾病患者。

(四)减轻肾小球病理损害,延缓其进展

1.抗凝、抗血小板聚集及促纤溶药物

IgA 肾病患者除系膜区有 IgA 沉积外,常合并有 C_3、IgM、IgG 沉积,部分还伴有纤维蛋白原沉积,故大多数主张用抗凝、抗血小板聚集及促纤溶药物治疗,如肝素、尿激酶、华法林、双嘧达莫等。

2.血管紧张素转化酶抑制药(ACEI)

该类药物的作用主要是扩张肾小球出球小动脉,降低肾小球内高灌注及基底膜的通透性,抑制系膜增生,对于减少 IgA 肾病患者尿蛋白、降血压、保护肾功能有较肯定的疗效。

ACEI/ARB在 IgA 肾病治疗中的应用,可明显减少患者蛋白尿的排出或改善和延缓肾功能进展。

3.鱼油

鱼油含有丰富得多聚不饱和脂肪酸,可减轻肾小球损伤和肾小球硬化。

五、护理

(一)护理评估

(1)水肿:患者眼睑及双下肢水肿。

(2)血尿:肉眼血尿或镜下血尿。

(3)蛋白尿:泡沫尿,尿蛋白(+～++++)。

(4)上呼吸道感染:扁桃体炎、咽炎等。

(5)高血压。

(二)护理要点及措施

1.病情观察

(1)意识状态、呼吸频率、心率、血压、体温。

(2)肾穿刺术后观察患者的尿色、尿量、腰痛、腹痛,有无出血。

(3)自理能力和需要,有无担忧、焦虑、自卑异常心理。

(4)观察患者水肿变化。详细记录 24h 出入量,每天记录腹围、体质量,每周送检尿常规 2～3次。

(5)严重水肿和高血压时需卧床休息,一般无须严格限制活动,根据病情适当安排文娱活动,使患者精神愉快。

2.症状护理(肾穿刺术后的护理)

(1)监测生命体征、血压及用药反应。注意观察有无出血及感染现象。

(2)观察疼痛的性质、部位、强度、持续时间等,解释疼痛的原因。协助患者变换体位以减轻疼痛。让患者听音乐,与人交谈来分散注意力以减轻疼痛。遵医嘱给予镇痛药并观察疗效及不良反应。

(3)长时间卧床休息时注意皮肤的护理,预防压疮的出现,肾穿刺后 4～6h,在医师允许的情况下可翻身侧卧。

(4)观察尿色,如有血尿,立即告知医师,遵医嘱给予止血药物。

(5)观察患者排尿情况,对床上排尿困难的患者先给予诱导排尿,如仍排不出,可给予导尿。

3.一般护理

(1)患者要注意休息。卧床休息可以松弛肌肉有利于疾病的康复。剧烈活动可见血尿,因剧烈活动时,肾脏血管收缩,导致肾血流量减少,氧供应暂时不足,导致肾小球毛细血管的通透性增加,从而引起血尿,使原有血尿加重。

(2)每日监测血压。密切观察血压、水肿、尿量变化;一旦血压上升、尿量减少时,应警惕慢性肾衰竭。

(3)观察疼痛的性质、部位、强度、持续时间等。疼痛严重时可局部热敷或理疗。

（4）加强锻炼。锻炼身体，增强体质，预防感冒，积极预防感染和疮疖等皮肤疾病。

（5）注意扁桃体的变化。急性扁桃体炎能诱发血尿的发作，扁桃体摘除后血尿明显减少、蛋白尿降低，血清中的 IgA 水平也降低。

（6）注意病情的变化。一要观察水肿的程度、部位、皮肤情况；二要观察水肿的伴随症状，如倦怠、乏力、高血压、食欲减退、恶心呕吐；三要观察尿量、颜色、饮水量的变化，经常监测尿镜检或尿沉渣分析的指标。

（7）注意避免使用对肾脏有损害的药物。有很多中成药和中草药对肾脏有一定的毒性，可以损害肾功能，应注意。

（三）健康教育

（1）患者出院后避免过度劳累、外伤、保持情绪稳定，按时服药，避免受凉感冒及各种感染。在呼吸道感染疾病流行期，尽量少到公共场所。

（2）在医师的指导下合理使用糖皮质激素（包括泼尼松和甲泼尼龙）、免疫抑制药等药物，不得私自减药，必须在医师的指导下，方可减药。

（3）注意可适量运动，锻炼身体增强体质，但不能运动过量，特别注意腰部不要过度受力，以免影响肾穿部位，导致出血。患者要根据自己的情况选择一些有助于恢复健康的运动。

（4）定期复查，根据需要随时门诊就医。

（5）不能过于劳累，作息有规律，要保持健康、宽容的心态；季节交换时，注意加减衣服，以避免感冒；少食辛辣、高蛋白食物等。通过综合调节，达到治愈或延缓疾病进展的目的。

第四节　肾病综合征的护理

肾病综合征（NS）是以大量尿蛋白（尿蛋白大于 3.5g/d）、低蛋白血症（血浆清蛋白小于30g/L）、水肿和高脂血症为基本特征的临床综合征，其中前两项为诊断的必备条件。

一、病因

肾病综合征可分为原发性和继发性两大类。原发性肾病综合征是指原发于肾脏本身的肾小球疾病，急性肾炎、急进性肾炎、慢性肾炎均可在疾病发展过程中发生肾病综合征。继发性肾病综合征是指继发于全身性或其他系统的疾病，如系统性红斑狼疮、糖尿病、过敏性紫癜、肾淀粉样变性、多发性骨髓瘤等。本节仅讨论原发性肾病综合征。

二、临床表现

原发性肾病综合征的发病年龄、起病缓急与病理类型有关。典型原发性肾病综合征的临床表现如下。

（一）大量蛋白尿

患者 24h 尿蛋白超过 3.5g。其发生机制为肾小球滤过膜的屏障作用，尤其是电荷屏障受损，肾小球滤过膜对血浆蛋白（主要为清蛋白）的通透性增加，致使原尿中蛋白含量增多，当超过肾小管的重吸收量时，形成大量蛋白尿。除清蛋白，其他与之相对分子质量相近的蛋白也会丢失,而一些大分子的蛋白因无法通过肾小球滤过膜而免于流失。

(二)低蛋白血症

血浆清蛋白低于 30g/L。主要为大量清蛋白自尿中丢失,而肝脏代偿性合成的清蛋白不足以克服丢失和分解,则出现低蛋白血症。此外,消化道黏膜水肿致蛋白质摄入与吸收减少等因素可进一步加重低蛋白血症。除血浆清蛋白降低外,血中免疫球蛋白(如 IgG)、抗凝及纤溶因子、金属结合蛋白等其他蛋白成分也可减少。

(三)水肿

肾病综合征最突出的体征。低蛋白血症导致血浆胶体渗透压下降,水分从血管腔内进入组织间隙是引发水肿的机制。严重者全身水肿,并可出现胸腔、腹腔和心包积液。

(四)高脂血症

患者表现为高胆固醇血症和(或)高甘油三酯血症、血清低密度脂蛋白、极低密度脂蛋白和脂蛋白(a)浓度增高。其发生与肝脏合成脂蛋白增多和脂蛋白分解减少相关。

(五)并发症

1.感染

是肾病综合征常见的并发症,也是导致本病复发和疗效不佳的主要原因。其发生与蛋白质营养不良、免疫功能紊乱及应用糖皮质激素治疗有关。感染部位常见于呼吸道、泌尿道、皮肤等。

2.血栓、栓塞

由于血液浓缩及高脂血症使血液黏稠度增加;大量尿蛋白使肝脏代偿性合成蛋白质增加,引起机体凝血、抗凝和纤溶系统失衡;利尿剂和糖皮质激素的应用进一步加重高凝状态。因此,易发生血管内血栓形成和栓塞,其中以静脉血栓最为多见。血栓和栓塞是直接影响肾病综合征治疗效果和预后的重要因素。

3.急性肾衰竭

因水肿导致有效循环血容量减少,肾血流量下降,可诱发肾前性氮质血症,经扩容、利尿治疗后多可恢复。少数病例可出现急性肾衰竭,表现为少尿甚至无尿,扩容、利尿治疗无效。其发生机制可能是肾间质高度水肿压迫肾小管及大量管型堵塞肾小管,导致肾小管内高压,肾小球滤过率骤减所致。

4.蛋白质及脂肪代谢紊乱

长期低蛋白血症可致严重营养不良,儿童生长发育迟缓;免疫球蛋白减少导致机体抵抗力下降,易发生感染;金属结合蛋白及维生素 D 结合蛋白丢失可致体内铁、锌、铜缺乏,以及钙、磷代谢障碍。高脂血症易引起动脉硬化,增加心血管系统并发症和促进肾小球硬化的发生。

三、实验室及其他检查

(一)尿液检查

尿蛋白定性一般为+++～++++,24h 尿蛋白定量超过 3.5g。尿沉渣可见红细胞,颗粒管型等。

(二)血液检查

血浆清蛋白低于 30g/L;血中胆固醇、甘油三酯、低密度脂蛋白、极低密度脂蛋白、脂蛋白

(a)均可增高。

(三)肾功能检查

内生肌酐清除率正常或降低、血肌酐、尿素氮可正常或升高。

(四)肾活组织病理检查

可明确肾小球病变的病理类型,指导治疗及判断预后。

(五)肾B超检查

双肾正常或缩小。

四、治疗要点

(一)一般治疗

有严重水肿、低蛋白血症患者应卧床休息,水肿减轻后可起床活动,但应避免劳累。给予富含优质蛋白质、高热量、低盐、低脂、高膳食纤维的饮食。

(二)主要治疗

主要治疗为抑制免疫与炎症反应。

1.糖皮质激素

糖皮质激素可通过抑制免疫反应、抑制炎症反应、抑制醛固酮和抗利尿激素分泌,碱轻、修复肾小球滤过膜损害,从而起到利尿、消除尿蛋白的作用。激素的使用原则为起始足量、缓慢减药和长期维持。常用药物为泼尼松,开始口服剂量为 $1mg/(kg \cdot d)$,经过 $8 \sim 12$ 周,每 $2 \sim 3$ 周减少原用量的 10%,当减至最小有效剂量 $10mg/d$ 时,再维持治疗半年左右。激素可采用全天量顿服,在维持用药期间,可将两日量隔日一次顿服,以减轻激素的不良反应。

2.细胞毒药物

细胞毒药物用于"激素依赖型"或"激素抵抗型"肾病综合征,常与激素合用。环磷酰胺为最常用的药物,具有较强的免疫抑制作用。

3.环孢素

环孢素适用于糖皮质激素和细胞毒药物治疗无效的难治性肾病综合征。环孢素可通过选择性抑制 T 辅助细胞及 T 细胞毒效应细胞而发挥作用。

(三)对症治疗

1.利尿消肿

多数患者通过限制水、钠的摄入及糖皮质激素的治疗可达到利尿消肿的目的。经上述治疗水肿不能消退者可用利尿剂。

(1)噻嗪类利尿药:常用氢氯噻嗪 25mg,每日 3 次口服。

(2)保钾利尿药:常用氨苯蝶啶 50mg,每日 3 次口服;或螺内酯 20mg,每日 3 次口服,长期使用需防止高钾血症,对肾功能不全者应慎用。

(3)襻利尿药:常用呋塞米(速尿)20~120mg/d,可分次口服或静脉注射。

(4)渗透性利尿药:常用不含钠的右旋糖酐-40(低分子右旋糖酐)或羟乙基淀粉(706 羧甲淀粉)静脉滴注,随后加用襻利尿药可增强利尿效果;少尿者应慎用此类药物,因其易与蛋白质形成管型,阻塞肾小管,严重者可导致急性肾衰竭。

(5)提高血浆胶体渗透压:静脉输注血浆或清蛋白可提高血浆胶体渗透压,促进组织中水分重吸收入血,增加血容量并利尿。

2.减少尿蛋白

持续大量尿蛋白可致肾小球高滤过,加重损伤,促进肾小球硬化,影响预后。常用血管紧张索转换酶抑制剂或血管紧张素Ⅱ受体阻滞剂。

(四)中医中药治疗

见效慢,一般主张与激素及细胞毒药物联合应用。

五、护理评估

(一)健康史

详细询问患者水肿发生的时间、部位、程度、消长情况,以及有无胸闷、气促、腹胀等胸腔、腹腔、心包积液的表现。

询问有无肉眼血尿、血压异常和尿量减少。有无发热、咳嗽、咳痰等呼吸道感染以及尿路刺激征等尿路感染的征象。询问患者检查与治疗经过。

(二)身体状况

1.一般状态

患者的精神状态、营养状况、生命体征和体质量有无异常。

2.水肿

水肿的范围、特点以及有无胸腔,腹腔、心包积液和阴囊水肿。

(三)实验室及其他检查

1.血液和尿液检查

检测尿蛋白、血浆清蛋白浓度、血脂浓度、肾功能等有无异常。

2.肾活组织病理检查

了解本病的病理类型。

(四)心理——社会资料

本病病程长,易复发,部分患者可出现焦虑、悲观等不良情绪。评估时应注意了解患者的心理反应和患者的社会支持状况,如家庭成员的关心程度、医疗费用来源是否充足等。

六、常用护理诊断

(一)体液过多

与低蛋白血症致血浆胶体渗透压下降等有关。

(二)营养失调

低于机体需要量与大量尿蛋白、摄入减少及吸收障碍有关。

(三)有感染的危险

与机体抵抗力下降、应用激素和(或)免疫抑制剂有关。

七、护理目标

(1)患者水肿程度减轻或消失。

(2)能正常进食,营养状况逐步改善。

(3)无感染发生。

八、护理措施

(一)体液过多

1.休息与体位

严重水肿的患者应卧床休息,卧床休息可以增加肾血流量和尿量,有利于减轻水肿。下肢明显水肿者,卧床休息时可抬高下肢,以增加静脉回流,减轻水肿。水肿减轻后,患者可起床活动,但应避免劳累。

2.饮食护理

限制水、钠摄入;轻度水肿的患者给予低盐(低于 3g/d)饮食,每日尿量超过 1000mL 者,不宜过分限水。严重水肿、少尿者,应无盐饮食,水的摄入量为前一日的尿量加 500mL。

3.病情观察

记录 24h 液体出入量,监测尿量变化;定期测量患者体质量;观察水肿的消长情况,观察有无胸腔、腹腔和心包积液;密切监测实验室检查结果,包括尿常规、血尿素氮、血肌酐、血浆清蛋白、血清电解质等。

4.用药护理

遵医嘱使用利尿剂,观察药物的疗效和不良反应。

(1)糖皮质激素:观察疗效,监测尿量、水肿、尿蛋白及血清电解质的变化。不良反应及处理:长期应用糖皮质激素可引起向心性肥胖、水钠潴留、上消化道出血、精神症状、继发感染、骨质疏松等。饭后服药可减轻对胃肠道的刺激;补充钙剂和维生素 D,预防骨质疏松;做好口腔、皮肤、会阴部的清洁卫生、预防感染。

(2)环磷酰胺:可引起骨髓抑制、肝肾损害、消化道症状、脱发及出血性膀胱炎等不良反应。使用时应多饮水,以促进药物的排泄。监测血常规及肝肾功能的变化。

(3)利尿剂:注意观察水肿、尿量的变化。长期应用利尿剂易导致水、电解质及酸碱平衡失调,因此要重点监测血清电解质的变化。氢氯噻嗪和呋塞米易导致低钾血症,螺内酯和氨苯蝶啶易引起高钾血症。

5.心理护理

对于水肿的患者,护士应主动告知患者及其家属出现水肿的原因、治疗等方面的知识。解释限制水、钠对水肿消退的重要性,从而给患者以安全和信任感。使其积极配合治疗和护理,增强战胜疾病的信心。

(二)营养失调(低于机体需要量)

1.饮食护理

饮食原则是正常蛋白质、高热量、低盐、低脂肪、富含可溶性膳食纤维的饮食。

(1)蛋白质:一般给予正常量 0.8~1.0g/(kg·d)的优质蛋白质(富含必需氨基酸的动物蛋白质)饮食,但当肾功能不全时,应根据内生肌酐清除率调整蛋白质的摄入量。

(2)供给足够的热量:不少于 126~147kJ/(kg·d),即 30~35kcal/(kg·d)。

(3)脂肪:为减轻高脂血症,应少食富含饱和脂肪酸的动物脂肪,多食富含多不饱和脂肪酸的植物油及鱼油,并增加富含可溶性纤维的食物如燕麦、豆类等。

(4)补充各种维生素及微量元素:如 B 族维生素、维生素 C、维生素 D 以及铁、钙等元素的补充。

2.营养监测

记录每日进食情况,评估膳食中营养搭配是否均衡,总热量是否足够;观察有无贫血的临床表现;定期测量体质量和观察皮下脂肪充实的程度;监测血红蛋白和血浆清蛋白的含量,以便评估机体的营养状态。

(三)有感染的危险

1.预防感染

(1)保持环境清洁:定时开门窗通风换气,定期进行空气消毒,保持室内温度和湿度合适。尽量减少病区的探访人次,限制上呼吸道感染者探访。

(2)预防皮肤感染:保持皮肤清洁卫生,保护水肿部位皮肤不受损伤,协助患者做好皮肤、口腔黏膜、会阴部护理。

(3)指导患者加强营养和休息,增强机体抵抗力。

2.病情观察

监测患者的生命体征,注意体温有无升高;观察有无咳嗽、咳痰、尿路刺激征、皮肤红肿等感染征象。

3.及时处理

一旦发生感染,遵医嘱正确采集患者的血、尿、痰等标本及时送检,根据药敏试验应用抗生素,并注意观察疗效。

九、护理评价

(1)患者水肿是否减轻或消退。

(2)营养状况是否得到改善。

(3)有无感染发生。

十、健康教育

(一)生活指导

注意休息,避免劳累,同时应适当活动,以免发生肢体血栓等并发症。告诉患者优质蛋白质、高热量、低脂肪、高膳食纤维和低盐饮食的重要性,合理安排每天饮食。

(二)预防指导

指导患者注意个人卫生,保持室内空气清新,预防感染,避免受凉感冒,尽量不去公共场所,外出戴口罩。预防皮肤破溃以免造成感染。

(三)用药指导

告诉患者严格遵医嘱用药,尤其使用激素时,不可擅自减量或停药。介绍所用药物的用法及可能出现的不良反应。

(四)自我病情监测与随访的指导

指导监测水肿、尿蛋白和肾功能的变化。出院后坚持定期随访。

第五节　尿路感染的护理

尿路感染(UTI)简称尿感,是指各种病原微生物在尿路中生长、繁殖而引起的尿路感染性疾病。多见于育龄期女性、老年人、免疫力低下及尿路畸形者。女性尿路感染发病率明显高于男性,比例约为 8:1。其中,未婚女性发病率占 1%~3%;已婚女性发病率增高,占 5%;60 岁以上女性尿感发病率高达 10%~12%,且多为无症状性菌尿;男性极少发生尿路感染,50 岁以后男性因前列腺肥大的发生率增高,尿感发生率也相应增高,占 7%。根据感染发生的部位可分为上尿路感染和下尿路感染,上尿路感染主要是指肾盂肾炎,下尿路感染主要是指膀胱炎。根据有无尿路功能或结构的异常,又可分为复杂性、非复杂性尿路感染。本节主要叙述由细菌所引起的尿路感染。

一、病因与发病机制

(一)病因

尿路感染主要为细菌感染所致,革兰氏阴性杆菌为最常见的致病菌。其中,又以大肠埃希菌最常见,占全部尿路感染的 80%~90%;其次为变形杆菌、克雷白杆菌、副大肠埃希菌、产气杆菌、沙雷杆菌、产碱杆菌、粪链球菌铜绿假单胞菌和葡萄球菌;偶见厌氧菌、结核分枝杆菌、真菌、衣原体感染。铜绿假单胞菌感染常发生于尿路器械检查后或长期留置导尿的患者,变形杆菌感染常见于伴有尿路结石者,金黄色葡萄球菌常通过血行感染尿路,糖尿病及免疫功能低下者可发生真菌感染。

(二)发病机制

1.感染途径

(1)上行感染:90%尿路感染的致病菌源自于上行感染。正常情况下尿道口周围有少量细菌寄居,一般不引起感染。当机体抵抗力下降、尿道黏膜有损伤或入侵细菌毒力大、致病力强时,细菌可侵入尿道并沿尿路上行至膀胱、输尿管或肾脏而发生尿路感染。

(2)血行感染:细菌经由血液循环到达肾脏为血行感染,临床少见,多发生于原有严重尿路梗阻或机体免疫力极差者,金黄色葡萄球菌为主要致病菌。

(3)直接感染:泌尿系统周围器官、组织发生感染时,病原菌可直接侵入泌尿系统导致感染。

(4)淋巴道感染:很少见,盆腔和下腹部的器官感染时,病原菌可从淋巴道感染泌尿系统。

2.机体防御能力

细菌进入泌尿系统后是否引起感染与机体的防御功能和细菌本身的致病力有关。机体的防御功能主要包括以下几种:①尿液的冲刷作用可清除绝大部分入侵的细菌;②尿路黏膜及其所分泌的 IgA 和 IgG 等可抵御细菌入侵;③尿液中高浓度尿素、高渗透压和酸性环境不利于细菌生长;④男性前列腺分泌物可抑制细菌生长;⑤感染后,白细胞很快进入尿路的上皮组织和尿液中,吞噬和杀灭细菌;⑥输尿管膀胱连接处的活瓣,能防止尿液反流入输尿管。

3.易感因素

(1)尿路梗阻或尿液反流。

1)尿路梗阻是尿路感染最重要的易感因素。尿路梗阻导致尿流不畅时,上行的细菌不能被及时地冲刷出尿道,易在局部停留、生长和繁殖而发生感染。最常见于尿路结石、膀胱癌、前列腺增生等原因。此外,泌尿系统畸形和结构异常如肾发育不良、肾盂及输尿管畸形、多囊肾、马蹄肾等也可引起尿流不畅和肾内反流而易发生感染。

2)尿液反流:膀胱-输尿管反流使膀胱内的含菌尿液逆流入输尿管甚至肾脏而引起感染。

(2)机体抵抗力低下:全身性疾病如糖尿病、慢性肾脏疾病、慢性腹泻、长期卧床的重症慢性疾病和长期使用糖皮质激素等可使机体抵抗力下降而易发生尿路感染。

(3)性别和性活动:女性因尿道短、宽、直,尿道口离肛门较近而易被细菌污染。尤其是在经期、妊娠期、绝经期较易发生感染。性生活时可将尿道口周围的细菌挤压入膀胱引起尿路感染。

(4)医源性因素:使用尿道插入性器械,如留置导尿管、膀胱镜检查、尿道扩张术等可引起尿道黏膜损伤,并将前尿道或尿道口的细菌带入膀胱或上尿路而致感染。

(5)神经源性膀胱:由于支配膀胱的神经功能障碍,致长时间尿潴留及导尿引起尿路感染。

二、临床表现

(一)膀胱炎

膀胱炎占尿路感染的60%以上。主要表现为尿频、尿急、尿痛、排尿不适、下腹部疼痛等,部分患者迅速出现排尿困难。

尿液常混浊,新鲜尿液常有很浓的氨味,约30%可出现血尿,偶有肉眼血尿。一般无全身感染症状,少数患者出现腰痛、发热,但多为低热。

(二)肾盂肾炎

1.急性肾盂肾炎

急性肾盂肾炎可发生于各年龄段,育龄期女性最多见。临床表现与感染程度有关,通常起病较急。

(1)全身症状:寒战、发热、头痛、全身酸痛、恶心、呕吐等,体温多在38℃以上,多为弛张热,也可呈稽留热或间歇热。部分患者出现革兰氏阴性杆菌败血症。

(2)泌尿系症状:尿频、尿急、尿痛、排尿困难、下腹部疼痛、腰痛等。腰痛程度不一,多为钝痛或酸痛。部分患者可无典型的尿路刺激征。

(3)体格检查:除发热、心动过速外,还可出现一侧或两侧肋脊角、或输尿管点压痛以及肾区叩击痛。

2.慢性肾盂肾炎

慢性肾盂肾炎临床表现复杂,全身及泌尿系统局部表现均可不典型。一半以上患者可有急性肾盂肾炎病史,后出现程度不同的低热、间歇性尿频、排尿不适、腰部酸痛及肾小管功能受损(如夜尿增多、低比重尿)的表现。病情持续可发展为慢性肾衰竭。急性发作时患者症状明显,类似急性肾盂肾炎。

(三)无症状性菌尿

无症状性菌尿是指患者有真性菌尿,而无尿路感染的症状,可由症状性尿路感染演变而来或无急性尿路感染病史。致病菌多为大肠埃希菌,患者可长期无症状,尿常规可无明显异常,但尿培养为真性菌尿,也可在病程中出现急性尿路感染症状。

(四)并发症

并发症较少,当细菌毒力强、合并尿路梗阻或机体抵抗力下降时可发生肾乳头坏死和肾周围脓肿。前者主要表现为高热、剧烈腰痛和血尿,可有坏死组织脱落随尿排出,阻塞输尿管时发生肾绞痛;后者除原有肾盂肾炎症状加重外,常出现明显单侧腰痛,向健侧弯腰时疼痛加剧。

三、实验室和其他检查

(一)尿常规

尿沉渣镜检,每高倍视野白细胞大于 5 个(白细胞尿),出现白细胞管型提示肾盂肾炎;部分患者有镜下血尿,极少数出现肉眼血尿;尿蛋白常为阴性或微量。

(二)尿细菌学检查

可采用清洁中段尿,导尿及膀胱穿刺尿做细菌培养,其中膀胱穿刺尿培养结果最可靠。新鲜清洁中段尿细菌定量培养菌落计数 10^5/mL,如能排除假阳性,则为真性菌尿,可确诊尿路感染;尿细菌定量培养菌落计数($10^4 \sim 10^5$)/mL,为可疑阳性,需复查;如 $< 10^4$/mL,可能为污染所致。此外,膀胱穿刺尿定性培养有细菌生长,即为真性菌尿。

(三)影像学检查

对于慢性、反复发作或经久不愈的肾盂肾炎,可行 B 超、腹部 X 线片、静脉肾盂造影(IVP)检查,以确定有无结石、梗阻、泌尿系统先天性畸形和膀胱-输尿管反流等。

尿路感染急性期不宜做静脉肾盂造影。

(四)其他

急性肾盂肾炎的血常规可有白细胞计数增多,中性粒细胞增多及核左移。

四、治疗要点

治疗原则是合理使用抗菌药物,纠正和去除易感因素、防止复发、保护肾功能。治疗重点是合理使用抗菌药物控制感染。

五、护理评估

(一)健康史

(1)询问患者有无尿路感染的易感因素,如有无尿路结石、前列腺增生、膀胱肿瘤、输尿管畸形、多囊肾、马蹄肾及膀-胱输尿管反流等;有无妇科炎症、细菌性前列腺炎、留置导尿管、膀胱镜检查及尿道扩张术等;有无长期使用免疫抑制剂;有无糖尿病、慢性肾病、慢性肝病及肿瘤等。询问患者的月经生育史、性生活情况、既往有无类似情况发生及诊疗情况。

(2)询问患者的排尿情况,如排尿的次数、尿量、排尿时是否出现尿道、下腹部或会阴部的疼痛等。有无发热、乏力及恶心、呕吐等胃肠道症状。

(二)身体状况

(1)一般情况:注意观察患者的生命体征、精神状态及营养状态。

(2)腹部体征:检查有无腹部压痛、输尿管点压痛,或肋脊角和肋腰点的压痛及肾区叩击痛等。

(三)实验室及其他检查

1.尿常规检查

注意尿液的外观,尿沉渣镜检有无脓尿、血尿及管型尿等。

2.尿细菌学检查

新鲜清洁中段尿细菌定量培养的菌落数是否为真性菌尿。

3.腹部 B 超检查

有无尿路结石及肾盂积水等表现。

4.血常规检查

有无白细胞计数及中性粒细胞比例的升高。

(四)心理——社会资料

尿路感染通常起病急,有发热及明显的尿路刺激征等,因此患者常表现为紧张、焦虑;因涉及外阴及性生活等方面的问题,患者有羞耻感和精神负担;有的患者由于缺乏相关知识及对疾病的忽视,导致治疗不彻底,引起反复发作。

六、常用护理诊断

(1)排尿异常(尿频、尿急、尿痛):与泌尿系统感染有关。

(2)体温过高与急性肾盂肾炎有关。

七、护理目标

患者尿路刺激症状减轻或消失;体温恢复正常;情绪稳定,能积极配合治疗;了解尿路感染的易感因素及相关预防和治疗的知识。

八、护理措施

(一)排尿异常(尿频、尿急、尿痛)

1.心理护理

关心体贴患者,解除心理压力。

2.对症处理

对有尿路刺激症状者应适当休息,鼓励多饮水,避免食用刺激性食物;对椎管内麻醉后引起尿潴留的患者,经常变换体位,给下腹部热敷和针刺等,若不见效可采用导尿、耻骨上膀胱穿刺或膀胱造瘘。

3.生活护理

保持床单位清洁、干燥、无异味,注意皮肤护理。

(二)体温过高

1.一般护理

(1)饮食护理:给予清淡、营养丰富、易消化食物。高热者注意补充水分,每日水的摄入量应在 2000mL 以上,同时做好口腔护理。

(2)休息和睡眠:增加休息与睡眠,为患者提供一个安静、舒适的休息环境,室温为 18~20℃,湿度为 50%~60%。做好口腔护理,指导患者经常漱口。

2.病情观察

监测体温、尿液性状的变化,有无腰痛加剧。如高热持续不退或体温升高且出现腰痛加剧等,应考虑可能出现肾周围脓肿、肾乳头坏死等并发症,需及时通知医生。

3.对症护理

高热患者可采用冰敷、酒精擦浴等物理降温的措施,注意观察和记录体温的变化。必要时遵医嘱使用退热药物。

4.用药护理

遵医嘱给予抗菌药物,注意药物用法、剂量、疗程和注意事项,如口服磺胺类药物要注意多饮水,并同时服用碳酸氢钠,以增强疗效、减少磺胺结晶的形成。尿路感染的疗效评价标准如下。①治愈:症状消失,尿菌阴性,疗程结束后 2 周、6 周复查尿菌仍为阴性;②治疗失败:治疗后尿菌仍阳性,或治疗后尿菌转阴,但 2 周或 6 周复查尿菌转为阳性且为同一菌株。

5.尿细菌培养的标本采集

(1)在使用抗生素之前或停用抗生素 5d 后留取尿标本。

(2)留取清晨第一次(尿液在膀胱内停留 6~8h)的清洁、新鲜中段尿,收集标本于无菌的容器内。

(3)留取尿液标本时应严格无菌操作,先充分清洗外阴,消毒尿道口。

(4)尿标本中勿混入消毒药液,女性患者留尿时勿混入白带。

(5)在 1h 内做细菌培养,或冷藏保存。

九、护理评价

患者尿路刺激症状是否减轻或消失;体温是否恢复正常;情绪是否稳定,能不能积极配合治疗;是否掌握尿路感染的相关知识,并能在日常生活中体现出来。

十、健康教育

(一)预防指导

(1)保持规律生活,避免劳累,坚持体育运动,增加机体免疫力。

(2)多饮水、勤排尿是预防尿路感染最简便而有效的措施,每天应摄入足够水分,保证每天尿量不少于 1500mL。

(3)注意个人卫生,尤其是会阴部及肛周皮肤的清洁,特别是月经期、妊娠期、产褥期,教会患者正确清洁外阴的方法。

(4)与性生活有关的反复发作者,应注意性生活后立即排尿,并服抗菌药物预防。

(二)用药指导

嘱患者按时、按量、按疗程服药,勿随意停药,并按医嘱定期随访。

(三)自我检测指导

教会患者识别尿路感染的临床表现,出现尿频、尿急、尿痛等表现时应及时就诊。

第六节　急性肾衰竭的护理

急性肾衰竭(ARF)是由于多种病因引起的肾功能在短时间内(数小时或数天)突然下降而出现的临床综合征。主要表现为血肌酐(Cr)和血尿素氮(BUN)升高,水、电解质和酸碱平衡失调及全身各系统并发症。

急性肾衰竭有广义和狭义之分,广义的急性肾衰竭可分为肾前性、肾性和肾后性三类。狭义的急性肾衰竭是指急性肾小管坏死(ATN),是最常见的急性肾衰竭类型。本节主要以急性肾小管坏死为代表进行叙述。

一、病因与发病机制

(一)肾前性急性肾衰竭

肾脏本身无器质性病变,是因血容量减少(各种原因导致的体液丢失或失血)、有效循环血流量减少和肾内血流动力学改变等因素导致肾血流灌注不足,进而使肾小球滤过率下降而发生急性肾衰竭。

(二)肾后性急性肾衰竭

由急性尿路梗阻所致,梗阻可发生在尿路(从肾盂到尿道)的任一水平。常见病因有尿路结石、前列腺增生和肿瘤等。尿路梗阻使上尿路压力增高,甚至出现肾盂积水,使肾功能急剧下降。肾后性因素多为可逆性,及时解除病因常可使肾功能得以恢复。

(三)肾性急性肾衰竭

由肾实质性病变所引起,主要包括肾小管疾病、肾小球疾病及肾间质疾病。肾小管疾病以肾小管坏死最常见,多由肾缺血、肾毒性物质及肾小管阻塞所导致。

二、临床表现

急性肾小管坏死是肾性急性肾衰竭最常见的类型,临床表现包括原发疾病、急性肾衰竭引起的代谢紊乱和并发症等三个方面。典型病程可分为起始期、维持期、恢复期三期。

(一)起始期

此期患者常受到低血压、肾缺血、肾毒素等致病因素的作用,但尚未发生明显的肾实质损伤,在此阶段急性肾功衰竭是可以预防的。此期历时数小时甚至 $1\sim2d$,临床上主要表现为原发病的症状和体征。但随着肾小管上皮发生明显损伤,肾小球滤过率突然下降,临床上急性肾功衰竭的表现变得明显,则进入维持期。此期过去多不特别提出,但在预防发病上有重要意义。

(二)维持期

维持期又称少尿期。典型的为 $7\sim14d$,也可短至几天,有时可长达 $4\sim6$ 周。肾小球滤过率保持在低水平,许多患者出现少尿。但有些患者可无少尿,尿量在 $400mL/d$ 以上,称非少尿型急性肾衰竭,其病情大多较轻,预后较好。然而,不论尿量是否减少,随着肾功能减退,临床上均可出现一系列尿毒症表现。

1.急性肾衰竭的全身并发症

(1)消化系统症状:最早出现的系统症状,可有食欲减退、恶心、呕吐、腹胀、腹泻等,严重者可发生消化道出血。

(2)呼吸系统症状:除肺部感染的症状外,因容量负荷过度,可出现呼吸困难、咳嗽、憋气、胸痛等症状。

(3)循环系统症状:多因尿少和未控制饮水,以致体液过多而出现高血压、心力衰竭和肺水肿表现;因毒素滞留、电解质紊乱、贫血及酸中毒,可引起各种心律失常及心肌病变。

(4)神经系统症状:可出现意识障碍、躁动、谵妄、抽搐、昏迷等尿毒症性脑病症状。

(5)血液系统症状:可有出血倾向和轻度贫血。

(6)其他:常伴有感染,感染是急性肾衰竭的主要死亡原因之一。此外,在急性肾衰竭同时或在疾病发展过程中还可合并多脏器功能衰竭,患者病死率可高达70%。

2.水、电解质和酸碱平衡失调

水、电解质和酸碱平衡失调,高钾血症、代谢性酸中毒最为常见。

(1)代谢性酸中毒:主要因为肾小球率过滤降低,使酸性代谢产物排出减少,同时又因急性肾衰竭常合并高分解代谢状态,使酸性代谢产物明显增多。

(2)高钾血症:除少尿期肾排泄钾减少外,酸中毒、组织分解过快、严重创伤、烧伤等也是导致血钾升高的重要因素。患者可表现为恶心、呕吐、四肢麻木、胸闷等,并可出现心率减慢、心律失常,甚至室颤、心脏骤停。

(3)低钠血症:主要是水潴留导致的稀释性低钠血症。此外,还可有低钙、高磷血症等。

(三)恢复期

此期肾小管细胞再生、修复,肾小管完整性恢复,肾小球滤过率逐渐恢复至正常或接近正常范围。少尿型患者尿量开始增多,可有多尿表现,每天尿量可达3000～5000mL,甚至更多。通常持续1～3周逐渐恢复正常。与肾小球滤过率相比,肾小管上皮细胞功能(溶质和水的重吸收功能)的恢复相对延迟,常需数月后才能恢复。部分病例肾小管浓缩功能不全可持续1年以上。若肾功能持久不恢复,提示肾脏遗留有永久性损害。

三、实验室及其他检查

(一)血液检查

可有轻、中度贫血,血肌酐平均每日升高达到$44.2\mu mol/L$以上,血尿素氮每日升高达到3.6mmol/L以上,血清钾浓度常在5.5mmol/L以上。血气分析示血液pH常低于7.35,碳酸氢根离子浓度低于20mmol/L。可有低钠、低钙,高磷血症。

(二)尿液检查

尿液外观多浑浊,尿蛋白多为＋～＋＋,尿沉渣检查可见肾小管上皮细胞,上皮细胞管型、颗粒管型及少许红细胞和白细胞等。尿比重降低且固定,多在1.015以下,尿渗透浓度低于350mmol/L,尿与血渗透浓度之比低于1∶1。尿钠增高,多在20～60mmol/L。

(三)影像学检查

尿路B超检查可显示双肾大小以及有无肾输尿管积水;腹部平片和CT可发现尿路结石影像;必要时可做逆行或静脉肾盂造影以明确有无梗阻及梗阻部位。X线或放射性核素检查可发现肾血管有无阻塞,但要确诊仍需行肾血管造影。

(四)肾活组织检查

是重要的诊断手段。在排除了肾前性及肾后性原因后,没有明确致病原因的肾性急性肾衰竭都有肾活组织检查的指征。

四、治疗要点

(一)病因治疗

急性肾衰竭首先要纠正可逆的病因,如各种严重外伤、心力衰竭、急性失血,积极处理血容量不足、休克和感染等。停用具有肾毒性的药物等。

(二)维持体液平衡

每天补液量应为显性失液量加上非显性失液量减去内生水量,应坚持"量出为入"的原则,控制液体出入量。具体计算每天的进液量可按前一天尿量加 500mL 计算。

(三)饮食和营养

补充营养以维持机体的营养状况和正常代谢,有助于损伤细胞的修复和再生,提高存活率。急性肾衰竭患者所需热量为 147kJ/(kg·d)(35kcal/(kg·d)),主要由糖类和脂肪供应。蛋白质的摄入量应限制为 0.8g/(kg·d),对有高分解代谢或营养不良以及接受透析的患者,其蛋白质摄入量可适当放宽。尽可能地减少钠、钾、氯的摄入量。不能进食者需静脉补充必需的氨基酸和葡萄糖。

(四)高钾血症

密切监测血钾的浓度,当血钾超过 6.5mmol/L,心电图表现异常变化时,应予以紧急处理。①10%葡萄糖酸钙 10～20mL 稀释后缓慢静脉注射(不少于 5min);②5% $NaHCO_3$ 或 11.2%乳酸钠 100～200mL 静脉滴注,纠正酸中毒并同时促使钾离子向细胞内移动;③50%葡萄糖 50mL 加普通胰岛素 10U 缓慢静脉注射;④钠型离子交换树脂 15～30g,口服,每天 3 次;⑤以上措施无效时,透析治疗是最有效的方法。

(五)代谢性酸中毒

应及时处理,如 HCO_3^- 低于 15mmol/L,可选用 5% $NaHCO_3$ 100～250mL 静脉滴注,对严重酸中毒者应立即开始透析。

(六)透析治疗

救治急性肾衰竭,帮助患者度过少尿期的重要措施。急性肾衰竭出现明显的尿毒症综合征,包括心包炎和严重脑病、高钾血症、严重代谢性酸中毒、容量负荷过重对利尿剂治疗无效者,都是透析治疗的指征。

(七)恢复期的治疗

多尿患者治疗重点为维持水、电解质和酸碱平衡,防治各种并发症。定期随访,避免使用肾毒性药物。

五、护理评估

(一)健康史

(1)询问患者有无大出血、心力衰竭、休克及严重脱水等病史,有无严重创伤、大面积烧伤、急性溶血及肾脏疾病等,有无尿路结石、前列腺增生、腹部肿瘤等疾病,近期用过哪些药物,包括曾用药物的剂量、疗程等。

(2)询问患者目前有无厌食、恶心、呕吐、腹胀、腹痛、血便等,有无头晕、胸闷、气促、呼吸困难等,有无鼻出血、牙龈出血、皮下出血,女性患者有无月经过多等,有无水肿、少尿及其具体严重程度等。

(二)身体状况

急性肾衰竭患者的体征通常为全身性的,应认真做好全身各系统的体检。

1.一般状况

注意监测生命体征,特别是血压的变化;注意观察患者的意识状态、营养状况及有无贫血面容。

2.皮肤

有无皮下出血;有无水肿及其部位、程度与特点。

3.心肺评估

评估有无心率增快、双肺底湿啰音等心力衰竭的征象,有无血压下降、脉压变小、体循环淤血等心包填塞的表现。

4.腹部评估

有无移动性浊音,肾区有无叩击痛等。

(三)实验室及其他检查

(1)血常规检查有无红细胞计数减少,血红蛋白浓度降低;每天监测血肌酐、血尿素氮的变化;监测血清电解质及血气分析。

(2)尿液检查注意有无血尿、蛋白尿、管型尿;测量尿比重和尿渗透浓度。

(3)通过超声、CT、肾盂造影、核素扫描等检查寻找病因。

(四)心理——社会资料

急性肾衰竭患者起病急、病情危重,使患者产生对于死亡的恐惧,昂贵的医疗费用会进一步加重患者及其家属的心理负担,产生悲观、抑郁甚至绝望的心理。护理人员应细心观察以便及时了解患者及其家属的心理变化。

六、常用护理诊断

(一)营养失调(低于机体需要量)

与营养摄入不足、透析等因素有关。

(二)有感染的危险

与机体抵抗力降低及侵入性操作等有关。

(三)潜在并发症

水、电解质和酸碱平衡失调。

七、护理措施

(一)营养失调(低于机体需要量)

1.饮食护理

(1)给予高生物效价的优质蛋白质,蛋白质的摄入量应为 0.8g/(kg·d),并适量补充必需氨基酸。对有高分解代谢或营养不良以及接受透析的患者,其蛋白质摄入量可适当放宽。

(2)给予高糖类和高脂肪饮食,急性肾衰竭患者每日所需热量不低于 147kJ/kg 即 35kcal/kg 供给足够的热量,减少体内蛋白质的消耗,保持机体正氮平衡。

(3)尽可能减少钠、钾、氯的摄入量。

(4)不能经口进食者可用鼻饲或静脉补充营养物质。

2.监测营养状况

监测患者的体质量变化、血尿素氮、血肌酐、血清蛋白和血红蛋白水平等,以了解其营养状况。

(二)有感染的危险

1.监测感染征象

注意患者有无体温升高、寒战、咳嗽、咳脓性痰、尿路刺激征等。准确留取各种标本如痰液、尿液、血液等送检。

2.预防感染

(1)有条件时把患者安置在单人房间,病室定期通风并对空气进行消毒,减少探视,防止交叉感染。

(2)加强生活护理,患者要注意休息,做好防寒保暖,教导患者尽量避免去公共场所。

(3)加强口腔及会阴部皮肤的卫生。卧床患者应定期翻身,指导有效咳痰。

(4)各项检查治疗严格无菌操作,特别注意加强留置静脉导管和留置尿管等部位的护理。

(5)接受血液透析的患者,其乙型和丙型肝炎的发生率明显高于正常人群,故应进行乙肝疫苗的接种,并尽量减少输注血液制品。

3.用药护理

如有感染,遵医嘱合理使用对肾无毒性或毒性低的抗菌药物,并观察药物的疗效和不良反应。

(三)潜在并发症(水、电解质和酸碱平衡失调)

(1)休息与体位:维持期应绝对卧床休息,以减轻肾脏的负担。下肢水肿者应抬高下肢,昏迷者按昏迷,患者护理常规进行护理。当尿量增加、病情好转时,可逐渐增加活动量,以患者不感到疲劳为度。

(2)维持和监测水平衡,严格记录24h液体出入量,按量出为入的原则补充液量。维持期应严密观察患者有无体液过多的表现。

1)有无水肿。

2)每天的体质量有无增加,若1d增加0.5kg以上,提示补液过多。

3)血清钠浓度是否正常,若偏低且无失盐,提示体液潴留。

4)正常中心静脉压为 $0.59\sim0.98kPa(6\sim10cmH_2O)$,若高于 $1.17kPa(12cmH_2O)$,提示体液过多。

5)胸部X线片血管造影有无异常,肺充血征象提示体液潴留。

6)若无感染征象,出现心率快、呼吸加速和血压增高,应怀疑体液过多。

(3)监测并及时处理电解质紊乱、酸碱平衡失调。

1)监测血清电解质的变化,如发现异常及时通知医生处理。

2)密切观察有无高钾血症的征象,如脉律不齐、肌无力、心电图改变等。血钾高者应限制钾的摄入,少用或忌用富含钾的食物,如紫菜、菠菜、苋菜、薯类、山药、坚果、香蕉、香菇、榨菜等。预防高钾血症的措施还包括积极预防和控制感染、及时纠正代谢性酸中毒、禁止输入库存血等。

3)限制钠盐。

4)密切观察有无低钙血症的征象,如手指麻木、易激惹、腱反射亢进、抽搐等。若发生低钙血症,可摄入含钙量较高的食物如牛奶,并可遵医嘱使用活性维生素D及钙剂等。

八、健康指导

(一)预防知识指导

慎用氨基糖苷类等肾毒性药物。尽量避免应用大剂量造影剂的 X 线检查,尤其是老年人及肾血流灌注不良者(如脱水、失血、休克等)。加强劳动防护,避免接触重金属、工业毒物等。误服或误食毒物时,应立即进行洗胃或导泻,并采用有效解毒剂。

(二)生活指导

恢复期患者应加强营养,增强体质,适当锻炼;注意个人清洁卫生,注意保暖,防止受凉;避免妊娠、手术、外伤等。

(三)自我病情检测和随访指导

教会患者测量和记录尿量的方法,注意观察血压、尿量的变化。叮嘱患者定期随访,定期复查肾功能。

第七节　血液透析常规护理

一、血液透析前的护理

(一)透析机的准备

开启血液透析机,检测血液透析机各部件工作状况,进入透析准备,连接透析浓缩 A、B 液。

(二)患者的评估

1.患者病情的评估

了解患者一般情况,如神志、生命体征、透析时间、透析次数;询问并检查患者有无皮肤黏膜及胃肠道出血、便血,女患者要询问是否月经期;观察患者有无水肿及体重增长情况;患者原发病及有无其他并发症,如肿瘤、高钾血症、酸中毒等。

2.患者血管通路的评估

检查患者是自体动静脉内瘘,还是移植血管,或是深静脉留置导管,或是未建立血管通路;检测内瘘通畅情况,穿刺肢或置管处皮肤有无红肿、溃烂、感染;如通路闭塞应通知医师进行通路修复处理;深静脉置管者检查缝线有无脱落,固定是否妥善,置管口有无出血、红肿或分泌物;未建立血管通路者评估外周血管条件。

3.超滤量的评估

指导患者正确测量体重,掌握以患者体重变化为依据正确计算超滤量的方法。患者每次测量体重时须使用同一体重秤,并穿同样重量衣物,如患者衣物有增减应先将衣物称重后再与透析前、透析后体重相加减,计算当日超滤量。

4.干体重的评估

干体重是患者目标体重或称理想体重,是指患者体内既无水钠潴留,也没有脱水时的体重,是在患者透析治疗结束时希望达到的体重。无尿肾衰竭患者均存在体液潴留,透析治疗要使患者达到干体重,往往需要经过几次透析后才能确定。

干体重是动态变化的,与患者的精神状态、食欲改善、食量增加等因素也密切相关,故应注意根据患者具体情况给予修正。

(三)护理准备

1.物品准备

准备透析用相关物品,所有无菌物品必须在有效期内。透析器的选择应根据患者的透析方案确定。

2.透析器及管路的冲洗

准备正确安装透析器及管路并检查连接是否紧密、牢固。按血液净化标准操作规程进行预冲。复用透析器冲洗前做好有效消毒浓度及冲洗后残留消毒液浓度检测方可使用。

3.透析参数设定

根据医嘱正确设定患者的透析参数,如超滤量抗凝血药、透析方式、透析时间、透析液温度,是否需要选择透析治疗方式,如钠浓度、序贯透析、超滤程序等。

4.上机连接的护理

(1)按血液透析上机操作流程连接血管通路与透析管路,开启血泵 80～100mL/min。

(2)连接好静脉回路后渐增血流量至该患者透析治疗医嘱规定的血流量 200～300mL/min。

(3)查对已设定透析参数是否正确。

(4)核查整个血液体外循环通路各连接处有无松动、扭曲;透析管路上各侧支上的夹子是否处于正常开、闭状态;静脉压力监测是否开启;机器是否进入正常透析治疗状态。

(5)妥善固定好透析管路,保持通畅。

二、血液透析中的护理

(一)严密观察巡视

(1)每 30～60min 巡视 1 次,根据病情每小时测量血压、脉搏并记录。

(2)观察患者穿刺部位或置管口有无出血、血肿。

(3)观察透析器、透析血管通路内血液的颜色变化,有无凝血。

(4)观察机器运转、超滤状况;观察跨膜压、静脉压变化,如有异常情况及早发现及早处理。

(二)观察血压变化,发现问题及时处理

(1)血液透析患者治疗中低血压的发生,在透析治疗之初往往与心功能差或以往合并心脏疾病有关;经过透析治疗 2h 后患者血压降低往往与超滤量多、电解质改变有关。患者在治疗中发生低血压后,应正确分析原因酌情及时处理。

(2)透析中高血压的处理一般发生在治疗 2h 后,即经过治疗清除体内潴留水分后,血压仍无下降趋势时应遵医嘱给予降压药物。对于水、钠大量潴留的患者,降压药不宜给予过早,避免因血压降至正常后,患者不能耐受大量除水,给必要的超滤治疗造成困难。

(三)随时观察患者心率、呼吸、神志及病情的变化

(1)观察患者心率与呼吸、神志的变化,每小时记录 1 次。心率的异常在每个透析时段均有发生,应注重它的突然变化或透析 2h 以后的改变及心电图改变。原有合并心脏疾病的心率

异常,多发生在透析治疗开始心功能代偿引起的心动过速,多在治疗第 2~5h 发生。

（2）呼吸与神志在透析治疗中一般无明显改变,只在危重患者治疗时或患者病情发生危重变化时（如脑出血、低血容量性休克等）才可见到。

（3）在血液透析治疗中,护士应严密观察患者的病情变化、过敏反应和并发症的发生。最常见的并发症,按发生的频率排列为:低血压恶心、呕吐、肌肉痉挛、头痛、胸痛、发热和寒战。

（4）在治疗开始及结束前测量体温。

三、血液透析结束时的护理

(一)回血护理

（1）血液透析结束时测量患者血压、心率,观察并询问患者有无头晕、心慌等不适。

（2）回血时护士必须精力集中,严格按照操作规程进行回血,防止误操作造成出血和空气进入的不良事件。

（3）如患者在透析中有出血,如牙龈出血,在回血时按医嘱用鱼精蛋白中和肝素。

（4）如回血前伴有低血压症状,通知医师,回血后应再测量,并观察患者的病情,注意排除其他原因导致的血压下降,嘱患者血压正常后才能起床离开。如生活不能自理、老年人、儿童患者离开时,护士应给予协助。

（5）记录并总结治疗状况。

(二)回血后患者止血处理

（1）内瘘患者穿刺点用无菌敷料覆盖。

（2）拔针时用 1.5cm×2cm 大小的纱布卷压迫穿刺部位。

（3）弹性绷带加压包扎止血,力量以既能止血又能保持穿刺点上下两端有搏动或震颤。

（4）15~20min 缓慢放松,防止压迫时间过长内瘘阻塞。

（5）止血贴继续覆盖在穿刺针眼处 12h 后再取下。

（6）指导患者注意观察有无出血,若有出血,应立即用手指按压止血,同时寻求帮助。

（7）指导患者穿刺处当天保持干燥,勿浸湿,预防感染。

(三)透析机的消毒保养

透析结束后每班护士根据要求对机器进行消毒、机器外表面清洁维护、更换床单位,避免交叉感染。

第八节　血液透析治疗的观察与处理

透析治疗中的护理观察和处理大体分为两类:对透析设备方面的观察与处理;透析患者的观察与护理。

在实际操作中遇到问题,又存在着两者的交叉处理。前者为透析技术,操作不当会发生溶血、凝血、漏血、空气栓塞、血行性感染等,其发生率低与技术操作的人为因素有关,在这方面主要是提倡护理人员工作责任心,遵守操作规程与熟练的操作技术相结合,防患于未然;后者为透析护理,如透析治疗中患者失衡综合征、血压异常、心律异常、发热、肌肉痉挛、免疫与过敏反应等的发生,与患者体质、机体对治疗耐受程度有关,其结果与护士工作经验,处理是否及时、正确、到位密切相关,两者均为透析治疗中护理工作重点和护理人员必须掌握的技能。

血液透析治疗过程中对患者的观察与血液透析治疗的原理密切相关。血液透析是利用特殊材料的半透膜制成中空纤维,血液运行在中空纤维管腔内,透析液运行在中空纤维管外,以透析膜将血液与透析液隔开,在血液与透析液逆向流动的过程中,通过透析、弥散、渗透、压力梯度等原理,清除患者体内滞留的中、小分子代谢产物及水、电解质,纠正酸中毒并补充患者体内缺乏的电解质,维持机体酸碱平衡及内环境的稳定。

应用半透膜及相关原理对患者血液进行净化的同时,在短时间内伴随患者体内大量代谢产物快速被清除,会引起患者血流动力学及机体内环境的改变。因此在透析治疗中应当注意观察透析治疗对患者的影响,观察患者生命体征、病情变化,及时处理突发事件是护士的主要责任。

血液透析中最常见的并发症为血压、心率的改变及失衡综合征的发生,对患者并发症的观察与护理措施如下。

一、对患者血压的观察及处理

在血液透析治疗中最常见的并发症是高血压与低血压。

(一)透析治疗中的低血压

1.发生原因

透析开始血液被引入体外的血液回路内循环,使患者体内血容量减少(循环血量据透析器的大小而不同,约为 200mL/min),再经过透析 4h 的超滤和清除毒素使体内循环血量减少,血液渗透压降低。在血液透析治疗中,由于除水使患者血压有不同程度下降,真正需要进行处理的低血压发生率占 7.24%。肾衰竭患者的水钠潴留是普遍存在的,透析治疗前要求患者体重不超过干体重的 3%～5% 或透析期间每天体重增加不应超过 1kg。治疗中超滤速度过快,超滤量>1000mL/h 以上;超滤量过多>干体重 5% 以上,易导致血浆容量在短时间内急速下降,当下降程度超过机体耐受性,患者则会出现心率增快、血压降低、面色苍白、冷汗淋漓、四肢厥冷、恶心、呕吐等低血容量性休克的表现,严重者出现表情淡漠、嗜睡、抽搐、昏迷等。

引起低血压的原因还有血流动力学的改变对原有心脏疾病的影响。如老年、糖尿病透析患者多合并心脏疾病,尿毒症性心肌损害如心肌炎、心包炎等,在血容量降低心肌缺血时,均会发生心率的改变,甚至出现心力衰竭引起血压的降低。在观察中可见,由于心脏原因引起的血压变化最初是随心率的改变而升高或降低的。

引起低血压的原因还有低钠透析液使患者血浆渗透压降低,机温过高使外周血管扩张,使回心血量减少及患者体内电解质及酸碱平衡的改变,低氧血症、低蛋白血症、甲状旁腺功能减退、自主神经功能紊乱动脉硬化等多种因素。归纳起来最常见的原因是:血容量降低、渗透压降低、超滤速度过快。

护理上观察极为重要,当患者血容量降低之初,表现为迷走神经兴奋如频繁打哈欠,由于心脏功能的代偿最早表现为心率增快。及早发现,及时补充生理盐水,提高循环血量,及时停止超滤或减慢超滤速度,对防止病情恶化极为重要。

2.处理措施

透析患者本身存在着水钠潴留性高血压,随着透析超滤的进行,血压会逐渐下降。一般对血压逐渐降低只需注意观察,但对血压急剧下降,或血压下降伴随心率改变并有症状者,均应给予积极关注适当处理。低血压的发生时间,有 70.37% 均发生在血液透析第 3h、第 4h,应引起特别注意。

(1)严密观察血压变化,测量血压每 0.5～1h 一次,发现异常及时通知医生,必要时随时监测。

(2)发现低血压后立即停止除水。

(3)摇低床头使患者头低足高位。

(4)补充血容量,遵医嘱给予生理盐水 100～200mL。

(5)提高血浆晶体或胶体渗透压。10%氯化钠注射液 10mL,静脉注射;50%葡萄糖注射液 20mL 静脉注射;人血白蛋白 5～10g 静脉注射。

(6)使用升压药物。生脉注射液 20～40mL 静脉注射或口服盐酸米多君片等。

(7)症状缓解后重新设定除水量、减慢除水速度或停止除水。

(8)安慰患者,待病情好转后针对患者进行健康教育,积极采取预防措施。

(9)对回血前、后发生的低血压应教会患者如何保护和观察内瘘是否通畅。

3.预防措施

(1)改变治疗方法。对长期低血压患者可使用高钠透析液(氯化钠 140～145mmol/L)或采用在线 HF、HDF 等方法,对大量水潴留的患者使用程序除水、单超或序贯透析。

(2)劝告患者限制盐的摄入量,减少透析间期饮水量,防止饮水过多致使体重增长。

(3)对患者干体重进行再探讨,根据心胸比值重新确定干体重的设定值,不要过度除水;去除患者特殊因素如有腹腔积液而实际外周水肿并不明显等情况。

(4)指导患者在透析之后视血压实测值服用降压药物。

(5)对易发生低血压的患者在透析过程中最好不要进食。

(6)确定心功能状态,有无合并心肌炎、心包积液等。

(7)纠正贫血,纠正低蛋白血症,加强饮食指导,增加蛋白质摄入量。

(8)考虑使用血容量监测。

(二)透析治疗中的高血压

1.发生原因

在血液透析治疗中高血压的患者占 80% 以上,与年龄无关。大体分为容量依赖型及肾素依赖型高血压,前者与水在体内大量滞留,血容量过多有关;后者与超滤后血容量降低刺激容量感受器,使肾素血管紧张素系统功能亢进,末梢毛细血管收缩增强有关。还与升压物质相对清除过慢,浓度相对升高有关。

容量依赖型高血压多发生在透析治疗开始,随着体内潴留水分的大量被清除,血压逐渐下降,也有降至正常。肾素依赖型高血压则随着体内潴留水分的大量被清除,血容量降低刺激容量感受器,使交感神经兴奋肾素分泌增加,及血浆中儿茶酚胺浓度异常升高,引起外周血管收缩而使血压逐渐升高。这类患者多发生在治疗 2h 以后,患者会出现头痛、恶心、呕吐,严重者甚至在薄弱环节发生出血(如脑出血,患者还会出现意识障碍、昏迷等)。由于治疗中使用抗凝血药物,预后往往很严重。一般在收缩压达到 180mmHg 时,应及时通报医师及时处理,防止脑血管意外等情况的发生。

2.处理措施

(1)患者发生高血压后应及时告知医生。

(2)容量依赖型高血压的治疗方法为适当除水,将患者体重维持在干体重水平。过早地给予降压药物会造成血压降低后对大量除水的不耐受。

(3)肾素依赖型高血压的处理一般是在 HD 治疗后 2h 给予降压药物,如硝苯地平 10mg 口服或卡托普利 12.5mg 口服等。

(4)在回血前血压>200/100mmHg 时应慎重处理(延迟回血),应先使用降压药物,待血压下降至 180/100mmHg 后再进行回血操作,血流量降低为 80mL/min 进行回血治疗。对老年患者,应注意防止脑血管意外的发生。

3.预防措施

(1)合理应用降压药物,观察患者降压药物的服用及疗效。

(2)观察总结患者干体重控制情况。

(3)指导患者低钠饮食、控制水的摄入量。

在血液透析治疗中对高血压与低血压的管理非常重要,是防止心脑血管并发症的重要方面并关系到患者的长期存活率与生活质量,应针对患者个体制订护理方案,观察患者服用降压药物的疗效,督促医生对患者降压药物进行调节。

血液透析患者的血压应维持在 140/90mmHg 以下,但由于患者的情况不同,应根据患者不同的降压效果区别对待。如高龄及糖尿病肾病患者,合并血管病变、动脉硬化及缺血性心脏疾病等比较多,循环系统的调节功能低下,透析中易发生低血压或直立性低血压。

二、对患者心律改变的观察与处理

(一)发生原因

在透析治疗中,部分患者主诉心慌、胸闷、气短,出现恶心、呕吐、心律失常、血压不稳定等情况。检查心电图可见心房纤颤,室性/室上性期前收缩,窦性心动过速过缓,右束支传导阻滞等多种表现。在血液透析治疗中各种电解质及 pH 的改变,特别是钾离子、钙离子的浓度变化直接影响心肌收缩力。钙离子参与心肌兴奋—收缩偶联过程,心肌细胞膜上钙离子通透性增强时,钾离子通透性减弱,心肌兴奋增高,心肌收缩力加强、心率加快,反之心率减缓。

血液透析开始时血液的引出及大量超滤后,循环血量的减少所产生的血流动力学的改变增加了心脏的负担,更加重了原有心脏疾病的心肌缺血症状,血容量的降低刺激交感神经兴奋,释放肾上腺素、去甲肾上腺素,产生儿茶酚胺的增加,刺激心肌细胞膜上的 β 受体使心肌兴奋性增强,收缩力增加,心搏加快,多种关联因素均可诱发心律异常。

透析患者由于高龄、糖尿病肾病及脂肪代谢的紊乱,使心血管并发症发病率高。在透析患者死因中,心血管疾病占第一位,应引起高度重视。在血液透析治疗中患者出现心律异常时应及时通报医师,及时按医嘱处理。

（二）处理措施

（1）观察患者心率/心律变化情况，对病情严重者协助医生做心电图，必要时进行心电监测。

（2）严格执行医嘱设定血液流量及除水量，并根据病情随时调整。

（3）遵医嘱给予患者吸氧，及时准确使用药物，如硝酸甘油、丹参制剂、毛花苷C、普萘洛尔等。

（三）预防措施

（1）充分透析清除毒素，避免由于代谢产物的蓄积造成心肌的损害。

（2）避免除水过多、过快造成的冠状动脉血流量减少致使心肌缺血。

（3）尽量减少血流动力学对患者心脏的影响，如减慢血液流量 $150\sim180\text{mL/min}$，使用小面积透析器，延长透析时间或改为腹膜透析。

（4）合理控制血压。

（5）改善贫血，应维持血细胞比容在 $0.35\sim0.54$。

（6）防止透析治疗中低氧血症的发生，使用生物相容性好的透析器与适当吸氧。

（7）加强饮食指导防止钾过多地摄入。

三、对患者失衡综合征的观察与处理

（一）发生原因

肾衰竭患者代谢产物及电解质在体内大量蓄积，如钾、钠、氯、尿素氮、肌酐、肌酸等在血液中浓度很高，使血浆渗透压增高。由于血液透析治疗，短时间内代谢产物急被清除，导致浓度的迅速降低，血浆渗透压也随之降低。由于血—脑屏障，脑脊液中毒素的清除速度较血液慢，形成了渗透压差，使血液中的水分进入颅内而发生脑水肿。患者出现头痛、恶心呕吐、烦躁不安、痉挛，严重者可出现意识障碍，称为失衡综合征。

（二）护理措施与预防

（1）失衡综合征多见于尚未适应透析治疗的患者。为了避免失衡综合征的发生，对初次接受血液透析治疗的患者一般采用低效透析方法，包括减慢血流速度，应用面积小的透析器，短时间及每日连续透析的方法进行诱导。

（2）提高透析液中的钠浓度，可在治疗结束前 1h 给予 50% 葡萄糖注射液 $20\sim40\text{mL}$ 静脉注射，提高患者血浆晶体渗透压，使患者能够适应透析治疗后再逐渐纳入常规透析。

（3）发生失衡综合征时遵医嘱给予降颅内压等对症处理。

四、对患者免疫反应与过敏反应的观察与处理

（一）发生原因

当血液与透析膜接触时，某些膜表面上的游离羟基激活补体，产生补体片段 C3a、C5a 这些致敏毒素在迅速返回体内时引发过敏反应。组胺的释放刺激皮肤瘙痒，细胞激肽的产生刺激体温升高，前列腺素使末梢血管扩张血压降低，同时对白细胞有异化作用，使白细胞沉积在肺静脉毛细血管床，不仅使肺血管内血液淤滞，而且血小板释放的血栓索使肺血管收缩形成肺动脉高压，影响肺泡扩张造成低氧血症。

在透析液被细菌污染情况下，内毒素可透过透析膜进入血液与蛋白结合，刺激单核细胞释

放白介素、肿瘤坏死因子、细胞激肽等炎症物质,引起患者瘙痒、发热、哮喘、休克等。

过敏反应的发生与透析器及血液回路的生物相容性(如原材料、质量、消毒方式)及操作方法密切相关,亦与治疗中用药、输血、输蛋白等诸多因素有关,并且还与患者本身是否是过敏体质及个体耐受性有关(如透析器首次使用综合征)。血液透析中过敏反应常常发生在治疗开始和用药、输血后,发现患者出现瘙痒、皮疹,应引起注意,特别是在治疗之初患者出现胸闷、呼吸困难应立即报告医师并做好抢救准备。

(二)护理措施

(1)吸氧。

(2)抗过敏药物的应用如地塞米松 5mg 静脉注射。

(3)对症治疗的配合。

(4)回血。

五、对患者肌肉痉挛的观察与处理

(一)发生原因

血液透析治疗中超滤过多,使血容量降低血压下降。毛细血管收缩以补充血容量,使末梢微循环灌注量不足,组织缺氧。透析中钠的清除及使用低钠、低钙透析液,使电解质发生改变。酸碱平衡失调、长期透析患者卡尼汀(肉毒碱)丢失,均可使患者在治疗中出现肌肉痉挛。一般多以下肢发生的频率高,也有发生在腹部及上肢。

(二)护理措施

(1)通常处理方法以血压变化决定,血压低以补液(如生理盐水 100~200mL 静脉注射),提高血浆晶体渗透压(如静脉给予高渗糖、高渗盐等)为主;血压无变化时以补充钙制剂(如静脉给予 10%葡萄糖酸钙)为主。

(2)长期透析患者应补充卡尼汀(如静脉给予雷卡)。

(3)给予局部热敷或按摩。

(三)预防措施

(1)确认干体重的设定值是否正确,透析超滤量是否适当。

(2)透析液中的钠浓度与钙浓度设置是否合理。

(3)透析患者均存在不同程度的钙磷代谢异常,观察患者纠正钙、磷代谢异常的疗效,及时与医师通报非常必要。

六、对患者体温异常的观察与处理

(一)发生原因

通常在透析治疗时患者体温无明显变化。但是血液透析患者本身存在中性粒细胞功能低下,淋巴细胞不仅功能低下且数量少,使得透析患者细胞免疫与体液免疫均功能低下:常有患者自身存在感染,在透析治疗中发生体温升高的情况,多表现为寒战、高热。

体温升高还与透析相关因素有关:①直接因素,如透析器与血液回路在连接操作中被污染;②间接因素,如透析液有污染使内毒素过膜等引起血行的污染;在治疗中输血或血浆制剂等。另外,透析治疗中患者体温降低,往往由超滤量过多、循环末梢血管收缩及机温过低引起。

(二)护理措施

(1)严格执行无菌操作原则,阻断感染途径,特别是连接透析器及回路、皮肤消毒等各个环节。

(2)严格执行操作规范,如机器消毒和酸洗,防止污染与交叉感染。

(3)患者自身合并感染者要遵医嘱应用抗生素。

(4)物理降温或药物降温等对症处理。

(5)对于体温降低在处理上可适当提高机器温度,纠正血容量不足,给予适当的热水袋及保暖处理。

第九节　血液透析急性并发症的防治及护理

血液透析并发症根据其发生的时间分为急性并发症和远期并发症。前者是指并发症发生在透析过程中,发生快,病情重,需立即治疗;后者是指并发症发生在透析相当长一段时间后,起病缓慢,但病情重危害大,需加强预防。血液透析过程中或在血液透析结束后数小时内发生的与透析治疗本身有关的并发症称之为血液透析急性并发症或即刻并发症。

一、低血压

低血压是血液透析过程中常见的急性并发症之一,发生率为 25%～50%。低血压可造成透析血流量不足,以致超滤困难,透析不充分等。有症状的低血压也是透析患者提早结束透析的主要原因,所以应尽量避免。

(一)透析相关的低血压

(1)有效血容量减少。最为常见。其中发生于透析开始后 1h 内的血压下降称透析早期低血压,主要原因是体外循环血流量增加,血管的收缩反应低下,引起有效血容量不足所致,多见于年老体弱、心血管不稳定的透析诱导期患者。透析中、晚期低血压,多见于超滤过多(低于干体重)、过快(大于毛细血管再充盈率)。当溶质清除过快时,血浆渗透压迅速下降,驱使水分向组织间和细胞内转移,也可导致有效血容量减少发生低血压。

(2)醋酸盐血透析液不耐受。患者可因血管扩张,外周阻力降低而导致心排血量下降,引起低血压。

(3)透析膜生物相容性较差。可产生一系列扩血管炎性因子,诱发低血压。

(4)致热原反应等。

(二)患者自身因素相关的低血压

(1)自主神经功能紊乱。多为压力感受器反射弧缺陷,导致心血管的代偿机制障碍,血压不稳定。

(2)内分泌性因素。如心钠素、前列腺素代谢失衡及激素功能障碍。

(3)使用降压药物。如血管紧张素转换酶抑制剂(ACEI),特别是透析前服用降压药物,降低了机体对容量减少引发的缩血管反应,容易发生透析中低血压和透析后直立性低血压。

(4)尿毒症所致的心肌疾病、心包炎、心功能不全、心律不齐等。

(5)严重感染、重度贫血、低蛋白血症、严重创伤、出血、剧痛等。

(三)临床表现

少部分患者发生低血压时无任何症状,但大多数患者有自觉症状,打哈欠、便意感、背后酸痛等往往是发生低血压前的先兆症状,需细心观察并及早处理。低血压典型症状是恶心、呕吐冷汗、肌肉痉挛等,重者常表现为呼吸困难、面色苍白、头晕、焦虑、黑矇、心率加快、一过性意识丧失甚至昏迷。因此,在整个透析过程中,需常规监测血压。

(四)处理

透析患者发生低血压时应迅速将患者平卧,头低位,同时减少血泵流速,调低超滤并立即快速静脉滴注生理盐水 100～200mL,多数患者可缓解。必要时可给予高渗葡萄糖液、血浆和白蛋白,以提高血浆渗透压。上述处理后仍不好转,应立即使用升压药物,并应积极寻找有无其他诱发原因,以便采取相应的抢救措施。

(五)预防

对于首次透析患者要解除思想顾虑和惧怕心理,主张诱导透析。伴有严重贫血患者(Hb<50g/L),透析前开始输血,管路要预冲盐水。出现严重低蛋白血症者,可输入血浆、白蛋白和其他胶体液以维持其血浆渗透压。在透析方案上应尽量使用生物相容性好的透析膜,主张碳酸氢盐透析。超滤量应控制在患者体重的 5% 以内。反复出现透析性低血压患者考虑改变透析方式为可调钠透析,序贯透析或血液滤过。同时注意透析前停服降压药物,改在透析后服用。积极处理患者心血管并发症和感染。口服选择性的 α_1 受体激动剂盐酸米多君可以减少透析过程中低血压的发生。

二、失衡综合征

失衡综合征指在透析中、后期或结束后不久出现的与透析有关的以神经系统症状为主的一组综合征,发生率为 3.4%～20.0%。易发生于最初几次透析和使用大面积高效透析器时。

(一)原因

(1)血脑屏障学说。大多数学者认为其与脑水肿有关。透析过程中脑组织及脑脊液中尿素氮和肌酐等物质浓度下降较慢,血浆渗透压相对于脑细胞而言呈低渗状态,水从外周转入脑细胞中,引起脑水肿。

(2)低氧血症致脑缺氧。

(3)弥散学说。透析时酸中毒纠正过快,而 CO_2,HCO_3^- 的弥散速度不同而使脑脊液的pH 下降,导致脑脊液及脑组织反常性酸中毒等。

(二)临床表现

早期表现为恶心、呕吐、不安及头痛等,进一步发展为定向力障碍、嗜睡等。严重者表现为抽搐、精神失常惊厥、扑翼样震颤、癫痫样发作、木僵、昏迷,甚至死亡。

(三)处理

轻者予吸氧,静脉注射高渗溶液,可酌情予镇静剂,缩短透析治疗时间。症状严重者则应立即终止透析,静脉滴注 20% 甘露醇并根据病情采取必要的抢救措施。

(四)预防

吸氧有助于预防所有透析患者的失衡综合征发生。对尿毒症毒素严重患者,应采取诱导透析,并可改变血液净化方法如血液滤过、可调钠透析或序贯透析。必要时透析前使用苯妥英钠。

三、肌肉痉挛

在透析治疗中,肌肉痛性痉挛发生率约为 20%,并常与低血压有关,但极少数患者肌肉痉挛时,先前无低血压倾向。

(一)原因

迄今原因不十分清楚。可能与低钠、低钙、迅速脱水或脱水过多引起细胞外液容量下降和渗透压下降以及使用低钠透析液有关。可能血浆钠浓度的急性下降导致血管收缩,肌肉痉挛。

(二)临床表现

肌肉痛性痉挛多发生在透析的中后期,尤以老年人多见。以肌肉痉挛性疼痛为主,好发于下肢如足部、腓肠肌,少数以腹部表现突出。一般持续约 10min,患者焦虑难忍。

(三)处理

可采取降低超滤速度,输入生理盐水 100～200mL 或 10%氯化钠 10～20mL 或用高渗糖水可使症状缓解。

(四)预防

对高危人群,应采用高钠透析液透析。对经常发生痉挛者应重新考虑调整干体重,减少超滤率。采取碳酸氢盐透析,或改变透析方式如序贯透析,血滤也有助于减少肌肉痛性痉挛。

四、心律失常

发生率约 50%,是猝死的主要原因之一。

(一)病因

导致透析中心律失常主要病因仍是电解质异常或酸碱平衡紊乱,如高血钾、低血钾、低碳酸血症等,透析前服用降压药物,尤其是透析患者因纠正心力衰竭常服用洋地黄制剂,在同时伴发低钾的时候最易引起心律失常。ACEI 的服用可引起高钾血症而致心律失常。患者并发的心肌病变、冠心病、心力衰竭、心包炎、严重贫血等也易诱发心律失常。

(二)临床表现

临床上可出现各种类型的心律失常,以心房扑动、心房颤动最为常见,室性心律失常以频发室性期前收缩为主,严重者可有心室颤动。临床症状常无特异性,可伴心悸、头晕、黑矇、昏厥,严重时可发生阿—斯综合征甚至猝死。

(三)处理

应根据不同病因和心律失常类型给予相应处理,但需注意药物在透析患者体内的潴留和毒性作用。应及时请心血管专家协助治疗。预防上,从病因入手,纠正电解质和酸碱平衡豪乱等。对顽固性反复发作,尤其合并有严重器质性心脏病患者应改为腹膜透析。

五、透析器反应

由于使用新透析器而产生的一组症候群。临床上分为两型:A 型(即刻过敏反应)和 B 型(非特异性胸背痛)。

（一）A 型

A 型透析器反应较少见。

1.病因

可能与环氧乙烷诱发 IgE 介导的免疫反应有关。新近报道服用 ACEI 的患者，使用 PAN 膜透析时也可发生。

2.临床表现

常发生在透析开始的 5～30min 内，包括呼吸困难、焦虑不安、荨麻疹、皮肤瘙痒、流涕、腹部痉挛、血管性水肿等。

3.处理

轻者不必处理，症状可随透析逐渐消失。重者应立即停止血液透析，夹住透析管路，把血液和透析器丢弃，并积极对症处理，包括吸氧、用肾上腺素、抗组胺药和激素。透析前应充分冲洗透析器，以清除残余的有毒物。若反应严重，避免使用同样膜材料和消毒方法的透析器。

（二）B 型

B 型透析器反应最常见。

1.病因

B 型透析器反应可能与膜的生物相容性有关。

2.临床表现

一般在透析开始后的 1h 内出现，主要表现为胸痛伴或不伴背痛，少数伴有不同程度的恶心、皮肤瘙痒和难以表达的不适感。

3.处理

多数症状并不严重，可自行缓解。可吸氧、使用抗组胺和止痛药，无须终止透析。复用透析器或使用生物相容性更好的透析器可减少发生。

六、空气栓塞

空气栓塞指透析过程中，空气进入人体引起的血管栓塞，是透析治疗中的严重并发症，常有致命性危险。主要原因以泵前输液、泵前血管通路破裂及回血不慎将空气驱入多见。

（一）常见原因

（1）动脉血管通路泵前补液，未及时夹住管道，致使空气被吸入血流。

（2）血管通路破损，尤其是血泵前管道破裂，因负压作用，极易吸入空气。

（3）血管通路及透析器内空气未排尽，联机循环接通后，空气被推入血中。

（4）内瘘穿刺针周围漏气，管道连接不严，接头处松动。

（5）透析机除气设备失灵，如肝素注射器漏气或空气捕捉器破损。

（6）透析膜破损及透析液内含有大量空气，而透析机除气泵失灵使空气弥散入血。

（7）透析结束时回血不慎，将空气驱入血中。

（二）临床表现

少量空气呈微小泡沫缓慢进入血液时，可溶解入血或由肺呼出，不发生任何症状。若气泡较大，漏气速度较快，一次进入 5mL 以上时，可发生明显的气体栓塞症状，表现为血压迅速下降、发绀抽搐、昏迷，甚至因呼吸、心搏骤停而死亡。空气缓慢持续进入时，出现倦怠、面色潮红、心跳加快、刺激性咳嗽、胸闷、呼吸困难、喉头阻塞感、心前区疼痛、头痛、昏厥。

（三）处理

一旦发生空气栓塞应立即夹住静脉管道，停止血液透析，同时患者取头低位，左侧卧位，抬高下肢，使空气进入右心房顶端，不进入肺动脉和肺。当出现严重心脏排血障碍时，应考虑行右心室穿刺抽气。

急诊处理过程中，切忌行心脏按压，以免空气进入肺血管床和左心室而引起全身动脉栓塞。吸纯氧，有条件可在高压氧舱内加压给氧。静推地塞米松减轻脑水肿，注入肝素及右旋糖酐－40（低分子右旋糖酐）改善微循环。

（四）预防

空气栓塞是威胁患者的严重并发症，治疗较困难，应以预防为主。

（1）透析管道连接要牢固，静脉穿刺前要认真排除管道气泡，注意管道是否破裂。

（2）慎用泵前补液。

（3）操作人员要严格操作规程，回血时，必须精力集中，及时夹住静脉管道。

（4）随时注意空气捕捉器的液面在 3/4 处，并确保空气报警装置的灵敏。

七、溶血

透析时发生急性溶血是严重的急症并发症之一。

（一）急性溶血

主要发生原因如下。

（1）透析机温控系统失灵，透析液温度异常（超过 51℃ 时，可引起严重的溶血，患者可因高钾血症而死亡。47～50℃ 时，可发生延迟溶血）。

（2）血泵和管道内红细胞的机械损伤。

（3）透析液浓度异常，特别是低钠引起血浆低渗透压，使红细胞肿胀破裂。

（4）残留的消毒剂（如环氧乙烷、甲醛溶液）与细胞接触发生还原反应，损伤细胞。

（5）透析用水中的氧化剂和还原剂（如氯胺、铜、硝酸盐）引起红细胞脆性增加。

（6）血液透析中异型输血。

（二）临床表现

患者常感胸部紧压感、腰背痛，可伴有发冷发热、血红蛋白尿呼吸困难，严重者出现高钾血症，血细胞比容下降，静脉回路血液呈紫红色或淡红色。

（三）处理

一旦透析时发生溶血应立即关闭血泵，停止透析，夹住静脉管道，丢弃体外循环血液。约予患者吸入高浓度氧，并输入新鲜血。在纠正溶血原因后，严重高钾血症者可重新开始透析治疗。

（四）预防

主要预防步骤如下。

（1）透析器及管道连接前要充分冲洗，以清除残留的消毒剂和化学试剂。

（2）透析用水要使用反渗装置处理，并定期维护。

（3）透析机需装有高温监视装置。

(4)严密监测透析液的浓度及质量。

八、透析器破膜

(一)原因

(1)透析器质量问题。

(2)透析器储存不当,如冬天储存在温度过低的环境中。

(3)透析中因凝血或大量超滤等而导致跨膜压过高。

(4)对于复用透析器,如复用处理和储存不当、复用次数过多也易发生破膜。

(二)紧急处理

(1)一旦发现应立即夹闭透析管路的动脉端和静脉端,丢弃体外循环中血液。

(2)更换新的透析器和透析管路进行透析。

(3)严密监测患者生命体征、症状和体征情况,一旦出现发热、溶血等表现,应采取相应处理措施。

(三)预防

(1)透析前应仔细检查透析器。

(2)透析中严密观察跨膜压,避免出现过高跨膜压。

(3)透析器漏血报警等装置应定期检测,避免发生故障。

(4)透析器复用时应严格进行破膜试验。

九、体外循环凝血

(一)原因

(1)血流速度过慢。

(2)外周血 Hb 过高。

(3)超滤率过高。

(4)透析中输血、血制品或脂肪乳剂。

(5)透析通路再循环过大。

(6)使用了管路中补液壶(引起血液暴露于空气、壶内产生血液泡沫或血液发生湍流)。

(二)紧急处理

(1)轻度凝血。常可通过追加抗凝剂用量,调高血流速度来解决。在治疗中仍应严密监测患者体外循环凝血变化情况,一旦凝血程度加重,应立即回血,更换透析器和管路。

(2)重度凝血。常需立即回血。如凝血重而不能回血,则建议直接丢弃体外循环管路和透析器,不主张强行回血,以免凝血块进入体内发生栓塞。

(三)预防

(1)透析治疗前全面评估患者凝血状态、合理选择和应用抗凝剂是预防关键。

(2)加强透析中凝血状况的监测,并早期采取措施进行防治。包括压力参数改变(动脉压力和静脉压力快速升高、静脉压力快速降低)、管路和透析器血液颜色变暗、透析器见小黑线、管路(动脉壶或静脉壶内)小凝血块出现等。

(3)避免透析中输注血液、血制品和脂肪乳等,特别是输注凝血因子。

(4)定期监测血路通路血流量,避免透析中再循环过大。

(5)避免透析时血流速度过低。如需调低血流速度,且时间较长,应加大抗凝剂用量。

第十节　血液透析远期并发症的防治及护理

血液透析远期并发症是维持性透析患者在透析数年后相继出现的,诸如继发性甲状旁腺功能亢进、透析性骨病、透析性痴呆、透析相关性淀粉样变、铝中毒及病毒性肝炎等并发症总称。这些远期并发症的出现使透析治疗的复杂性进一步增大,对透析工作者的要求进一步增加。

一、心血管系统疾病

在血液透析的远期并发症中,心血管系统疾患占的比例最高,危害性最大,是血液透析患者最常见的死亡原因。

(一)高血压

高血压是心、脑血管并发症最重要的独立危险因素。据统计,有近80%的尿毒症患者伴有高血压,尤其在肾小球肾炎、原发血管病变或糖尿病肾病透析患者中高血压发病率高达90%～100%。

1.病因

尿毒症患者血压持续增高的主要因素与其心排血量和总外周血管阻力增加等密切相关,包括:①钠、水潴留导致容量负荷增加。②肾素血管紧张素系统(RAS)激活,其血浆肾素活性显著增高。③细胞内游离钙增加与甲状旁腺激素水平增高。④自主神经系统病变导致交感神经系统紊乱等。

2.防治措施。

(1)保持干体重:所有患者应通过限制水、钠摄入和透析达到并维持干体重,如此可使65%心80%的患者高血压达到控制。

(2)合理使用降压药:20%～30%的患者在采用饮食控制和透析治疗达到干体重后,仍需用降压药以控制血压。多主张首选血管紧张素转换酶抑制剂和钙通道阻滞剂,或加用β受体阻滞剂,但需注意透析当天最好在透析结束后服用降压药以防透析中低血压的发生。

(3)对难治性高血压,应积极寻找原因对症治疗,如患者对饮食控制和服药的依从性;降压药的剂量、给药时间及药物之间相互作用:同时存在肾动脉狭窄、甲状腺功能亢进症或甲状旁腺功能亢进高钙血症等。

(二)左心功能不全

1.病因

综合因素所致,包括高血压、水钠潴留、贫血、动静脉瘘、动脉粥样硬化、尿毒症毒素蓄积、营养不良和低蛋白血症等。

2.临床表现

由于左室顺应性明显减低,当容量负荷加重时极易引起肺充血和急性肺水肿;相反,当水钠丢失和容量减少时,又易使心排量锐减,引起冠状动脉灌注不足,诱发心绞痛或心肌梗死。

3.防治

充分透析可改善心肌收缩功能,因此充分合理的脱水以维持透析患者理想的干体重甚为重要。应选用碳酸氢盐透析。此外,要积极控制高血压、纠正贫血和进行营养支持。

(三)心包炎

心包炎是慢性肾衰竭晚期的常见并发症,按其发生时间与透析治疗开始先后的关系分为早期心包炎和迟发性心包炎两大类。

1.病因及发病机制

发病机制尚未完全肯定,可能与以下因素有关:①尿毒症毒素蓄积。②水、钠潴留。③病毒感染。④免疫异常。⑤血小板功能异常、凝血机制障碍以及血液透析时全身肝素化等。

2.临床表现

(1)早期心包炎(尿毒症心包炎),多见于透析治疗开始前或治疗后不久(2周内)尚未充分透析的尿毒症患者,表现为心前区不适、闷痛,以立位或前倾位较明显;心包摩擦音几乎存在于所有心包炎患者,但常在2~4d内消失。对于在透析过程中经常出现低血压的尿毒症性心包炎患者,应考虑大量心包积液的存在。心电图检查结果无特异性,房性心律失常为常见的心律改变,X线检查可见心影扩大,超声心动图对诊断心包积液有较大价值。

(2)迟发性心包炎(透析相关性心包炎),是指透析治疗开始后(2周至2个月后)才出现的心包炎或心包积液,患者常无明显临床症状,心包摩擦音发生率较低,血液透析时易有难以解释的低血压。可以通过超声心动图诊断心包积液的存在。当发展至缩窄性心包炎时,主要表现为右心功能不全极易误诊为充血性心力衰竭。处理上,首先要鉴别是早期心包炎或迟发性心包炎,因两者在治疗方法的选择上有所不同。前者以加强透析为主,一旦确立尿毒症心包炎的诊断应立即着手透析。通常每周进行5~7次透析每次4~4.5h,连续2~4周采用高效大面积透析器并减少肝素用量,或无肝素透析或采用局部肝素化,以防心包血性渗出。迟发性心包炎亦需加强透析,每周3次,每次5h,但单纯加强透析难以使积液消失,甚至在应用肝素时,血性心包炎反而加剧或发生心包填塞。此时可改用腹膜透析,或血液滤过,或连续性动静脉血液滤过。对皮质激素和吲哚美辛的应用尚有不同看法,多数研究者认为它们不能改变病理学变化,因此仅应用于有高热或全身中毒症状者。有报道用氟羟泼尼松龙通过导管注入心包腔内治疗心包炎取得良好疗效。对缩窄性心包炎应尽早进行心包剥离及部分心包切除术。

(四)冠状动脉疾病

透析患者直接死于冠状动脉疾病者占10%。动脉粥样硬化是造成冠状动脉疾病的主要原因。主要预防措施包括控制高血压、高脂血症,纠正贫血,防治甲状旁腺功能亢进症,控制钠摄入,保持透析间期体重稳定,避免过多、过快超滤脱水。心绞痛或心肌梗死的治疗与非透析人群处理原则相同。

(五)心内膜炎

慢性肾衰竭患者继发心内膜炎者占5%,易感因素包括尿毒症本身引起免疫力低下,免疫抑制剂的应用,创伤性治疗手段引起血管内膜损伤、内渗和心脏内膜损伤等。细菌主要来源于血管通路与血管进路。据报道致病菌中 70％为金黄色葡萄球菌,其次为表皮葡萄球菌。细菌性心内膜炎的诊断通常比较困难,症状和体征均缺乏特异性。发热不明显或偶有发热,但对长期或反复发热者,应该想到细菌性心内膜炎。依靠心脏杂音来诊断心内膜炎特异性较差,因尿毒症引起的贫血、心瓣膜钙化高血压及动静脉内瘘等都可产生或改变心脏杂音。但经常进行心脏听诊尤其必要,对近期出现的杂音应高度怀疑心内膜炎的发生。超声心动图和彩色多普勒检查发现瓣膜反流和赘生物以及血培养阳性是细菌性心内膜炎可靠的诊断证据,其他如血白细胞升高、血沉加快、血清 C 反应蛋白阳性和脾大等有助诊断。治疗上,根据细菌培养及药物敏感试验选择适当的抗生素。剂量要足,疗程要长,一般应达 6 周。有进行性瓣膜损伤或进行性心力衰竭或有复发性血管栓塞者,可考虑心脏瓣膜置换术。

(六)心律失常

尿毒症患者发生心律失常的危险性明显增加,这些因素包括尿毒症心肌病变,缺血性心脏病,心包炎,钾、钙、镁或酸碱代谢异常,系统性疾病如心肌淀粉样变、贫血、药物中毒等。原无心脏病患者,严重心律失常的发生并不常见,血液透析亦不增加异位心律的发生。原有心脏疾患的尿毒症患者伴发心律失常者达 50％,且其中 1/4 的患者可能由于血液透析诱发严重心律失常,如二联律、室性心律、室性心动过速或心房颤动。急性发生的严重心律失常多因高钾血症、低钾血症、病毒感染、心肌钙化或洋地黄类药物中毒等引起。防治应戒烟和停止饮用咖啡,纠正诱发因素如贫血、电解质紊乱酸中毒,避免低血压及低氧血症。药物治疗与非透析患者基本相同,但一些药物剂量要相应调整。药物治疗无效者可采用电转复或安装心内起搏器等措施。

(七)脂质代谢紊乱

据报道 60％的慢性透析患者存在高脂血症,多数属Ⅳ型。现已证明与患者体内载脂蛋白代谢异常有关,使脂蛋白的构成上发生改变,患者血中的极低密度脂蛋白及其中的甘油三酯含量增加,而高密度脂蛋白及所含的胆固醇减少。上述脂代谢紊乱的主要原因除尿毒症本身导致肝内脂蛋白酯酶活力下降,使甘油三酯合成增加和清除减少外,血液透析中长期大量肝素抗凝加重高脂血症,醋酸盐在肝内代谢转化为胆固醇和脂肪酸以及某些药物如 β 受体阻滞剂等的长期应用亦对脂代谢产生影响。戒烟、忌酗酒并鼓励患者进行适度体育活动,血液透析中减少肝素用量,尽量采用碳酸氢盐透析等有助于减缓高脂血症发生。治疗上以饮食疗法为主,多进食富含纤维素的食物,提倡低脂肪、低糖饮食,每日按规定热量摄入,辅以降脂药物治疗时,应考虑尿毒症患者可能引起的药物蓄积以及血液透析对该药物的清除能力,指导药物剂量。

二、透析相关性淀粉样变

(一)$\beta_2 MG$ 相关性淀粉样变的危险因素

长期 β_2 微球蛋白($\beta_2 MG$)的积累是 $\beta_2 MG$ 相关性淀粉样变形成的必要因素,尿毒症患者血中 $\beta_2 MG$ 水平受多种因素的影响,但主要见于长期血液透析的患者,且透析的时间越长发病率越高。研究表明,开始透析的年龄也是 $\beta_2 MG$ 相关性淀粉样变的一个独立危险因素,年龄越小发病率越高。

透析膜对 $\beta_2 MG$ 相关性淀粉样变的形成有一定影响,行连续性不卧床腹膜透析(CAPD)

或用高通量生物相容性较好的透析膜的患者,血清 β_2MG 浓度比用铜仿膜者低 30%,并能够延缓 β_2MG 相关性淀粉样变的形成。代谢性酸中毒能够刺激 β_2MG 产生,对 β_2MG 相关性淀粉样变的形成有促进作用。

(二)临床表现

β_2MG 对关节组织有较高的亲和力,首先沉积在软骨表面,逐渐累及滑膜、关节及肌腱。在透析治疗五年内,病变部位最初无细胞成分及骨质损害,也缺乏临床症状及放射学征象,不容易发现,早期诊断主要依靠病理学检查。

当 β_2MG 相关性淀粉样变部位有巨噬细胞聚集时,可引起关节炎及骨囊肿形成。此时常见临床表现为腕管综合征,患者经常会有手指麻痛的症状尤其是在做内瘘的手更为严重,晚上睡觉时或透析治疗时,疼痛会加剧,甚至无法睡眠或进行透析治疗,严重影响生活质量。

关节受累常是对称性的,主要是大关节。β_2MG 相关性淀粉样变脊柱关节炎损害表现为椎间院狭窄,椎板囊肿形成而无明显骨质增生。病变发生在硬脊膜外及颈椎时可引起四肢感觉、运动异常和枕部神经痛。骨囊肿形成所致的病理性骨折多发生在股骨颈,其他可见于舟状骨及第一、第二颈椎关节部位。

内脏器官淀粉样物质沉积一般发生在透析 10 年以上的患者,多数病变较轻,比关节要晚数年出现,主要病变部位在血管壁,往往缺乏明显的临床表现,偶见有肺动脉高压引起的心力衰竭、胃肠道出血、肠穿孔、梗死或慢性腹泻、巨舌及舌结节等。透析治疗超过 15 年,几乎百分之百会出现症状。

(三)β_2MG 相关性淀粉样变的治疗与预防

针对 β_2MG 相关性淀粉样变形成的有关危险因素采取措施,对减轻和缓解 β_2MG 相关性淀粉样变的形成可能有一定作用。如预防和积极治疗各种感染(尤其是病毒感染),纠正代谢性酸中毒等。

β_2MG 相关性淀粉样变引起的关节疼痛多选用对乙酰氨基酚/右旋丙氧芬,非甾体消炎药易致胃肠道出血,不宜使用。上述治疗无效者可用低剂量泼尼松 $0.1mg/(kg \cdot d)$。

长期 β_2MG 的积累是 β_2MG 相关性淀粉样变形成的必要因素,因此对于透析患者如何增加 β_2MG 的清除是治疗和预防的关键,同其他尿毒症的中分子毒素一样,β_2MG 的透析清除量与透析时间呈正相关,延长透析时间可清除更多 β_2MG。在现有的常用透析方式中,首先要选用生物相容性好的透析膜,对于 β_2MG 清除效果以血液透析滤过(HDF)最好,根据 Locatelli 等一组 6444 人的报告,HDF 可减少 42% 透析患者的腕管综合征的发生。

至于标准的血液透析,则无法清除血液中的 β_2MG。另外,在各种血液透析方式治疗中,选择超纯透析液也至关重要,即使使用普通的透析器,也能显著降低腕管综合征的发生。此项研究证实细菌内毒素是影响 β_2MG 产生的重要因素。同类研究还发现当使用超纯透析液后,类淀粉沉着的相关症状如腕管综合征,1996 年的发生率较 1988 年降低了 80%。腹膜透析无法清除 β_2MG,除非存在残余肾功能。

总的说来,以目前的透析治疗方式,并不能使患者血中的 β_2MG 浓度降到正常。

腕管综合征能引起严重的不可逆性神经肌肉损害,应尽早行外科治疗。在等候移植的患者中应优先选择有 β_2MG 相关性淀粉样变的患者行肾移植,成功的肾移植可迅速改善其关表现,阻滞 β_2MG 相关性淀粉样变的进展,从根本上解除 β_2MG 相关性淀粉样变形成的原因。

三、继发性甲状旁腺功能亢进

继发性甲状旁腺功能亢进(2HPT)是指继发于慢性肾衰竭(CRF)本身和长期接受透析治疗所致的甲状旁腺功能亢进产生的一组综合征。

临床可出现神经、消化、心血管和骨骼等各系统的病变。而其中肾性骨病几乎累及每个终末期肾衰竭患者,严重影响长期透析患者的生活质量和存活率,一直是临床研究和防治的重点之一。

(一)发病机制

CRF 导致的 2-HPT 和活性维生素 D_3 缺乏是基本病因。研究证明,当患者肾功能由正常下降至 $25mL/min$ 时,体内钙磷代谢失衡,出现低血钙及高血磷症,刺激免疫反应性甲状旁腺素(i-PTH)逐渐升高,促使溶骨释出钙以期平衡低血钙症。但由于肾功能的继续恶化,磷经肾排出进行性减少而持续堆积升高,同时钙也因维生素 D_3 无法经肾活化,而呈持续低钙血症。因此 i-PTH 持续上升,直到开始透析治疗时,多数患者已出现高 i-PTH,发生 2-HPT 及相关全身性病变。

另外,肾脏是磷盐唯一的清除器官,尿毒症所致高磷血症本身可直接刺激甲状旁腺细胞增生及分泌,使其基因表达上调,因此高血磷较低血钙更能影响甲状旁腺功能亢进的发生。

甲状旁腺素分泌升高的同时,也会直接刺激甲状旁腺细胞增生,并使得维生素 D_3 受体数目减少。血液透析治疗本身既不能完全消除上述病因,更不能使已发生的病变完全修复。

(二)临床症状

多数患者在 2-HPT 病变早期无临床表现,症状也常不典型,须靠定期检查才能早期发现早期治疗。相对较严重的并发症如纤维囊状骨炎等,在透析治疗不久即可发生。由于 i-PTH 升高,常导致细胞内的钙浓度升高,产生全身细胞器官机能不良。

晚期常伴多系统多器官受累表现或病变症状:①关节炎;②骨痛;③肌病变、肌肉无力及肌腱自动断裂;④皮肤瘙痒;⑤转移性软组织钙化、血管钙化引起皮肤溃疡及坏死;⑥骨骼变形、成长迟缓及骨髓纤维化,导致贫血;⑦心脏病变,心脏前壁增厚,心肌细胞间质纤维化,心脏长大,收缩无力;⑧失眠等中枢脑神经病变、周围神经病变、性功能异常等;⑨免疫功能下降,容易感冒及感染;0脂肪代谢异常,出现甘油三酯(TG)及低密度脂蛋白(LDL)升高,高密度脂蛋白(HDL)下降等。

值得注意的是钙磷乘积及血磷浓度是决定是否会有转移性软组织钙化的关键,软组织钙化如造成心脏血管钙化,会导致病死率上升。Black 等报道血磷大于 $2.1mmol/L(6.5mg/dL)$,则病死率升高 27%。

同样的,钙磷乘积大于 $65mg^2/dL^2$,则病死率升高 34%。事实上,透析患者尸检结果显示,高达 60% 的患者已有心脏血管钙化的现象。甚至钙磷乘积在 $55\sim60mg/dL^2$ 时,就可出现心血管钙化。最近的研究也证实钙磷乘积越高,心脏血管病死率越高。因此,须维持钙磷乘积小于 $55mg^2/dL^2$。

(三)治疗

(1)美国肾脏科医学会 1994 年建议,维持血中 iPTH 浓度在 $60\sim200pg/mL$ 其治疗措施包括。

1)轻度到中度 2-HPT。i-PTH 浓度在 200~600pg/mL,可口服活性维生素 D_3·每周 3 次,每次 0.5~2.0μg。注意睡前空腹口服活性维生素 D_3,可以减少高血钙或高血磷发生。

2)中度到重度 2-HPT。i-PTH 浓度在 600~1200pg/mL,可用注射活性维生素 D_3,每周 3 次,每次 2.0~4.0μg。此时可使用活性维生素 D_3、脉冲式治疗每周 2 次或口服活性维生素 D_3 的同形物,以减少高血钙或高血磷发生。

3)重度到极重度 2-HPT。i-PTH 浓度在 1200~1800pg/mL,可用注射活性维生素 D_3,每周 2~3 次,每次 4.0~6.0μg。

4)极重度以上 2-HPT。i-PTH 浓度在 1800pg/mL 以上,可用注射活性维生素 D_3,每周 2~3 次,每次 6.0~8.0μg,可考虑手术或局部甲状旁腺乙醇注射治疗。

在活性维生素 D_3、治疗时,要特别注意维持钙磷乘积仍须小于 $60mg^2/dL^2$,以预防组织血管钙化发生;如果超过 $65mg^2/dL^2$,则须暂时停药一周,直到其下降至 $60mg^2/dL^2$ 以下时,再继续用药。

(2)手术及局部乙醇注射适应证。

1)甲状旁腺素非常高或骨切片已经有纤维囊状骨炎变化。

2)排除铝中毒引起骨病变的可能。

3)符合下列任何一项,有任何持续性高血钙、钙磷乘积大于 $70mg^2/dL^2$、严重皮肤瘙痒、骨折、骨变形或皮肤因血管钙化坏死,都可考虑手术治疗。

4)局部甲状旁腺乙醇注射较手术的危险性低。虽然手术的方法差异很大,但是否成功主要决定于外科医师的技术,而非使用的方式。

(3)甲状旁腺功能亢进的患者手术后,因骨大量吸收钙质,经常会发生骨吸收饥饿症候群,出现严重低血钙(<1.75mmol/L(7.0mg/dL))、抽搐、心律失常等。故常在术前 5d,给予活性维生素 D_3,每天口服 0.5~1μg 或每次透析后注射 1.5~2.0g。手术后,持续使用到血钙恢复正常为止。同时也可以饭前或饭后 1h 口服钙元素 1~2g。无论是手术还是局部乙醇注射法治疗,约有 1/3 的患者复发,故仍须做好钙磷的控制。

(四)预防

(1)预防性的给予活性维生素 D_3,维持 i-PTH 小于 200pg/mL,但应大于 60pg/mL。i-PTH 水平有异常波动,则须追踪检查。

(2)维持血磷小于 5.0~5.5mmol/L,但大于 2.5mmol/L。

(3)钙磷乘积小于 $55mg^2/dL^2$ 以下。

(4)限制高磷食物,使用新的磷树脂结合剂或铁、镁磷结合剂。

四、慢性炎症反应的治疗方法及预防

(1)使用生物相容性好的透析器及超纯透析液,使用生物相容性好的腹膜透析液,都可以减少炎症反应发生,而降低 CRP 值。

(2)给予口服维生素 E 或维生素 E 附着的透析器,以中和氧化应激的毒害作用。有研究发现,每天服用维生素 E500mg 可以提升患者的血红蛋白,改善动脉硬化,并能减少心脏血管疾病的发生。维生素 E 可减少氧化产物的发生及 IL-6 的生成,因此口服维生素 E,可能是一有效地抑制炎症反应的方法。最近有人将维生素 E 附着于透析膜上,做成透析器,此种透析器对透析膜引起的氧化反应,应该有所助益。

(3)给予血管紧张素转换酶抑制剂(ACED),以减少血管的收缩、降低 IL—6 浓度及增强一氧化氮(NO)的扩张血管的生物活性。患者使用 ACEI 要注意预防高钾血症。另外,给予他汀类降脂药也有助于减轻炎症反应。

(4)切除有潜伏感染的残留人工血管,尽量避免长期使用导管及人工血管透析治疗,都可以减少炎症反应发生,而降低 CRP 值。

第五章 普外科疾病

第一节 急性乳腺炎的护理

一、疾病概述

(一)概念

急性乳腺炎是乳腺的急性化脓性感染。多发生于产后 3～4 周的哺乳期妇女,以初产妇最常见。主要致病菌为金黄色葡萄球菌,少数为链球菌。

(二)相关病理生理

急性乳腺炎开始时局部出现炎性肿块,数天后可形成单房或多房性的脓肿。表浅脓肿可向外破溃或破入乳管自乳头流出;深部脓肿不仅可向外破溃,也可向深部穿至乳房与胸肌间的疏松组织中,形成乳房后脓肿。感染严重者,还可并发脓毒血症。

(三)病因与诱因

1.乳汁淤积

乳汁是细菌繁殖的理想培养基,引起乳汁淤积的主要原因有:①乳头发育不良(过小或凹陷)妨碍哺乳;②乳汁过多或婴儿吸乳过少导致乳汁不能完全排空;③乳管不通(脱落上皮或衣服纤维堵塞),影响乳汁排出。

2.细菌入侵

当乳头破损时,细菌沿淋巴管入侵是感染的主要途径。细菌也可直接侵入乳管,上行至腺小叶而致感染。细菌主要来自婴儿口腔、母亲乳头或周围皮肤。多数发生于初产妇,因其缺乏哺乳经验;也可发生于断奶时,6 个月以后的婴儿已经长牙,易致乳头损伤。

(四)临床表现

1.局部表现

初期患侧乳房红、肿、胀、痛,可有压痛性肿块,随病情发展症状进行性加重,数天后可形成单房或多房性的脓肿。脓肿表浅时局部皮肤可有波动感和疼痛,脓肿向深部发展可穿至乳房与胸肌间的疏松组织中,形成乳房后脓肿和腋窝脓肿,并出现患侧腋窝淋巴结肿大、压痛。局部表现可有个体差异,应用抗生素治疗的患者,局部症状可被掩盖。

2.全身表现

感染严重者,可并发败血症,出现寒战、高热、脉快、食欲减退、全身不适,白细胞上升等症状。

(五)辅助检查

1.实验室检查

白细胞计数及中性粒细胞比例增多。

2.B超检查

确定有无脓肿及脓肿的大小和位置。

3.诊断性穿刺

在乳房肿块波动最明显处或压痛最明显的区域穿刺,抽出脓液可确诊脓肿已经形成。脓液应做细菌培养和药敏试验。

(六)治疗原则

主要原则为控制感染,排空乳汁。脓肿形成以前以抗菌药治疗为主,脓肿形成后,需及时切开引流。

1.非手术治疗

(1)一般处理。

1)患乳停止哺乳,定时排空乳汁,消除乳汁淤积。

2)局部外敷,用 25％硫酸镁湿敷,或采用中药蒲公英外敷,也可用物理疗法促进炎症吸收。

(2)全身抗菌治疗:原则为早期、足量应用抗生素。针对革兰阳性球菌有效的药物,如青霉素、头孢菌素等。由于抗生素可被分泌至乳汁,故避免使用对婴儿有不良影响的抗菌药,如四环素、氨基苷类、磺胺类和甲硝唑。如治疗后病情无明显改善,则应重复穿刺以了解有无脓肿形成,或根据脓液的细菌培养和药敏试验结果选用抗生素。

(3)中止乳汁分泌:患者治疗期间一般不停止哺乳,因停止哺乳不仅影响婴儿的喂养,且提供了乳汁淤积的机会。但患侧乳房应停止哺乳,并以吸乳器或手法按摩排出乳汁,局部热敷。若感染严重或脓肿引流后并发乳瘘(切口常出现乳汁)需回乳,常用方法。

1)口服溴隐亭 1.25mg,每日 2 次,服用 7～14 天;或口服己烯雌酚 1～2mg,每日 3 次,2～3 天。

2)肌内注射苯甲酸雌二醇,每次 2mg,每日 1 次,至乳汁分泌停止。

3)中药炒麦芽,每日 60mg,分 2 次煎服或芒硝外敷。

2.手术治疗

脓肿形成后切开引流。于压痛、波动最明显处先穿刺抽吸取得脓液后,于该处切开放置引流,脓液做细菌培养及药物敏感试验。脓肿切开引流时注意:①切口一般呈放射状,避免损伤乳管引起乳瘘;乳晕部脓肿沿乳晕边缘做弧形切口;乳房深部较大脓肿或乳房后脓肿,沿乳房下缘做弧形切口,经乳房后间隙引流。②分离多房脓肿的房间隔以利引流。③为保证引流通畅,引流条应放在脓腔最低部位,必要时另加切口作对口引流。

二、护理评估

(一)一般评估

1.生命体征(T、P、R、BP)

评估是否有体温升高,脉搏加快。急性乳腺炎患者通常有发热,可有低热或高热;发热时呼吸、脉搏加快。

2.患者主诉

询问患者是否为初产妇,有无乳腺炎、乳房肿块、乳头异常溢液等病史;询问有无乳头内陷;评估有无不良哺乳习惯,如婴儿含乳睡觉、乳头未每日清洁等;询问有无乳房胀痛,浑身发热、无力、寒战等症状。

3.相关记录

体温、脉搏、皮肤异常等记录结果。

(二)身体评估

1.视诊

乳房皮肤有无红、肿、破溃、流脓等异常情况;乳房皮肤红肿的开始时间、位置、范围、进展情况。

2.触诊

评估乳房乳汁淤积的位置、范围、程度及进展情况;乳房有无肿块,乳房皮下有无波动感,脓肿是否形成,脓肿形成的位置、大小。

(三)心理——社会评估

评估患者心理状况,是否担心婴儿喂养与发育、乳房功能及形态改变。

(四)辅助检查阳性结果评估

患者血常规检查示血白细胞计数及中性粒细胞比例升高提示有炎症的存在;根据B超检查的结果判断脓肿的大小及位置,诊断性穿刺后方可确诊脓肿形成;根据脓液的药物敏感试验选择抗生素。

(五)治疗效果的评估

1.非手术治疗评估要点

应用抗生素是否有效果,乳腺炎症是否得到控制,患者体温是否恢复正常;回乳措施是否起效,乳汁淤积情况有无改善,患者乳房肿胀疼痛有无减轻或加重;患者是否了解哺乳卫生和预防乳腺炎的知识,情绪是否稳定。

2.手术治疗评估要点

手术切开排脓是否彻底;伤口愈合情况是否良好。

三、主要护理诊断(问题)

(一)疼痛

与乳汁淤积、乳房急性炎症使乳房压力显著增加有关。

(二)体温过高

与乳腺急性化脓性感染有关。

(三)知识缺乏

与不了解乳房保健和正确哺乳知识有关。

(四)潜在并发症

乳瘘。

四、主要护理措施

(一)对症处理

定时测患者体温、脉搏、呼吸、血压,监测白细胞计数及分类变化,必要时做血培养及药物敏感试验。密切观察患者伤口敷料引流、渗液情况。

1.高热者

给予冰袋,酒精擦浴等物理降温措施,必要时遵医嘱应用解热镇痛药;脓肿切开引流后,保持引流通畅,定时更换切口敷料。

2.缓解疼痛

(1)患乳暂停哺乳,定时用吸乳器吸空乳汁。若乳房肿胀过大,不能使用吸乳器,应每天坚持用手揉挤乳房以排空乳汁,防止乳汁淤积。

(2)用乳罩托起肿大的乳房以减轻疼痛。

(3)疼痛严重时遵医嘱给予止痛药。

3.炎症已经发生

(1)消除乳汁淤积用吸乳器吸出乳汁或用手顺乳管方向加压按摩,使乳管通畅。

(2)局部热敷:每次 20～30 分钟,促进血液循环,利于炎症消散。

(二)饮食与运动

给予高蛋白、高维生素、低脂肪食物,保证足量水分摄入。注意休息,适当运动,劳逸结合。

(三)用药护理

遵医嘱早期使用抗菌药,根据药物敏感试验选择合适的抗菌药,注意评估患者有无药物不良反应。

(四)心理护理

观察了解患者心理状况,给予必要的疾病有关的知识宣教,抚慰其紧张急躁情绪。

(五)健康教育

1.保持乳头和乳晕清洁

每次哺乳前后清洁乳头,保持局部干燥清洁。

2.纠正乳头内陷

妊娠期每天挤捏、提拉乳头。

3.养成良好的哺乳习惯

定时哺乳,每次哺乳时让婴儿吸净乳汁,如有淤积及时用吸乳器或手法按摩排出乳汁;培养婴儿不含乳头睡眠的习惯;注意婴儿口腔卫生,及时治疗婴儿口腔炎症。

4.及时处理乳头破损

乳晕破损或皲裂时暂停哺乳,用吸乳器吸出乳汁哺乳婴儿;局部用温水清洁后涂以抗菌药软膏,待愈合后再行哺乳;症状严重时及时诊治。

五、护理效果评估

(1)患者的乳汁淤积情况有无改善,是否学会正确排出淤积乳汁的方法,是否坚持每天挤出已经淤积的乳汁,回乳措施是否产生效果,乳房胀痛有无逐渐减轻。

(2)患者乳房皮肤的红肿情况有无好转,乳房皮肤有无溃烂,乳房肿块有无消失或增大。

(3)患者应用抗生素后体温有无恢复正常,炎症有无消退,炎症有无进一步发展为脓肿。

(4)患者脓肿有无及时切开引流,伤口愈合情况是否良好。

(5)患者是否了解哺乳卫生和预防乳腺炎的知识,焦虑情绪是否改善。

第二节 乳腺囊性增生的护理

乳腺囊性增生病也称慢性囊性乳腺病,或称纤维囊性乳腺病,是乳腺间质的良性增生。增生可发生于腺管周围,并伴有大小不等的囊肿形成;也可发生在腺管内而表现为上皮的乳头样增生,伴乳管囊性扩张;另一类型是小叶实质增生。本病是妇女的常见病之一,多发生于30～50岁妇女,临床特点是乳房胀痛、乳房肿块及乳头溢液。

一、病因病理

本病的症状常与月经周期有密切关系,且患者多有较高的流产率。一般多认为其发病与卵巢功能失调有关,可能是黄体素的减少及雌激素的相对增多,致使两者比例失去平衡,使月经前的乳腺增生变化加剧,疼痛加重,时间延长,月经后的"复旧"也不完全,日久就形成了乳腺囊性增生病。主要病理改变是导管、腺泡以及间质的不同程度的增生;病理类型可分为乳痛症型(生理性的单纯性乳腺上皮增生症)、普通型腺病小叶增生症型、纤维腺病型、纤维化型和囊肿型(即囊肿性乳腺上皮增生症),各型之间的病理改变都有不同程度的移行。

二、临床表现

乳房胀痛和肿块是本病的主要症状,其特点是部分患者具有周期性。疼痛与月经周期有关,往往在月经前疼痛加重,月经来潮后减轻或消失,有时整个月经周期都有疼痛,部分患者可伴有月经紊乱或既往有卵巢或子宫病史。体检发现一侧或两侧乳腺有弥漫性增厚,可局限于乳腺的一部分,也可分散于整个乳腺;肿块呈颗粒状、结节状或片状,大小不一,质韧而不硬;增厚区与周围乳腺组织分界不明显,与皮肤无粘连。少数患者可有乳头溢液,本病病程较长,发展缓慢

三、治疗

主要是对症治疗,绝大多数患者不需要外科手术治疗。一般首选具有疏肝理气、调和冲任、软坚散结及调整卵巢功能的中药或中成药,如逍遥散等。由于本病有少数可发生癌变,确诊后应注意密切观察、随访。乳房胀痛严重,肿块较多、较大者,可酌情应用维生素E及激素类药物。在治疗过程中还应注意情志疏导,配合应用局部外敷药物、激光局部照射、磁疗等方法也有一定疗效。

四、护理评估

(一)健康史和相关因素

本病的发生与内分泌失调有关。一是体内雌、孕激素比例失调,黄体素分泌减少、雌激素量增多导致乳腺实质增生过度和复旧不全;二是部分乳腺实质中女性雌激素受体的质与量的异常,导致乳腺各部分发生不同程度的增生。

(二)身体状况

1.临床表现

(1)乳房疼痛特点是胀痛,具有周期性,常于月经来潮前疼痛发生或加重,月经来潮后减轻或消失,有时整个月经周期都有疼痛。

(2)乳房肿块一侧或双侧乳腺有弥漫性增厚,可呈局限性改变,对位于乳房外上象限,轻度触痛;也可分散于整个乳腺。肿块呈结节状或片状,大小不一。质韧而不硬,增厚区与周围乳腺组织分界不明显。

(3)乳头溢液少数患者可有乳腺溢液,呈黄绿色或血性,偶有无色浆液。

2.辅助检查

钼靶 X 线摄片,B 型超声波或组织病理学检查等均有助于本病的诊断。

(三)处理原则

主要是观察、随访和对症治疗。

1.非手术治疗

主要是观察和药物治疗。观察期间可用中医中药调理,或口服乳康片、乳康宁等;抗雌激素治疗仅在症状严重时采用,可口服他莫昔芬。由于本病有恶变可能,应嘱患者每隔 2~3 个月到医院复查,有对侧乳腺癌或有乳腺癌家族史者应密切随访。

2.手术治疗

若肿块周围乳腺组织局灶性增生较为明显、形成孤立肿块,或 B 超、钼靶 X 线摄片发现局部有沙粒样钙化灶者,应尽早手术切除肿块并做病理学检查。

五、常见护理诊断问题

疼痛与内分泌失调致乳腺实质过度增生有关。

六、护理措施

(一)减轻疼痛

(1)解释疼痛发生的原因,消除患者的思想顾虑,保持心情舒畅。

(2)用宽松胸罩托起乳房。

(3)遵医嘱服用中药调理或其他对症治疗药物。

(二)定期复查

遵医嘱定期复查,以便及时发现恶性变。

(三)乳腺增生的日常护理

为预防乳腺疾病,成年女性每月都要自检。月经正常的妇女,月经来潮后第 2~11 天是检查的最佳时间。下向介绍几种自检的方法。

1.对镜向照法

面对镜子,将双臂高举过头,观察乳房的形状和轮廓有无变化,皮肤有无异常(主要是有无红肿、皮疹、浅静脉曲张、发肤皱褶、橘皮样改变等),观察乳头是含在同一水平线上,是否有抬高、回缩、凹陷等现象,用拇指和食指轻轻挤捏乳头,检查是否有异常分泌物从乳头溢出,乳晕颜色是否改变。

2.平卧触摸法

平卧,朽竹高举过头,并在右肩下垫一小枕头,使右侧乳房变平。左手四指并拢,用指端掌而检查乳房各部位是否有肿块或其他变化。

3.淋浴检查法

淋浴时,因皮肤湿润更易发现问题,用一手指指端掌面慢慢滑动,仔细检查乳房的各个部位及腋窝处是否有肿块。

第三节　急性阑尾炎的护理

急性阑尾炎是最常见的外科急腹症之一,多发生于青壮年,男性发病率高于女性。

一、病因与转归

(一)病因

1.阑尾管腔阻塞

阑尾管腔阻塞是急性阑尾炎最常见的病因。导致阑尾管腔阻塞的原因:①淋巴小结明显增生,约占60%,多见于青年人。②粪石,约占35%;③异物、炎性狭窄、食物残渣、蛔虫、肿瘤等,较少见。④阑尾的管腔细长、开口狭小、系膜短致阑尾卷曲。

2.细菌入侵

致病菌多为肠道内的革兰氏阴性杆菌和厌氧菌。阑尾管腔阻塞后,细菌繁殖并分泌内毒素和外毒素,损伤黏膜上皮,产生溃疡,细菌经溃疡面向肌层扩散;也可因肠道炎性疾病蔓延至阑尾。

3.饮食因素

长期进食高脂肪、高糖和缺乏纤维的食物,因肠蠕动减弱、菌群改变,粪便黏稠而易形成粪石,阻塞管腔造成炎症。

(二)急性阑尾炎的转归

1.炎症消退

部分单纯性阑尾炎经及时治疗后炎症消退,无解剖学上的改变;化脓性阑尾炎药物治疗后,即使炎症消退,仍遗留管腔狭窄、管壁增厚和周围粘连,转为慢性阑尾炎。

2.炎症局限

部分化脓、坏疽或穿孔性阑尾炎被大网膜包裹后,炎症可局限化,形成阑尾周围脓肿,如脓液较少,经药物治疗后可被逐渐吸收。

3.炎症扩散

炎症重、发展快、又未得到及时治疗时,可发展为弥漫性腹膜炎、化脓性门静脉炎、细菌性肝脓肿甚至感染性休克等。

二、临床表现

(一)症状

1.转移性右下腹痛

发生率为70%~80%,即疼痛多开始于上腹部或脐周,位置不固定,在6~8小时后转移并固定于右下腹。少部分患者在发病初时即表现为右下腹痛。特殊位置阑尾的腹痛部位也不相同,如盲肠后位阑尾炎的腹痛在右侧腰部,盆位阑尾炎者的腹痛位于耻骨上区,肝下区阑尾炎表现为右上腹痛,极少数内脏反位者呈左下腹痛。

2.胃肠道反应

早期可出现畏食、恶心和呕吐,有些患者可发生腹泻或便秘。

3.全身表现

早期有乏力、低热。炎症加重可出现脉速、发热等,体温多在 38℃ 以下。阑尾穿孔形成腹膜炎时,出现寒战,体温明显升高,若发生门静脉炎还可引起轻度黄疸。

(二)体征

1.右下腹固定压痛

压痛点通常位于麦氏点,虽然压痛点随阑尾解剖位置变异会有改变,但始终固定在一个位置。阑尾炎症扩散至周围组织时,压痛范围也相应扩大,但仍以阑尾所在位置最明显。

2.腹膜刺激征

包括压痛、反跳痛(Blumberg 征)。腹肌紧张、肠鸣音减弱或消失等。腹膜刺激征是壁腹膜受炎症刺激的一种防御性反应,常表示阑尾炎症加重。但小儿、老人、孕妇、肥胖、虚弱者或盲肠后位阑尾炎的腹膜刺激征不明显。

3.右下腹包块

右下腹可扪及压痛性包块,位置固定、边界不清,阑尾穿孔和阑尾周围形成脓肿者多见。

三、辅助检查

(一)实验室检查

多数患者的血常规检查可见白细胞计数和中性粒细胞比例升高。但新生儿、老年人及 HIV 感染者的白细胞计数不升高或升高不明显。部分单纯性阑尾炎患者白细胞可无明显升高,可查血清淀粉酶、脂肪酶除外胰腺炎,β-HCG 测定以除外异位妊娠。

(二)影像学检查

1.腹部 X 线检查

立位腹平片可见盲肠扩张和液气平;钡剂灌肠 X 线检查可见阑尾不充盈或充盈不全,阑尾腔不规则,72 小时后复查仍有钡剂残留,即可诊断慢性阑尾炎。

2.B 超检查

可显示阑尾肿大或脓肿。

四、治疗要点

大部分患者应早期手术治疗,部分成人急性单纯性阑尾炎患者可经非手术治疗而痊愈。

(一)非手术治疗

仅适用于诊断不很明确或症状比较轻的单纯性阑尾炎。主要治疗措施为应用抗生素控制感染、禁食、补液等。在非手术治疗期间,应密切观察病情,若病情有发展趋势,应及时行手术治疗。

(二)手术治疗

可用传统的开腹手术方法切除阑尾,也可采用腹腔镜进行手术。根据阑尾炎不同病理类型选择不同手术方式,具体方法如下。

1.急性单纯性阑尾炎

行阑尾切除术,切口Ⅰ期缝合。

2.急性化脓性或坏疽性阑尾炎

行阑尾切除术,若腹腔内有脓液,应彻底清除脓液,可根据病情放置引流。注意保护切口,可Ⅰ期缝合。

3.穿孔性阑尾炎

手术切除阑尾后,清除腹腔脓液并清洗腹腔,根据病情放置腹腔引流管。术中注意保护切口,冲洗腹腔,Ⅰ期缝合。

4.阑尾周围脓肿

全身应用抗生素治疗或同时联合局部外敷药物,以促进脓肿吸收消退;待肿块缩小局限、体温正常3个月后再手术切除阑尾。若在非手术治疗过程中,病情有发展趋势,则应行脓肿切开引流手术,待3个月后再行阑尾切除术。

五、护理措施

(一)术前护理

1.心理护理

在与患者及家属建立良好沟通的基础上,做好解释安慰工作,稳定患者情绪,减轻焦虑。

2.减轻或控制疼痛

(1)采取合适卧位:协助患者采取半卧位或斜坡卧位,以减轻腹壁张力。指导患者进行有节律的深呼吸,起到放松和减轻疼痛的作用。

(2)避免增加肠腔内压力:疾病观察期间,患者禁食,必要时遵医嘱给予胃肠减压,以减轻腹胀和腹痛;解除禁食后,应在严密的病情观察下,指导患者进清淡饮食,防止腹胀而引起疼痛。

(3)药物镇痛:对诊断明确或已决定手术的剧烈疼痛患者,可遵医嘱给予解痉或镇痛药,以缓解疼痛。

(4)控制感染:遵医嘱应用足量有效抗生素,以有效控制感染,达到减轻疼痛的目的。

3.病情观察

定时测量生命体征;加强巡视,观察患者腹部症状和体征,尤其注意腹痛的变化;禁用镇静镇痛药,以免掩盖病情。

(二)术后护理

(1)密切监测生命体征及病情变化。

(2)患者全麻术后清醒或硬膜外麻醉术后6小时,血压、脉搏平稳者改为半卧位。

(3)保持切口敷料清洁、干燥,观察切口愈合情况,及时发现切口出血及感染征象。妥善固定引流管,防止扭曲,打折、受压,观察并记录引流液的颜色、性状及量。

(4)患者术后禁食、胃肠减压,并经静脉补液。待肠蠕动恢复,肛门排气后,逐步恢复经口进食。

(5)应用有效抗生素,控制感染,防止并发症发生。

(6)鼓励患者术后床上翻身、活动肢体,早期下床活动,以促进肠蠕动恢复,减少肠粘连的发生。

(三)并发症的预防和护理

1.切口感染的预防和护理

(1)按时更换切口敷料,及时更换被渗液污染的敷料,保持切口敷料清洁和干燥。

(2)对化脓、坏疽或穿孔的阑尾炎患者,应根据脓液或渗液细菌培养和药物敏感试验结果应用敏感抗菌药物。

(3)注意观察手术切口情况,若术后 2～3 天,切口部位出现红肿、压痛、波动感,且伴体温升高,应考虑切口感染。

(4)发现切口感染后,应配合医师做好穿刺抽出脓液,或拆除缝线放出脓液及放置引流等,定期伤口换:药,及时更换被渗液浸湿的敷料,保持敷料清洁、干燥。

2.腹腔脓肿的预防和护理

(1)术后患者血压平稳后给予半坐卧位,以利于腹腔内渗液积聚于盆腔或引流,避免形成腹腔脓肿。

(2)保持引流管通畅:妥善固定引流管,防止受压、扭曲、堵塞等,确保有效引流,防止因引流不畅而致积液或脓肿。

(3)遵医嘱应用足量敏感的抗菌药物。

(4)术后密切观察患者的体温变化,若术后 5～7 天患者体温下降后又升高,且伴腹痛、腹胀、腹肌紧张或腹部包块等,则提示腹腔感染或脓肿。

(5)一经确诊,应配合医师做好超声引导下穿刺抽脓、冲洗或置管引流,必要时遵医嘱做好手术切开引流的准备。

(四)健康指导

(1)对非手术治疗的患者,应向其解释禁食的目的,教会患者自我观察腹部症状和体征变化的方法。

(2)保持良好的饮食、卫生及生活习惯,餐后不做剧烈运动,尤其跳跃奔跑等;术后鼓励患者摄入营养丰富齐全的食物,以利于切口愈合。

(3)指导患者术后早期下床活动,防止发生肠粘连甚至粘连性肠梗阻。

(4)阑尾周围脓肿者,出院时应告知患者 3 个月后再次住院行阑尾切除术。

(5)患者出院后,发现腹痛、腹胀等不适时及时就诊。

第四节　胆石症的护理

胆石症指发生在胆囊和胆管的结石,是胆道系统的常见病和多发病。

胆石的成因十分复杂,是多因素综合作用的结果,主要与以下因素有关:①胆道感染;②胆管异物;③胆道梗阻;④代谢因素;⑤胆囊功能异常;⑥致石基因及其他因素。

胆石按结石组成成分的不同分可为 3 类。①胆固醇结石:以胆固醇为主要成分,其中 80% 发生于胆囊内。X 线检查多不显影。②胆色素结石:含胆色素为主,其中 75% 发生于胆管内,X线检查多不显影。③混合型结石:X线检查常显影。

一、胆囊结石

胆囊结石为发生在胆囊内的结石,主要是胆固醇结石和以胆固醇为主的混合性结石,常与急性胆囊炎并存。主要见于成年人,女性多见。

(一)病因

胆囊结石是多种综合性因素作用的结果。主要与脂类代谢异常、胆囊细菌感染和收缩排空功能减退有关,这些因素引起胆汁成分和理化性质发生变化。

(二)临床表现

30%的胆囊结石患者可终身无临床症状。单纯性胆囊结石,无梗阻和感染时,常无临床症状或仅有轻微的消化系统症状;结石嵌顿时,则出现明显症状和体征。

1.胆绞痛

常发生于饱餐、进食油腻食物后或睡眠时。表现为突发的右上腹阵发性剧烈绞痛,可向右肩部、肩胛部或背部放射。由于油腻饮食后胆囊收缩或睡眠时体位改变导致结石移位并嵌顿于胆囊颈部,使胆汁排空受阻,胆囊强烈收缩所致。

2.上腹隐痛

多数患者仅在饱餐、进食油腻食物、工作紧张或休息不好时感到上腹部或右上腹部隐痛,或者有畏食、腹胀、腹部不适等消化道症状。

3.胆囊积液

胆囊结石长期嵌顿或阻塞胆囊管但未合并感染时,胆囊黏膜吸收胆汁中的胆色素,并分泌黏液物质,导致胆囊积液。积液呈透明且无色,称为白胆汁。

4.其他

极少表现为黄疸,可并发胆源性胰腺炎、胆囊穿孔、胆囊十二指肠瘘、胆囊结肠瘘等。

5.Mirizzi 综合征

Mirizzi 综合征是特殊类型的胆囊结石,临床特点是反复发作胆囊炎及胆管炎,明显的梗阻性黄疸。形成原因是由于胆囊管与肝总管伴行过长或胆囊管与肝总管汇合位置过低,较大的胆囊管结石持续嵌顿于胆囊颈部压迫肝总管,引起肝总管狭窄。

(三)辅助检查

B超检查可显示胆囊内结石;CT 及 MRI 检查亦能显示结石,但费用较高,不作为常规检查。

(四)治疗要点

1.手术治疗

(1)适应证。

1)伴有胆囊息肉>1cm。

2)结石数量多及结石直径≥2cm。

3)胆囊壁钙化或瓷性胆囊。

4)胆囊壁增厚(>3mm)即伴有慢性胆囊炎。

5)儿童胆囊结石。

(2)手术类型:胆囊切除是治疗胆囊结石的首选方法。根据病情选择经腹或腹腔镜胆囊切除术。行胆囊切除时,若有下列情况应同时行胆总管探查术。

1)既往有梗阻性黄疸病史。

2)术前检查发现胆总管扩张或有结石。

3)术中发现胆总管扩张或管壁增厚。

4)术中扪及胆总管内有结石,蛔虫或肿块。

5)术中胆总管穿刺抽出脓性或血性胆汁或胆汁内有泥沙样胆色素颗粒。

6)术中胆道造影提示胆总管结石。

7)有胰腺炎病史或术中发现胰腺呈弥漫性炎症改变且不能排除胆总管病变者。

2.非手术治疗

对无症状的胆囊结石一般不需积极手术治疗。

(五)护理措施

1.减轻或控制疼痛

根据疼痛的程度及性质,采取非药物或药物方法镇痛。

(1)疼痛观察:观察疼痛的程度、性质;发作的时间,诱因及缓解的相关因素;与饮食、体位、睡眠的关系;腹膜刺激征及 Murphy 征是否阳性等。

(2)卧床休息:协助患者采取舒适体位,达到放松和减轻疼痛的效果。

(3)合理饮食:根据病情指导患者进清淡饮食,忌油腻食物;病情严重者予以禁食水、胃肠减压。

(4)药物镇痛:对诊断明确的剧烈疼痛患者,可遵医嘱给予解痉或镇痛药,以缓解疼痛。

2.提供相关知识

介绍胆石症和与手术相关的知识。

3.胆汁瘘的预防和护理

(1)加强观察:包括生命体征、腹部体征及引流液情况,若患者术后出现发热、腹胀、腹腔引流管引流出胆汁样液体等情况,应警惕胆汁瘘的可能。

(2)及时处理:如发现胆汁瘘的征象,应及时通知医师并协助进行相应的处理。

二、胆管结石

胆管结石为发生在肝内、外胆管的结石。

(一)肝外胆管结石

1.病因病理

分为原发性胆管结石和继发性胆管结石。在胆管内的结石称为原发性胆管结石,以胆色素结石或混合性结石多见。胆管内结石来自于胆囊结石者,称为继发性胆管结石,以胆固醇结石多见。形成诱因主要有胆道感染、胆道梗阻包括胆总管扩张形成的相对梗阻,胆道异物等。结石可引起急性和慢性胰管炎、全身感染、肝损害及胆源性胰腺炎。

2.临床表现

(1)腹痛:因结石嵌顿于胆总管下端或壶腹部,引起 Oddi 括约肌痉挛收缩所致。腹痛位于剑突下或右上腹部,呈阵发性绞痛,或持续性疼痛阵发性加剧,可向右肩背部放射。

(2)寒战、高热:是胆管梗阻并继发感染后引起的全身性中毒症状。多发生于剧烈腹痛后,体温可高达 39～40℃。

(3)黄疸:由胆管梗阻后胆红素逆流入血所致。黄疸的程度取决于梗阻的程度及是否继发感染。

(4)消化道症状:多数患者有恶心、腹胀,厌油腻食物等。

3.辅助检查

(1)实验室检查:血常规检查可见白细胞计数及中性粒细胞比例明显升高;血清胆红素、转氨酶和碱性磷酸酶升高。尿液检查示尿胆红素升高,尿胆原降低甚至消失。粪便检查示粪中尿胆原减少。

(2)影像学检查:B超检查可见胆管内结石影,近端胆管扩张。PTC、ERCP 或 MRCP 等检查可显示梗阻部位,程度,结石大小和数量等。

4.治疗要点

以手术治疗为主。原则为取除结石,解除胆道梗阻,术后保持胆汁引流通畅。

肝外胆管结石常用的手术方法有以下 2 种。①胆总管切开取石、T 管引流术:适用于单纯胆管结石,胆管上、下端通畅,,无狭窄或其他病变者。有胆囊结石者同时切除胆囊。②胆肠吻合术:又称胆汁内引流术。仅适用于胆总管远端炎症狭窄造成的梗阻无法解除,胆总管扩张;胆胰汇合部异常,胰液直接流入胆管;胆管因病变而部分切除无法再吻合。常用的吻合方式为胆管空肠 Roux－en－Y 吻合术。

(二)肝内胆管结石

1.病因病理

肝内胆管结石又称肝胆管结石。其病因复杂,主要与胆道感染、胆道寄生虫、胆汁停滞、胆管解剖变异等有关。肝内胆管结石可局限于肝内一叶或一段,也可弥漫分布于所有肝内胆管,临床常见于左叶及右后叶肝内胆管结石。基本病理生理改变为肝胆管梗阻、肝内胆管炎、肝胆管癌。

2.临床表现

常与肝外胆管结石并存,临床表现与肝外胆管结石相似。当胆管梗阻和感染发生在部分肝叶、肝段胆管时,患者可无症状或仅有轻微的肝区和患侧胸背部胀痛。若一侧肝内胆管结石合并感染而未能及时治疗且发展为叶、段胆管积脓或肝脓肿时,可表现为长时间发热、消耗而出现消瘦、体弱等表现。部分患者可有肝大、肝区压痛和叩痛等体征。

3.辅助检查

血常规检查可见白细胞计数及中性粒细胞比例明显升高,肝功酶学检查异常。

4.治疗要点

以手术治疗为主。原则为取除结石,解除梗阻或狭窄,去除结石和感染病灶,恢复和建立通畅的胆汁引流,防止结石的复发。

(1)胆管切开取石:是最基本的方法。应争取切开狭窄的部位,取净结石。

(2)胆肠吻合术:不能作为替代对胆管狭窄、结石病灶的处理方法。当 Oddi 括约肌仍有功能时,应尽量避免行胆肠吻合术。

（3）肝切除术：肝内胆管结石反复并发感染，致局部肝萎缩、纤维化和功能丧失时，或切除病变部分的肝脏。

（4）残留结石的处理：术后经引流管窦道胆道镜取石；激光，超声、微爆破碎石；经引流管溶石，体外震波碎石等。

（三）护理措施

1.减轻或控制疼痛

（1）卧床休息。

（2）禁食、胃肠减压，指导患者深呼吸放松等，以缓解疼痛。

（3）对诊断明确的剧烈疼痛患者，遵医嘱给予消炎利胆、解痉或镇痛药。

2.降低体温

（1）降温：根据患者的体温情况，采取物理降温和药物降温方法。

（2）控制感染：遵医嘱应用足量、有效的抗生素，以有效控制感染，恢复患者正常体温。

3.营养支持

（1）梗阻未解除的禁食患者：通过胃肠外途径补充足够的热量，以维持良好的营养状态。

（2）梗阻已解除、进食水不足者：指导和鼓励患者进食高蛋白、高碳水化合物、高维生素和低脂饮食。

4.防止皮肤破损

（1）提供相关知识：患者常因胆道梗阻致胆汁淤滞、胆盐沉积而引起皮肤瘙痒。应告知患者相关知识，不可用手抓挠，防止抓破皮肤。

（2）保持皮肤清洁。

（3）瘙痒剧烈者，可遵医嘱应用外用药物或其他药物治疗。

（4）引流管周围皮肤的护理：若术后放置引流管，应注意其周围皮肤的护理。若引流管周围见胆汁样渗出物，应及时更换被胆汁浸湿的敷料，局部皮肤涂敷氧化锌软膏，防止胆汁刺激和损伤皮肤。

5.并发症的预防和护理

（1）出血的预防和护理：术后早期出血的原因多由于术中结扎血管线脱落、肝断面渗血及凝血功能障碍所致，应加强预防和观察。

1）卧床休息：对于肝部分切除术的患者，术后应卧床3～5天，以防过早活动致肝断面出血。

2）改善和纠正凝血功能：遵医嘱予以维生素K肌内注射，以纠正凝血机制障碍。

3）病情观察：术后早期若患者腹腔引流管内引流出血性液体增多，每小时超过100mL，持续3小时以上，或患者出现腹胀、腹围增大，伴面色苍白、心率加快、血压下降等表现时，提示患者可能有腹腔内出血，应立即通知医师，准备物品进行相应的急救和护理。

（2）胆汁瘘的预防和护理：胆管损伤、胆总管下端梗阻、T管引流不畅等均可引起胆瘘。

1）病情观察：术后患者如出现发热、腹胀和腹痛等腹膜炎表现，或患者腹腔引流液引出黄绿色胆汁样液体，常提示患者发生胆汁瘘。应及时通知医师，配合进行相应处理。

2）妥善固定引流管：腹腔引流管、T管应妥善固定，防止患者翻身或活动时被牵拉而脱出。

躁动及不合作患者,应采取防护措施。

3)保持引流通畅:避免引流管打折扭曲、受压。

4)观察引流情况:观察并记录引流胆汁的量、颜色及性状。术后 24 小时内胆汁引流量为 300~500mL,进食后每日可有 600~700mL,逐渐减少至每日 200mL 左右。术后 1~2 天内胆汁颜色可呈淡黄色混浊状,以后逐渐加深、清亮。若引出胆汁量过多,常提示胆管下端梗阻,应进一步检查,并采取相应措施;若胆汁突然减少甚至无胆汁引出,提示引流管阻塞、受压、扭曲、折叠或脱出,应及时查找原因并处理。

(3)感染的预防和护理。

1)生命体征平稳应采取半坐或斜坡卧位,以利于引流和防止腹腔内渗液积聚于膈下而发生感染;引流管的远端不可高于引流平面,防止引流液和胆汁逆流而引起感染。

2)注意引流管口周围皮肤护理,保持局部干燥,防止胆汁浸润皮肤而引起炎症反应。

3)严格无菌操作,避免引流管扭曲、受压和滑脱,保持胆汁引流通畅,防止胆管内压力升高而致胆汁渗漏和腹腔内感染。

6.T 管护理

(1)观察胆汁引流的量、颜色和性状:术后 T 管引流胆汁每日 200~300mL,较澄清,如 T 管无胆汁引出,应检查 T 管有无脱出或扭曲;如胆汁过多,应检查下端有无梗阻;如胆汁浑浊,应注意结石遗留或胆管炎症未控制。

(2)术后 10~14 天试行夹管 1~2 日:夹管期间应注意观察病情,若患者无发热、腹痛、黄疸等症状,可行 T 管造影,如造影无异常,在持续开放 T 管 24 小时充分引流造影剂后,再次闭管 2~3 日,即可拔管。拔管后残留窦道用凡士林纱布堵塞,1~2 日内可自行闭合。

(3)如胆道造影发现有结石残留,则需保留 T 管 6 周以上,再作取石或其他处理。

第五节　门静脉高压症的护理

门静脉高压症指门静脉血流受阻、血液淤滞、门静脉系统压力升高,继而引起脾大及脾功能亢进、食管和胃底静脉曲张及破裂出血、腹腔积液等一系列症状和体征的疾病。门静脉主干由肠系膜上、下静脉和脾静脉汇合而成,其左、右两千分别进入左、右半肝后逐渐分支。门静脉系与腔静脉系之间存在 4 个交通支,即胃底-食管下段交通支、直肠下端-肛管交通支、前腹壁交通支和腹膜后交通支,其中以胃底-食管下段交通支为主。正常情况下上述交通支血流量很少,于门静脉高压症时开放。门静脉血流量占全肝血流的 60%~80%,正常情况下压力 13~24cmH_2O(平均值 18cmH_2O)。门静脉压力高时,压力可升高至 30~50cmH_2O。

一、病因与病理生理

门静脉无瓣膜,其压力由流入的血量和流出阻力形成并维持。门静脉血流阻力增加是门静脉高压症的始动因素。按阻力增加的部位,可将门静脉高压症分为肝前型、肝内型和肝后型 3 类,其中肝内型门静脉高压症在我国最常见。

门静脉高压形成后发生下列病理变化。

(一)脾大、脾功能亢进

门静脉高压时可见脾窦扩张,单核吞噬细胞增生和吞噬红细胞现象。外周血细胞减少,以白细胞和血小板减少明显,称为脾功能亢进。

(二)静脉交通支扩张

门静脉高压时正常的门静脉通路受阻,加之门静脉无静脉瓣,因而4个交通支大量开放,并扩张、扭曲形成静脉曲张。其中最有临床意义的是食管下段、胃底形成的曲张静脉,因离门静脉主干和腔静脉最近,压力差最大,因而受门静脉高压的影响最早,最明显。肝硬化患者常因胃酸反流而腐蚀食管下段黏膜,引起反流性食管炎,或由于坚硬、粗糙食物的机械性损伤,以及咳嗽、呕吐、用力排便、重负等因素使腹腔内压力突然升高,造成曲张静脉破裂,可引起致命性大出血。

(三)腹腔积液

门静脉压力升高,门静脉系统毛细血管床的滤过压增加,肝硬化引起的低蛋白血症,血浆胶体渗透压下降及淋巴液生成增加,都是促使液体从肝表面、肠浆膜面漏入腹腔而形成腹腔积液的原因,且中心静脉血流量降低,继发性醛固酮分泌增多,导致钠、水潴留而加剧腹腔积液形成。

(四)门静脉高压性胃病

约20%的门静脉高压症患者有门静脉高压性胃病,占门静脉高压症上消化道出血的5%～20%。门静脉高压性胃病是由于门静脉高压时,胃壁淤血、水肿、胃黏膜下层的动静脉交通支大量开放,胃黏膜微循环发生障碍,导致胃黏膜防御屏障的破坏而形成。

(五)肝性脑病

门静脉高压症时由于自身门体血流短路或手术分流,造成大量门静脉血流绕过肝细胞或因肝实质细胞功能严重受损,致使有毒物质(如氨、硫醇和 γ －氨基丁酸)不能代谢与解毒而直接进入体循环,对脑产生毒性作用并出现精神神经综合征,称为肝性脑病或门体性脑病。常因胃肠道出血、感染、过量摄入蛋白质、镇静药和利尿剂而诱发肝性脑病。

二、临床表现

门静脉高压症多见于中年男子,病情发展缓慢。主要表现是脾大、脾功能亢进、呕血或黑粪、腹腔积液或非特异性全身症状(如疲乏、嗜睡、畏食)。曲张的食管、胃底静脉一旦破裂,可发生急性大出血。因肝功能损害引起凝血功能障碍,以及脾功能亢进引起血小板减少,因此出血不易停止。由于大出血引起肝组织严重缺氧,可导致肝性脑病。

三、辅助检查

(一)血常规检查

脾功能亢进时,血细胞计数减少,以白细胞计数降至 $3 \times 10^9 / L$ 以下和血小板计数减少至 $70 \times 10^9 / L$ 以下最为明显。

(二)肝功能检查

表现为血浆清蛋白降低而球蛋白升高,白、球蛋白比例倒置。血清总胆红素超过 $51 \mu mol/L$ (3mg/dL),血浆清蛋白低于 30g/L 提示肝功严重失代偿。

（三）影像学检查

腹部超声可显示腹腔积液、肝密度及质地、血流情况；食管吞钡 X 线检查和内镜检查可见曲张静脉形态；腹腔动脉造影的静脉相或直接肝静脉造影，可明确静脉受阻部位及侧支回流情况，对于术式选择有参考价值。

四、治疗要点

（一）预防和控制急性食管、胃底曲张静脉破裂出血

肝硬化患者中仅有 40％出现食管、胃底静脉曲张，其中 50％～60％并发大出血。控制大出血的具体治疗方案需依据门静脉高压症的病因、肝功能储备、门静脉系统主要血管的可利用情况，以及医师的操作技能和经验来制订。

目前常用 Child 肝功能分级评价肝功能储备。ChildA 级、B 级和 C 级患者的手术死亡率分别为 0～5％、10％～15％和超过 25％。

1.非手术治疗

食管胃底曲张静脉破裂出血，肝功能储备 ChildC 级的患者，尽可能采用非手术治疗。对有食管胃底静脉曲张但没有出血的患者，不宜作预防性手术。

（1）初步处理：输液、输血、防治休克。但应避免过度扩容，防止门静脉压力反跳性增加而引起再出血。

（2）药物治疗：首选血管收缩药，或与血管扩张药硝酸酯类合用。如三甘氨酰赖氨酸加压素、生长抑素及其八肽衍生物奥曲肽。药物治疗早期再出血率较高，须采取进一步措施防止再出血。

（3）内镜治疗：包括硬化剂注射疗法（EVS）和经内镜食管曲张静脉套扎术（EVL）两种方法。但二者对胃底曲张静脉破裂出血无效。

（4）三腔管压迫止血：利用充气的气囊压迫胃底和食管下段的曲张静脉，达到止血目的。常适用于药物和内镜治疗无效的患者。三腔管压迫可使 80％的食管、胃底曲张静脉出血得到控制，但约 50％的患者排空气囊后又再出血。

1）结构：三腔管有 3 腔，一通圆形气囊，充气后压迫胃底；一通椭圆形气囊，充气后压迫食管下段；一通胃腔，通过此腔可行吸引、冲洗和注入止血药。

2）用法：先向两个气囊各充气约 150mL，将气囊置于水下，证实无漏气后抽出气体。液状石蜡润滑导管，由患者鼻孔缓慢插管至胃内。插入 50～60cm，抽出胃内容物为止。此后，先向胃气囊充气 150～200mL 后，向外拉提管直到三腔管不能被拉出，并有轻度弹力时予以固定；也可利用滑车装置，于尾端悬挂重量 0.25～0.5kg 的物品作牵引压迫。观察止血效果，如仍有出血可再向食管气囊注气 100～150mL。放置三腔管后，应抽除胃内容物，并反复用生理盐水灌洗，同时观察胃内有无鲜血吸出。如无鲜血，且脉搏、血压渐趋稳定，说明出血已基本控制。三腔管一般放置 24 小时，持续时间不宜超过 3～5 天。出血停止时先排空食管气囊，后排空胃气囊，观察 12～24 小时，如明确出血已停止，将管慢慢拉出。

3）并发症及预防：包括吸入性肺炎、食管破裂和窒息等，其发生率为 10％～20％。故应在严密监护下进行三腔管压迫止血，注意下列事项：①置管期间严密观察患者的呼吸情况，慎防气囊上滑或胃囊破裂食管囊堵塞咽喉引起窒息。②做好肺部护理，以防发生吸入性肺炎。

③置管期间每隔 12 小时将气囊放空 10～20 分钟,避免食管或胃底黏膜因长时间受压而发生溃烂、坏死、食管破裂。

(5)经颈静脉肝内门体分流术(TIPS):采用介入放射方法,经颈静脉在肝内肝静脉与门静脉主要分支间建立通道,置入支架以实现门体分流。TIPS 用于食管胃底曲张静脉破裂出血经药物和内镜治疗无效,肝功能失代偿(Child C 级)不宜行急症门体分流手术的患者。并发症包括肝性脑病和支架狭窄或闭塞。

2.手术疗法

包括分流手术和断流手术两种方法。此外,肝移植是治疗终末期肝病并发门静脉高压食管胃底曲张静脉出血患者的最理想方法。

(二)解除或改善脾大、脾功能亢进

对于严重脾大,合并明显的脾功能亢进者,单纯行脾切除术效果良好。

(三)治疗顽固性腹腔积液

对于肝硬化引起的顽固性腹腔积液,有效的治疗方法是肝移植。

五、护理措施

(一)术前护理

1.休息与活动

肝功能代偿较好的患者应适当休息,注意劳逸结合,肝功能代偿差的患者应卧床休息,避免腹压增加活动,如咳嗽,打喷嚏,用力大便,提举重物等,防止食管、胃底静脉因腹内压升高而破裂出血。

2.心理护理

对门静脉高压出血者,应稳定患者的情绪,避免恐惧,防止出血量增多或因误吸而造成窒息。

3.饮食护理

进食高热量、高维生素、无渣软食,避免粗糙、干硬及刺激性食物,以避免诱发大出血。为减少腹腔积液形成,需限制液体和钠的摄入,每日钠摄入量限制在 500～800mg(氯化钠 1.2～2g)内,少食含钠高的食物,如咸肉、酱菜、酱油、罐头和含钠味精等。

4.维持体液平衡

定时、定部位测量体重和腹围,了解患者腹腔积液变化情况。遵医嘱使用利尿剂,记录 24 小时出入液量,并观察有无低钾、低钠血症。

5.预防和处理出血

择期手术患者可于术前输全血,补充 B 族维生素、维生素 C、维生素 K 及凝血因子,防止术中和术后出血。术前一般不放置胃管,断流术患者必须放置时应选择细、软胃管,插入时涂大量润滑油,动作轻巧,在手术室放置。当患者出现出血时应迅速建立静脉通路、备血,及时补充液体及输血。肝硬化患者宜用新鲜血,有利止血和预防肝性脑病;严密监测患者的生命体征、中心静脉压和尿量,呕吐物的颜色性状,量,大便的颜色、性状、量;遵医嘱给予止血药物,注意药物不良反应。

6.预防肝性脑病

急性出血时,肠道内血液在细菌作用下分解成氨,肠道吸收氨增加而导致肝性脑病。故使用弱酸性溶液灌肠(禁忌碱性溶液灌肠)清除肠道内积血,减少氨的吸收;或使用肠道杀菌剂,减少肠道菌群,减少氨的生成。择期手术术前日口服肠道杀菌剂,术前晚灌肠,防止术后肝性脑病。

(二)术后护理

1.体位

脾切除术患者血压平稳后取半卧位;行分流术者,为使血管吻合口保持通畅,1周内取平卧位或低坡半卧位($<15°$),1周后可逐渐下床活动。

2.引流管护理

膈下置引流管者应保持负压引流系统的无菌、通畅;观察和记录引流液的颜色、性状和量。如引流量逐日减少、色清淡、每日少于10mL时可拔管。

3.并发症的预防和护理

(1)出血:密切观察血压、脉搏、呼吸及有无伤口、引流管和消化道出血情况。若1~2小时内经引流管引出200mL以上血性液体应警惕出血的发生。

(2)感染:加强基础护理,预防皮肤、口腔和肺部感染的发生。

(3)静脉血栓:脾切除术后2周内隔天检查血小板,注意观察有无腹痛、腹胀和便血等肠系膜血栓形成的迹象。必要时,遵医嘱给予抗凝治疗,注意用药后的凝血时间延长、易出血等不良反应。

4.肝性脑病的观察和预防

(1)病情观察:分流术后患者按时监测肝功能和血氨浓度,观察有无性格异常、定向力减退、嗜睡与躁动,黄疸是否加深,有无发热、畏食、肝臭等肝功能衰竭表现。

(2)饮食:术后24~48小时进流质饮食,待肠蠕动恢复后逐渐过渡到普食。分流术后患者严格限制蛋白质摄取量($<30g/d$),避免诱发或加重肝性脑病。

(3)肠道准备:为减少肠道细菌量,分流术后应用非肠道吸收的抗菌药;采用生理盐水灌肠或缓泻剂刺激排泄;保持大便通畅,促进氨由肠内排出。

5.其他

分流术取自体静脉者需观察局部有无静脉回流障碍;取颈内静脉者需观察有无头痛、呕吐等颅内压升高表现,必要时根据医嘱快速滴注甘露醇。

六、健康指导

(一)饮食

少量多餐,养成规律进食习惯。进食无渣软食,避免粗糙、干硬及刺激性食物,以免诱发大出血。进食高热量、丰富维生素饮食,维持足够的能量摄入。肝功能损害较轻者,可酌情摄取优质高蛋白(50~70g/d);肝功能严重受损及分流术后患者,限制蛋白质摄入;腹腔积液患者限制水和钠摄入。指导患者戒烟戒酒。

(二)活动

逐步增加活动量,一旦出现头晕、心慌、出汗等症状,应卧床休息。避免劳累和过度活动,保证充分休息。

(三)避免腹内压升高

避免咳嗽、打喷嚏、用力大便、提举重物等活动,以免诱发曲张静脉破裂出血。

(四)维持良好心理状态

避免精神紧张、抑郁等不良情绪,保持乐观、稳定的心理状态。

(五)注意自身防护

避免牙龈出血,用软毛牙刷刷牙,防止外伤。

(六)观察病情和及时就诊

指导患者及家属注意避免出血的诱因及掌握出血先兆。掌握急救电话号码、紧急就诊的途径和方法。

第六节　原发性下肢静脉曲张的护理

原发性下肢静脉曲张是指下肢浅静脉瓣膜关闭不全,使静脉内血液倒流,远端静脉淤滞,继而病变静脉壁扩张,出现不规则膨出和扭曲。多发生于从事持久站立工作、体力活动强度大,或久坐少动的人群。

一、解剖和生理

(一)下肢静脉

由浅静脉、深静脉、交通静脉、肌静脉组成。

1.深静脉

位于肌肉中间与动脉伴行,主要由胫前、胫后和腓静脉组成,三者先后汇合成为胴静脉,经腘窝进入内收肌管裂孔、上行为股浅静脉,在大腿上部与股深静脉汇合为股总静脉。

2.浅静脉

位于皮下,主要为大隐静脉和小隐静脉。大隐静脉起自足背静脉网的内侧,在下肢内侧上行至腹股沟韧带下方卵圆窝处进入股静脉。在汇入股静脉前常有下列 5 个属支;①旋髂浅静脉;②腹壁浅静脉;③阴部外静脉;④股外侧静脉;⑤股内侧静脉。小隐静脉起自足背静脉网的外侧,经外踝后部沿小腿后面上行至腘窝处穿过深筋膜进入腘静脉。有时可在腘窝上方进入腘静脉。

3.交通静脉

浅静脉之间、浅静脉与深静脉之间有许多交通静脉。大腿处交通静脉较少,小腿处交通静脉多且复杂,临床,上也更重要。大腿内侧的交通静脉多位于大腿中、下 1/3,小腿内侧的交通静脉以踝交通静脉最重要,小腿外侧的交通静脉多位于小腿中段。大小隐静脉之间也有浅在交通静脉相互连接,最主要者位于膝关节附近。

4.小腿肌静脉

由腓肠肌静脉和比目鱼肌静脉组成,直接汇入深静脉。

(二)下肢静脉瓣膜

由两层内皮细胞折叠而成,内有弹力纤维。正常瓣膜为双叶瓣,每一瓣膜包括瓣叶、游离缘、附着缘和交会点。具有向心单向开放功能,保证下肢静脉血由下向上、由浅入深地单向回流。

(三)静脉壁结构

静脉壁由内膜,中膜和外膜组成。内膜由内皮细胞与内膜下层组成;中膜含有平滑肌细胞及结缔组织网,与静脉壁的强弱及收缩功能相关;外膜主要为结缔组织,内含供应静脉壁的血管、淋巴管与交感神经的终端。静脉壁结构异常主要是胶原纤维减少、断裂、扭曲,使静脉壁失去应有强度而扩张。

(四)下肢血流动力学

下肢静脉血流能对抗重力而向心回流,主要依赖于:①静脉瓣膜单向向心开放功能。②包围静脉的下肢肌肉群收缩时产生的挤压作用。③胸腔吸气期与心脏舒张期产生的负压吸引作用。

二、病因与发病机制

(一)病因

1.先天因素

包括静脉壁薄弱和静脉瓣膜缺陷,与遗传因素有关。

2.后天因素

包括下肢静脉瓣膜承受过度的压力和循环血量超负荷。如长久站立、重体力劳动、妊娠、慢性咳嗽、习惯性便秘等后天性因素。

(二)发病机制

静脉曲张发生的部位与下肢浅静脉解剖学的差异具有明显关系。在大隐静脉的主干,静脉壁中层肌肉纤维较发达,并且静脉壁周围有大量的纤维结缔组织支持,并与深筋膜相连,故很少发生静脉曲张;其各属支位于皮下浅层脂肪内,周围结缔组织少,管壁肌肉层较薄,则常发生静脉曲张。由于浅静脉周围缺乏肌肉筋膜的支持,而仅为皮下的疏松结缔组织包绕,再加上静脉壁本身薄弱,易导致静脉的增长、变粗,出现静脉曲张。离心愈远的静脉承受的静脉压愈高,因此曲张静脉在小腿部远比大腿部明显。在曲张静脉的色素沉着区和脂质硬化区,有大量的毛细血管增生。并且由于毛细血管内皮细胞间孔径的增大,导致渗透活性的粒子,尤其是纤维蛋白原的大量漏出,而曲张静脉的纤维蛋白溶解能力下降,导致大量的纤维蛋白在毛细管周围堆积成鞘,阻碍了毛细血管与其周围正常组织间氧气与养分的交换,于是在皮肤和皮下组织出现了营养性变化。局部组织因缺氧而发生营养不良,抵抗力降低,易并发皮炎、淋巴管炎和静脉性溃疡等。

三、临床表现

原发性下肢静脉曲张多见于大隐静脉,左下肢多见,双下肢可先后发病,单独的小隐静脉曲张较为少见。

(一)早期症状

长久站立后常感患肢酸胀、沉重,易疲劳、乏力。有的可伴有小腿肌肉痉挛的发作。部分患者无明显不适。

(二)后期症状

患肢尤其是小腿,浅静脉隆起、扩张、弯曲,甚至卷曲成团,站立时更为明显。踝部、足背部轻微水肿。病程较长者,小腿特别是踝部皮肤常有营养性改变,如色素沉着、脱屑、瘙痒、湿疹形成等。

(三)并发症

随着病情发展还会出现一系列并发症。

1.血栓性浅静脉炎

表现为曲张静脉处疼痛,呈现红肿硬索,有压痛。

2.溃疡

常位于内踝附近,由于患肢组织缺氧,皮下组织纤维化,血液代谢产物渗出,使其抵抗力大大降低,故即使在轻微损伤和感染时,都可引起经久不愈的溃疡。

3.曲张静脉破裂出血

好发于足靴区及踝部,表现为皮下淤血或皮肤破溃时出血。

四、辅助检查

根据下肢静脉曲张的临床表现,诊断并不困难。必要时选用超声、容积描记、下肢静脉压测定和静脉造影等辅助检查,以便更准确地判断病变性质。

五、治疗要点

(一)非手术治疗

非手术治疗适用于:病变局限,症状较轻者;妊娠期间发病者;症状虽然明显,但不能耐受手术者。

1.促进静脉回流

避免久站、久坐,平卧或休息时抬高患肢。患肢穿弹力袜或缠缚弹性绷带。

2.药物治疗

黄酮类和七叶皂苷类药物外敷,可缓解酸胀和水肿等症状。

3.注射硬化剂和压迫疗法

将硬化剂注入曲张静脉后引起的炎症反应使之闭塞,适用于病变范围小且局限者,亦可作为手术的辅助治疗。

4.并发症的处理

(1)血栓性浅静脉炎:给予全身应用抗生素及局部热敷、理疗等。

(2)湿疹和溃疡:抬高患肢,并给予创面湿敷。

(3)曲张静脉破裂出血:立即抬高患肢、局部加压包扎止血,必要时缝扎止血。待症状改善后行手术治疗。

(二)手术治疗

适用于深静脉通畅、无手术禁忌证者,是治疗下肢静脉曲张的根本方法。

1.传统手术

大隐或小隐静脉高位结扎及主干与曲张静脉剥脱术。

2.微创疗法

主要包括膜下交通静脉结扎术、旋切刨吸术,以及静脉内超声消融治疗等。微创手术的特点是创伤小、恢复快,有替代传统治疗方式的趋势。

六、护理措施

(一)非手术治疗的护理

(1)减少下肢静脉血液淤积,减轻患肢水肿,增加活动耐力。

1)缚扎弹性绷带或穿弹力袜:患者站立或行走时,患肢应使用弹性绷带或穿弹力袜,以促进静脉回流。使用时应抬高患肢,排空曲张静脉内的血液。应仔细测量患者踝部和小腿的周径、曲张静脉累及的范围,以选择适合的弹力袜型号。弹性绷带应从患肢远心端向近心端包扎,松紧适宜。

2)维持合适体位:坐时双膝勿交叉过久,以免压迫腘窝,影响静脉回流;休息或卧床时抬高患肢30°～40°,以利静脉回流。

3)避免引起腹内压和静脉压升高的因素:勿穿过紧衣物,保持大便通畅,避免久站和久坐,肥胖者应有计划减轻体重。

(2)保护下肢皮肤避免损伤。

(3)预防或处理创面感染:观察患肢远端皮肤的温度、颜色,观察是否有肿胀、渗出,局部有无红肿、压痛等感染征象。做好皮肤湿疹和溃疡的治疗和换药,促进创面愈合,预防创面继发感染。

(4)术前皮肤准备:范围包括会阴部及患肢。

(二)术后护理

1.病情观察

观察患者生命体征,注意有无出血倾向;观察有无伤口及皮下渗血,伤口感染等情况,发现异常及时通知医师。

2.体位与活动

嘱患者平卧抬高患肢30°～40°。应早期活动,卧床期间指导患者做足部伸屈和旋转运动;术后24小时鼓励患者下床活动,促进下肢静脉回流,避免深静脉血栓形成。

3.弹性绷带包扎

术后患肢应给予弹性绷带包扎,包扎后不应妨碍关节活动,并注意保持合适的松紧度,以能扪及足背动脉搏动和保持足部正常皮肤温度为宜。弹性绷带一般需包扎2周方可拆除。

4.溃疡和湿疹的护理

应加强换药,促进创面愈合。

5.心理护理

术后患者因患肢疼痛,往往对早期离床活动存在恐惧心理,此时护理人员应耐心向其讲解离床活动的优点与必要性,鼓励患者克服疼痛和恐惧心理。

6.健康指导

(1)指导患者进行适当的体育锻炼,增强血管壁弹性。

(2)非手术治疗患者应坚持长期使用弹力袜或弹性绷带,术后也应继续使用。

（3）日常应保持良好的姿势，避免久站、久坐，坐时双膝不要交叉过久，休息时抬高患肢。

（4）避免用过紧的腰带、穿紧身衣物等。

（5）保持大便通畅，避免肥胖。

第七节 下肢深静脉血栓形成的护理

深静脉血栓形成是指血液在深静脉内不正常地凝结、阻塞管腔，导致静脉回流障碍。全身主干静脉均可发病，以左下肢多见。如未及时治疗，将造成慢性深静脉功能不全，影响生活和工作，甚至致残。在急性阶段，由于血栓脱落所引发的肺梗死是临床猝死的常见原因之一。

一、病因与发病机制

血流缓慢、静脉壁损伤和血液高凝状态是导致深静脉血栓形成的 3 个主要因素。血流缓慢多见于长期卧床、大手术后以及肢体制动的患者；静脉壁损伤时，内膜下层及胶原裸露而启动内源性凝血系统，形成血栓；血液高凝状态多见于妊娠、产后、术后、创伤、肿瘤、长期服用避孕药等情况，使血小板数量升高、凝血因子含量增加、抗凝血因子活性降低而造成血细胞在血管内异常凝结形成血栓。

静脉血栓以红血栓（也称凝固性血栓）最多见。典型的血栓包括：头部为白血栓，颈部为混合性血栓，尾部为红血栓。血栓形成后的演变过程包括：向主干静脉近端和远端滋长蔓延；其后，在纤溶酶的作用下可溶解消散，或血栓与静脉壁粘连并逐渐机化；最终形成边缘毛糙、管径粗细不一地再通静脉。同时因静脉瓣膜的破坏，造成继发性深静脉瓣膜功能不全，也就是发生静脉血栓形成后综合征。

二、临床表现

主要表现为血栓形成静脉远端回流障碍的症状。根据血栓发生的部位、病程及临床分型不同而有不同表现。

（一）中央型

发生于髂—股静脉，左侧多于右侧。特征为起病急，迅速出现患侧髂窝、股三角区疼痛和触痛，浅静脉扩张，下肢肿胀明显，皮温及体温均升高。

（二）周围型

包括股静脉及小腿深静脉血栓形成。前者表现为大腿肿痛而下肢肿胀不明显；后者表现为突发小腿剧痛，患足不能着地和踏平，走路时症状加重，小腿肿胀且有深压痛，踝关节过度背屈试验时小腿剧痛（Homans 征阳性）。

（三）混合型

整个下肢的深静脉血栓形成。表现为全下肢肿胀、剧痛、苍白和压痛，常有体温升高和脉率加速（此为股白肿）；任何形式的活动都可使疼痛加重。随着病情的进展，肢体肿胀可使下肢动脉受压而导致血供障碍，表现为足背和胫后动脉搏动消失，进而足背和小腿出现水疱，皮肤温度明显降低并呈青紫色（此为股青肿）；若不及时处理，可发生肢体坏死。

三、辅助检查

(一)彩色多普勒超声检查

可显示下肢深静脉是否有血栓和血栓部位,对小腿静脉丛及静脉血栓再通的患者也有满意的检出率。

(二)下肢静脉造影

可直接显示下肢静脉的形态、有无血栓、血栓的形态、位置,范围和侧支循环。

(三)放射性核素检查

放射性核素检查是一种无损伤检查方法,通过测定肺通气/血流比值,筛选有无肺栓塞的发生,也适合小腿静脉丛静脉血栓的检测,灵敏度高。

(四)血液检查

下肢静脉血栓形成的同时,纤溶系统也被激活,血液中D—二聚体浓度上升。

四、治疗要点

(一)非手术治疗

1.一般治疗

急性期绝对卧床休息,抬高患肢。根据病情,适当应用利尿剂,以减轻肢体肿胀。全身症状和局部压痛缓解后,可进行轻便活动。下床活动时,应穿弹力袜或使用弹性绷带。

2.溶栓疗法

适用于病程不超过 72 小时者。常用药物有尿激酶、重组链激酶、重组组织纤溶酶原激活物等,维持 7～10 天。

3.抗凝疗法

适用于范围较小的血栓。一般以肝素开始,然后用香豆素类药物,如华法林,维持 3～6个月。

4.祛聚疗法

祛聚药物有右旋糖酐、阿司匹林、双嘧达莫(潘生丁)、丹参等,能扩充血容量、稀释血液、降低血液黏稠度。

(二)手术治疗

1.Fogarty 导管取栓术

常用于髂股静脉血栓形成不超过 48 小时者。如出现股青肿征象,即使病程较长,也应行取栓手术挽救肢体。

2.下腔静脉滤器置入术

有助于预防致命性肺栓塞的发生。

五、护理措施

(一)预防血栓形成

1.增加活动

主要包括:①长期卧床且活动受限者,应协助其定时翻身。②对术后、产后患者,应告知其早期床上及离床活动的重要意义,并给予指导。③患者卧床期间,应对其进行下肢的被动活动,并逐渐过渡为主动活动。

2.避免血液淤积

不要在膝下垫硬物及过度屈髋,以免影响静脉血流;避免用过紧的腰带、穿紧身衣物。

3.预防静脉壁受损

长期静脉输液者,应有计划地使用静脉,应从肢体远端向近端逐渐选择穿刺部位,避免在同一静脉的同一部位反复穿刺。输注刺激性药物时,避免药液外渗。

4.早期发现、早期治疗

对于下肢深静脉血栓形成的高危患者,要监测其血栓形成征象。

(二)非手术治疗的护理

1.体位

(1)卧床休息:急性期应绝对卧床休息10~14天,床上活动时避免动作过大,禁止热敷、按摩患肢,以免血栓脱落,做好卧床期间的基础护理。

(2)抬高患肢:患肢应高于心脏平面20~30cm,以促进血液回流,防止静脉内血液淤积,并可降低肢体静脉压,减轻水肿与疼痛,必要时遵医嘱给予镇痛药物。

2.病情观察

密切观察患肢疼痛的时间、部位、程度,皮肤温度、色泽和感觉,患肢肿胀程度及动脉搏动情况。

3.饮食护理

宜进食低脂、富含维生素的食物,保持大便通畅。

(三)术后护理

1.病情观察

观察生命体征的变化;观察伤口敷料有无出血、渗血;观察患肢远端皮肤的温度、色泽、感觉和动脉搏动强度,以判断术后血管的通畅度,患肢肿胀消退情况等。

2.体位与活动

患肢抬高(高度同前),膝关节微屈,可行足背伸屈运动。恢复期患者逐渐增加活动量,如增加行走距离和锻炼下肢肌肉,以促进下肢深静脉再通和侧支循环的建立。

3.用药护理

遵医嘱应用抗凝、溶栓、祛聚、抗感染等药物对症治疗。药物治疗期间,应密切观察有无出血倾向。

4.并发症的预防和护理

(1)出血:是抗凝、溶栓治疗最严重的并发症。因此,在抗凝治疗期间,应严密观察患者有无全身性出血倾向及切口渗血、血肿,发现异常立即通知医师,并立即停用抗凝药,遵医嘱予以鱼精蛋白或维生素 K_1 静脉注射,必要时输注新鲜血。

(2)肺动脉栓塞:若患者出现胸痛、呼吸困难、血压下降等异常情况,提示可能发生肺动脉栓塞。应立即嘱患者平卧,避免做深呼吸、咳嗽、剧烈翻动,同时给予高浓度氧气吸入,并报告医师,配合抢救。

(四)健康指导

1.保护患肢

指导患者正确使用弹力袜和弹性绷带,以减轻症状。避免久坐及长距离的行走,当患肢肿胀不适时及时卧床休息,并抬高患肢高于心脏水平 20～30cm。

2.饮食指导

进低脂、高纤维素的饮食;保持大便通畅,避免腹内压升高,影响下肢静脉回流;戒烟,防止尼古丁刺激引起血管收缩。

3.适当运动

鼓励患者加强日常锻炼,促进静脉回流,预防静脉血栓形成。

4.定期复诊

出院每 3～6 个月后到门诊复查,如出现下肢肿胀疼痛,平卧或抬高患肢仍不缓解时,及时就诊。

第八节 甲状腺肿瘤的护理

一、甲状腺腺瘤

甲状腺腺瘤是最常见的甲状腺良性肿瘤,多见于 40 岁以下女性。病理学分为滤泡状腺瘤和乳头状囊性腺瘤两种。以前者常见,占甲状腺腺瘤的 70%～80%,周围有完整的包膜;后者相对较少见,应与乳头状癌鉴别。

(一)临床表现

多数患者无任何症状,常在无意中或体检时发现颈部有圆形或椭圆形结节,多为单发,表面光滑,边界清楚,包膜完整,无压痛,随吞咽上下移动;瘤体性质决定结节质地,腺瘤质地较软,囊性腺瘤质地较韧;腺瘤生长缓慢,如乳头状囊性腺瘤因囊壁血管破裂而致囊内出血时,瘤体能在短期内迅速增大并伴有局部胀痛。

(二)辅助检查

1.B超检查

可发现甲状腺肿块;伴有囊内出血,提示囊性病变。

2.放射性^{131}I 或^{99m}Tc 扫描

多呈温结节,若伴囊内出血则可呈冷结节或凉结节,一般边缘较清晰。

(三)治疗要点

因 20%甲状腺腺瘤可引起甲状腺功能亢进,10%病例有恶变的可能,原则上应早期行包括腺瘤的患侧甲状腺大部分或部分(腺瘤小)切除术,且术中切除标本须立即行病理学检查,以明确肿块的性质。

二、甲状腺癌

甲状腺癌是最常见的甲状腺恶性肿瘤,占全身恶性肿瘤的 1%左右,女性发病率高于男性。除髓样癌外,大多数甲状腺癌起源于滤泡上皮细胞。

(一)病因与发病机制

甲状腺癌的发病机制尚不明确,但是其相关因素包括许多方面,主要有以下几类:①原癌基因序列的过度表达、突变或缺失;②电离辐射;③遗传因素:部分甲状腺髓样癌是常染色体显性遗传病,常可询及家族史;④缺碘;⑤雌激素可影响甲状腺的生长,主要是通过促使垂体释放促甲状腺激素(TSH)而作用于甲状腺,因为当血浆中雌激素水平升高时,TSH 水平也升高。

(二)病理分型

1.乳头状癌

约占成人甲状腺癌的 70% 和儿童甲状腺癌的全部。多见于 21~40 岁女性,低度恶性,生长缓慢,较早出现颈部淋巴结转移,预后较好。

2.滤泡状癌

约占 15%。常见于中年人,中度恶性,生长较快,有侵犯血管倾向,主要经血运转移至肺、肝、骨及中枢神经系统,预后较乳头状癌差。

3.未分化癌

占 5%~10%。常见于老年人,高度恶性,生长迅速,早期出现颈部淋巴结转移,易经血运转移至肺、骨等脏器,预后很差。

4.髓样癌

仅占 7%,常有家族史。恶性程度中等,较早出现淋巴结转移和血运转移,预后较乳头状癌及滤泡状癌差,但好于未分化癌。

(三)临床表现

乳头状癌和滤泡状癌初期多无明显症状。仅在颈部发现单个、质硬、固定表面不光滑、随吞咽上下移动的肿块。随着肿块的逐渐增大,肿块随吞咽上下移动度降低。未分化癌上述症状发展迅速,并侵犯周围组织。晚期常因肿块压迫喉返神经、气管或食管而出现声音嘶哑、呼吸困难和吞咽困难。若压迫颈交感神经节,可产生 Horner 综合征;若侵及颈丛浅支,可有耳、枕、颈和肩等部位的疼痛。可出现颈淋巴结转移及远处脏器转移,甲状腺远处转移多见于扁骨(颅骨、椎骨、胸骨,盆骨等)和肺。髓样癌组织可产生激素样活性物质,如 5-羟色胺和降钙素,患者可出现腹泻、心悸、颜面潮红和血钙降低等症状,还可伴有其他内分泌腺体的增生。

(四)辅助检查

1.B 超检查

测定甲状腺大小,结节的位置、大小、数目以及与周围组织的关系。如果结节是实质性、呈不规则反射,提示恶性的可能性较大。

2.X 线检查

颈部正侧位 X 线摄片,能了解有无气管移位、狭窄、肿块钙化和上纵隔增宽。如果呈细小、絮状钙化影,提示有恶性可能。胸部和骨骼摄片能了解有无肺和骨的转移。

3.放射性^{131}I 或^{99m}Tc 扫描

甲状腺癌呈冷结节,一般边缘较模糊。

4.组织学检查

用细针从不同方向穿刺结节并抽吸、涂片检查,是明确甲状腺结节性质的有效方法,诊断的正确率高达80%以上。

5.血清降钙素测定

有助于髓样癌的诊断。

(五)治疗要点

手术切除是治疗甲状腺癌(除未分化癌)的基本治疗方法。

1.手术治疗

包括甲状腺本身的切除及颈淋巴结的清扫。疗效与肿瘤的病理类型有关,同时根据病情及病理类型决定是否加行颈部淋巴结清扫或放射性碘治疗等。

2.内分泌治疗

甲状腺癌做次全或全切除者终身服用甲状腺片,以预防甲状腺功能减退及抑制 TSH。使用剂量以保持 TSH 低水平但不引起甲亢为原则。

3.放射性核素治疗

术后^{131}I 治疗适用于 45 岁以上乳头状腺癌、滤泡状腺癌、多发性病灶、局部浸润性肿瘤及存在远处转移者。

4.放射外照射治疗

主要用于未分化甲状腺癌。

(六)护理措施

(一)术前护理

(1)配合医师完成术前检查及准备。

(2)手术体位的练习:指导患者进行术时体位练习,即平卧,肩部垫软枕,保持头低颈过伸位,充分暴露手术部位。

(3)皮肤准备:根据手术术式和范围,进行手术区域的皮肤清洁,必要时剔除耳后毛发,以便行颈淋巴结清扫。

(4)心理护理:了解患者对所患疾病的认识程度,告知疾病相关的知识,说明手术的必要性和术前准备的意义。对于精神过度紧张或失眠者,术前晚遵医嘱应用镇静药或安眠类药物,保证患者身心处于最佳状态。

(二)术后护理

1.体位

患者回病室后,取平卧位;待生命体征平稳或麻醉清醒后取半坐卧位,以利于呼吸和引流。

2.保持呼吸道通畅

遵医嘱给予止咳化痰药物,预防肺部并发症。

3.病情观察

严密监测生命体征,注意有无并发症发生。观察呼吸发音和吞咽状况,判断有无呼吸困难、声音嘶哑、音调降低、误咽、呛咳等。保持切口敷料整洁,及时发现创面渗血情况,估计渗血量,更换敷料。

4.引流管的护理

妥善固定引流管,勿扭曲、打折、受压,保持负压状态;观察并记录引流液的量,颜色及性状。

5.疼痛护理

头颈部保持舒适卧位;指导患者在更换卧位、起身或咳嗽时以手固定颈部,减少震动;遵医嘱及时应用镇痛药物,尤其对手术创伤大、颈淋巴结清扫的患者,以保证其休息和缓解疼痛。

6.饮食

病情平稳或麻醉清醒后,可少量饮水。若无不适,可进食或经吸管吸入少量温凉流食,克服吞咽困难,逐步过渡为半流质饮食及软食。禁忌过热饮食,以免诱发血管扩张,加重切口渗血。

7.并发症的观察与护理

甲状腺术后常见的并发症包括呼吸困难和窒息、喉返神经损伤、喉上神经损伤及手足抽搐。

(1)呼吸困难和窒息:是最危急的并发症,多发生于术后 48 小时内。

常见原因包括:①切口内出血压迫气管;②喉头水肿;③气管塌陷;④双侧喉返神经损伤。表现为进行性呼吸困难、烦躁、发绀,甚至窒息;颈部肿胀,切口渗出鲜血等。若出现上述情况,应立即给氧并报告医师,行床旁抢救。对于血肿压迫所致呼吸困难和窒息,应迅速剪开缝线,敞开切口,除去血肿,结扎出血的血管;如呼吸仍无改善,则行气管切开,待病情好转,再送手术室做进一步检查、止血和其他处理。喉头水肿者应立即给予大剂量激素,呼吸困难无好转时,行环甲膜穿刺或气管切开。

(2)喉返神经损伤:多数因术中处理甲状腺下极时,导致喉返神经切断、缝扎、挫夹或牵拉而致永久性或暂时性损伤;少数因血肿或瘢痕组织压迫或牵拉所致。其损伤程度与损伤的性质(永久性或暂时性)和范围(单侧或双侧)密切相关。单侧喉返神经损伤常引起声音嘶哑,但随着健侧声带向患侧过渡内收而逐渐功能代偿;双侧喉返神经损伤导致双侧声带麻痹,造成失声、呼吸困难,甚至窒息,应立即行气管切开。若术中直接损伤喉返神经,患者即刻出现相应症状;若因血肿压迫、瘢痕组织牵拉而致,多数于术后数日出现相应症状。若为暂时性的损伤,经理疗等处理后,一般可在 3~6 个月内逐渐恢复。

(3)喉上神经损伤:常因术中处理甲状腺上极时不慎损伤喉上神经。若损伤喉上神经外支,可导致环甲肌瘫痪,引起声带松弛、声调降低;若损伤内支可使喉部黏膜感觉丧失而致进食特别是饮水时,发生误咽、呛咳,一般经理疗后可自行恢复。

(4)手足抽搐:常因术中不慎导致甲状旁腺被误切、挫伤或其血液供应受累而引起甲状旁腺功能低下、血钙浓度下降、神经肌肉应激性显著提高,引起手足抽搐。多数患者仅为面部、唇部或手足部的针刺样麻木感或强直感,一般经 2~3 周后,未受损伤的甲状旁腺增生、代偿,症状可消失。严重者可出现面肌及手足部伴有疼痛的持续性痉挛,每日发作多次,每次持续10~20 分钟或更长,甚至发生喉和膈肌痉挛,引起窒息死亡。因此在甲状腺切除时,应注意保留腺体背面的甲状旁腺。一旦发生上述症状,应限制高磷食物的摄入,因含磷高的食物影响钙的吸收。如发生抽搐,应立即遵医嘱静脉注射 10% 葡萄糖酸钙或氯化钙 10~20mL,对于症状轻者,可口服葡萄糖酸钙或乳酸钙2～4g,每日3次;症状重或长期不恢复者,应加服维生素 D₃,每日5万～10万U,以促进钙在肠道内的吸收。

8.健康教育

(1)康复锻炼:术后初期头颈部制动,之后逐渐指导患者进行颈部的功能锻炼,直至出院后3个月。对于行颈淋巴结清扫的患者,斜方肌常有不同程度受损,故切口愈合后应开始进行肩关节和颈部的功能锻炼,并保持患侧肢体高于健侧,以避免肩下垂。

(2)心理指导:由于不同病理类型甲状腺癌的预后有明显差异,因此应针对个体预后情况和心理状况,指导患者调整心态,面对现实,积极配合后续治疗。

(3)术后用药与治疗:指导甲状腺全切的患者严格遵照医嘱服用甲状腺素制剂,以抑制TSH 的分泌,预防肿瘤复发。对于术后需放射性治疗的患者,应指导患者遵医嘱按时治疗。

(4)告知患者出院后定期复诊,教会患者颈部自检的方法,如发现结节、肿块,及时就诊。

第九节　乳腺癌的护理

乳腺癌是女性发病率最高的恶性肿瘤之一,也是女性最常见的癌症死亡原因。

一、病因与发病机制

乳腺癌的病因尚不清楚,目前认为与下列因素有关。①激素因素:乳腺是多种内分泌激素的靶器官,尤其雌酮和雌二醇与乳腺癌的发病有直接关系。因此,在20岁前发病较少,20岁后发病率迅速上升,45～50岁较高,绝经后发病率继续上升,可能与年老者雌酮含量升高有关。②月经婚育史:月经初潮年龄早、绝经年龄晚、不孕、未哺乳及初次足月产年龄较大者与乳腺癌发病均有关系。③家族史:一级亲属中有乳腺癌病史者,发病率高于普通人群2～3倍。④乳腺良性疾病:多数认为乳腺小叶上皮高度增生或不典型增生可能与乳腺癌发病有关。⑤营养过剩、肥胖、高脂肪饮食可增加乳腺癌的发病机会。⑥环境因素和生活方式也有一定关系。

二、病理生理

(一)病理分型

目前国内多采用以下病理分型。

1.非浸润性癌

属于早期,预后较好。包括导管内癌(癌细胞未突破导管壁基底膜)、小叶原位癌(癌细胞未突破末梢乳管或腺泡基底膜)、乳头湿疹样乳腺癌。

2.早期浸润性癌

仍属于早期,预后较好。包括早期浸润性导管癌(癌细胞突破管壁基底膜,向间质浸润)、早期浸润小叶癌(癌细胞突破末梢乳管或腺泡基底膜,向间质浸润,但局限于小叶内)。

3.浸润性特殊癌

此型分化一般较高,预后尚好。包括乳头状癌,髓样癌(伴大量淋巴细胞浸润)、小管癌(高分化腺癌)、腺样囊性癌、黏液腺癌、大汗腺样癌、鳞状细胞癌等。

4.浸润性非特殊癌

此型一般分化低,预后较上述类型差,是乳腺癌中最常见的类型,约占80%。包括浸润性小叶癌、浸润性导管癌、硬癌、髓样癌(无大量淋巴细胞浸润)、单纯癌、腺癌等。

5.其他罕见癌

如炎性乳腺癌。

(二)转移途径

1.局部扩散

癌细胞沿导管或筋膜间隙蔓延,继而侵及Cooper韧带和皮肤。

2.淋巴转移

为主要转移途径,其中以腋窝淋巴结转移最多。

3.血行转移

癌细胞经淋巴途径进入静脉,也可直接侵入血液循环而致远处转移,最常见的远处转移部位依次为肺、骨、肝。

三、临床表现

(一)常见类型乳腺癌的临床表现

1.乳房肿块

常位于乳房外上象限。

(1)早期:表现为患侧乳房无痛、单发的小肿块,常在无意中发现。肿块质硬、表面不光滑、与周围组织分界不清楚,尚可推动。

(2)晚期:肿块固定于胸壁而不易推动;当癌肿广泛侵及乳房皮肤,可出现大量小结节,甚至彼此融合;癌肿处皮肤可破溃而形成溃疡,常有恶臭,容易出血。

2.乳房皮肤和外形改变

肿瘤增大而致乳房局部隆起。如果癌肿侵及乳房Cooper韧带,使其缩短而导致肿瘤表面皮肤凹陷,即所谓"酒窝征";邻近乳头或乳晕的癌肿因侵及乳管而使之缩短,导致乳头被牵向癌肿侧,进而乳头扁平、回缩、凹陷,即乳头内陷;如果癌细胞堵塞皮下淋巴管,可导致淋巴回流障碍而出现真皮水肿,乳房皮肤呈"橘皮样"改变。

3.转移表现

(1)淋巴转移:最初多见于患侧腋窝。初起为少数散在、肿大的淋巴结,质硬、无痛、可被推动,继而数目逐渐增多并融合成团,甚至与皮肤或深部组织粘连。

(2)血行转移:癌肿转移至肺、骨、肝时,可出现相应受累器官的症状。如肺转移出现胸痛、气急;骨转移出现局部骨疼痛;肝转移出现肝大或黄疸等。

(二)特殊类型乳腺癌的临床表现

1.炎性乳腺癌

发病率低,多见于年轻女性,发展迅速,转移早,预后极差。表现为患侧乳房增大,皮肤红、肿、热、痛,类似急性炎症表现,触诊整个乳房肿大、发硬,无明显局限性肿块。

2.乳头湿疹样乳腺癌

较少见,恶性程度低,发展慢,腋窝淋巴结转移晚。发生于乳头区大乳管内,继之发展到乳头,乳头刺痒、灼痛,之后乳头、乳晕粗糙糜烂、脱屑,如湿疹样改变,进而形成溃疡。患侧乳头内陷、破损。

四、辅助检查

(一)影像学检查

1.X 线检查

常用方法为钼靶 x 线摄片和干板照相。前者可作为普查方法,是早期发现乳腺癌的最有效方法,表现为密度增加的肿块影,边界不规则,或呈毛刺状,或见细小钙化灶;后者对钙化点的分辨率较高,但 X 线剂量较大。

2.B 超检查

能清晰显示乳房各层次软组织结构及肿块的形态和质地,主要用来鉴别囊性或实性病灶。

3.磁共振检查

软组织分辨率高,敏感性高于 X 线检查;能三维立体观察病变,不仅能够提供病灶形态学特征,而且运用动态增强还能提供病灶的血流动力学情况。

(二)活组织病理检查

目前常用细针穿刺细胞学检查,多数病例可获得较肯定的细胞学诊断,但有一定局限性。对可疑乳腺癌者,可将肿块连同周围乳腺组织一并切除,做快速病理检查。乳头溢液未触及肿块者,可行乳腺导管内镜检查或乳管照影,亦可行乳头溢液涂片细胞学检查。乳头糜烂疑为湿疹样乳腺癌时,可做乳头糜烂部刮片或印片细胞学检查。

五、治疗要点

手术治疗为主,辅以化学药物、内分泌治疗、放射治疗及生物治疗等方法。

(一)手术治疗

对病灶仍局限于局部及区域淋巴结的患者手术治疗是首选。适应证为 TNM 分期的 0、Ⅰ、Ⅱ和部分Ⅲ期患者。禁忌证为已有远处转移、全身情况差、主要脏器有严重疾病、年老体弱不能耐受手术者。手术方式包括:乳腺癌根治术、乳腺癌扩大根治术、乳腺癌改良根治术、全乳房切除术、保留乳房的乳腺癌切除术。关于手术方式的选择目前尚无定论,应根据病理分型、疾病分期及辅助治疗的条件综合确定。对病灶可切除者,手术应最大程度清除局部及区域淋巴结,以提高生存率,其次考虑外观及功能。对Ⅰ、Ⅱ期乳腺癌可采用改良根治术及保留乳房的乳腺癌切除术。

(二)化学治疗

乳腺癌是实体瘤中应用化疗最有效的肿瘤之一。常用的药物有环磷酰胺(C)、氨甲蝶呤(M)、氟尿嘧啶(F)、阿霉素(A)、表柔比星(E)、紫杉醇(T)。传统联合化疗方案有 CMF 和 CAF。术前化疗多用于Ⅲ期病例,可探测肿瘤对药物的敏感性,并使肿瘤缩小,减轻与周围组织的粘连,可采用 CMF 或 CEF 方案,一般用 2～3 疗程。辅助化疗一般于术后早期应用,联合化疗的效果优于单药化疗,用药应达到一定剂量,治疗期以 6 个月左右为宜,能达到杀灭亚临床型转移灶的目的。浸润性乳腺癌伴腋淋巴结转移者是应用辅助化疗的指征,可以提高生存率。

(三)内分泌治疗

激素依赖性肿瘤对内分泌治疗有效。肿瘤细胞中雌激素受体(ER)含量高者,称为激素依赖性肿瘤;ER含量低者,称激素非依赖性肿瘤,对内分泌治疗效果差。因此,手术切除的标本还应测定ER和孕激素受体。ER阳性者优先应用内分泌治疗,阴性者优先应用化疗。常用药物为他莫昔芬和芳香化酶抑制剂。

(四)放射治疗

放射治疗主要用于保留乳房的乳腺癌手术后,应在肿块局部广泛切除后给予较高剂量放射治疗。

六、护理措施

(一)术前护理

1.心理护理

恶性肿瘤和乳房切除双重打击使患者术前心理变化非常复杂,因此应多了解和关心患者,加强心理疏导,介绍疾病和手术相关知识,帮助患者度过心理调适期,逐渐树立起战胜疾病的信心,以良好心态面对疾病和治疗。

2.终止妊娠或停止哺乳

因为妊娠或哺乳期间激素作用活跃,能促进乳腺癌生长,所以应立即终止。

3.术前准备

做好术前常规检查和准备。皮肤准备应视切除范围而定,对手术范围较大、需要植皮的患者,除做好术区备皮外,应同时做好供皮区的皮肤准备。乳房皮肤溃疡者,术前每日换药至创面好转。乳头凹陷者应清洁局部。

(二)术后护理

1.体位

麻醉清醒、生命体征平稳后取半卧位,以利于呼吸和引流。

2.病情观察

观察血压、脉搏及呼吸变化;观察并记录切口敷料渗血,渗液情况。乳腺癌扩大根治术有损伤胸膜的可能,如出现胸闷,呼吸困难等症状,应及时报告医师,以便早期发现和协助处理。

3.伤口护理

(1)有效包扎:手术部位用弹性绷带加压包扎,使皮瓣贴紧胸壁,防止积液积气,一般维持7～10日。包扎松紧度以容纳一手指、维持正常血运、不影响患者呼吸为宜。包扎期间,应告知患者包扎目的,不能擅自松解绷带,如果绷带松脱,应重新加压包扎;如果瘙痒,不能用手抓搔。观察患侧上肢远端血液循环情况,如果出现手指麻木、皮肤发绀、皮温下降、动脉搏动扪不清,提示腋窝血管受压,应及时调整绷带的松紧度。

(2)观察皮瓣颜色和创面愈合情况:正常皮瓣的温度较健侧略低,颜色红润,紧贴胸壁。如果皮瓣颜色暗红,提示血液循环不佳,有可能坏死,应报告医师及时处理。

4.引流管护理

乳腺癌根治术后,皮瓣下常规放置引流管并接负压引流,以便及时、有效地吸出残腔内的积液、积血,使皮肤与胸壁紧贴,有利于皮瓣愈合。护理上应注意以下问题。

(1)妥善固定引流管,保持通畅,避免受压、打折、扭曲等。

(2)保持有效负压吸引状态:负压吸引的压力大小应适宜,观察连接是否紧密,压力是否适当。若负压过高可导致引流管瘪陷,引流不畅;过低则不能有效引流,易致皮下积液、积血。

(3)观察并记录引流液的颜色、性状和量:一般术后 1~2 日,每日引流血性液体 50~200mL,以后颜色逐渐变淡,量逐渐减少。

(4)拔除引流管:术后 4~5 日,引流液转为淡黄色,每日量少于 10~15mL,创面与皮肤紧密相贴,按压切口周围皮肤无空虚感,即可考虑拔除。若拔管后出现积血积液,应在无菌操作下,穿刺抽液,之后加压包扎。

5.患侧上肢肿胀的护理

常因患侧腋窝淋巴结切除、头静脉被结扎、腋静脉栓塞、局部积液或感染等因素导致上肢淋巴回流不畅、静脉回流障碍而引起。护理上应注意:

(1)保护患侧上肢:平卧时,患肢肘关节轻度屈曲,下方垫枕抬高 10°~15°;半卧位时,屈肘 90°放于胸腹部;下床活动时,使用吊带托或用健侧手将患肢抬高于胸前,避免患肢过久下垂,需要他人扶持时只能扶健侧,以防腋窝皮瓣滑动而影响愈合。

(2)避免损伤:避免患肢过度负重和外伤,不要在患侧上肢测血压、抽血、静脉或皮下注射等。

(3)促进肿胀消退:可按摩患侧上肢;指导患者进行握拳,屈、伸肘运动;对于肿胀严重者,可弹性绷带包扎或戴弹力袖,以促进淋巴回流。

6.患侧上肢功能锻炼

术后加强肩关节活动可增强肌肉力量,松解和预防粘连,最大限度地恢复肩关节活动范围。具体方法如下所述。

(1)术后 24 小时内:活动手指和腕部,可作伸指、握拳、屈腕等锻炼。

(2)术后 1~3 日:进行上肢肌肉等长收缩;也可用健侧上肢或他人协助,进行患侧上肢屈肘、伸臂等锻炼,逐渐过渡到肩关节的前屈、后伸运动(前屈<30°,后伸<15°)。

(3)术后 4~7 日:鼓励患者用患侧手进食、刷牙、洗脸等,并逐渐进行患侧手触摸对侧肩部和同侧耳朵的锻炼。

(4)术后 1~2 周:皮瓣基本愈合后,开始进行肩关节活动,以肩部为中心,前后摆臂。术后 10 日左右皮瓣与胸壁紧密贴附,循序渐进地进行抬高患侧上肢(将患侧肘关节伸屈、手掌置于对侧肩部,直至患侧肘关节与肩平)、手指爬墙(每日标记高度,逐渐递增幅度,直至患侧手指能高举过头)、梳头(以患侧手越过头顶梳对侧头发、扪对侧耳朵)等的锻炼。患侧肢体功能锻炼内容和活动量应根据患者的实际情况而定,一般以每日 3~4 次,每次 20~30 分钟为宜;循序渐进,逐渐增加功能锻炼的内容。原则是:上肢活动在术后 7 日以后,7 日内不上举,10 日内不外展肩关节;不要以患肢支撑身体,以防皮瓣移动而影响创面愈合。

(三)健康指导

1.活动

近期避免患侧上肢搬动或提拉过重物品,继续进行功能锻炼。

2.避孕

术后5年内避免妊娠,防止乳腺癌复发。

3.坚持放疗、化疗

放疗期间应注意保护皮肤,出现放射性皮炎时及时就诊。化疗期间定期检查血常规、肝功能、肾功能,注意白细胞计数的变化,白细胞计数<$3×10^9$/L,需及时就诊。放疗、化疗期间抵抗力低,应少到公共场所,以减少感染机会;加强营养,多进食高蛋白、高维生素、高热量、低脂肪的食物。

4.乳房定期检查

20岁以上的妇女,特别是高危人群应每月进行1次乳房自我检查,术后患者也应每月自查1次,以便早期发现复发征象。检查时间最好选在月经周期的第7~10日,或月经结束后2~3日,已经绝经的妇女应选择每个月固定的1日检查。乳房自我检查方法如下:

(1)视诊:站在镜前取各种姿势(两臂放松垂于身体两侧,向前弯腰或双手上举置于头后),观察双侧乳房的大小和外形是否对称;有无局限性隆起、凹陷或皮肤橘皮样改变;有无乳头回缩或抬高。

(2)触诊:乳房较小者平卧,乳房较大者侧卧,肩下垫软薄枕或将手臂置于头下进行触诊。一侧手的示指、中指、无名指并拢,用指腹在对侧乳房上进行环形触摸,要有一定的压力。从乳房外上象限开始检查,依次为外上、外下、内下、内上象限,然后检查乳头、乳晕,最后检查腋窝有无肿块,乳头有无溢液。若发现肿块和乳头溢液,应及时到医院做进一步检查。

第十节　原发性肝癌的护理

原发性肝癌是我国常见恶性肿瘤之一,年死亡率占肿瘤死亡率的第2位。患者的年龄多为40~50岁,男女比例约为2:1。近年来,对原发性肝癌的早期诊断和治疗效果均有较大提高。

一、病因和病理

原发性肝癌的发病原因和病理尚未确定。目前认为与肝硬化、病毒性肝炎、黄曲霉素等某些化学致癌物质和水土因素有关。

原发性肝癌的大体病理形态可分为3型,即巨块型、结节型和弥漫型。按肿瘤大小可分为微小肝癌(直径≤2cm)、小肝癌(直径>2cm,≤5cm)、大肝癌(直径>5cm,≤10cm)和巨大肝癌(直径>10cm)。从病理组织上可分为3类,即肝细胞型肝癌、胆管细胞型肝癌和混合型肝癌。我国91.5%的原发性肝癌是肝细胞型肝癌。

原发性肝癌极易侵犯门静脉分支,癌栓经门静脉系统形成肝内播散,甚至阻塞门静脉主干引起门静脉高压的临床表现;肝外血行转移最多见于肺,其次为骨、脑等。淋巴转移以肝门淋巴结最多,其次为胰周、腹膜后、主动脉旁及锁骨上淋巴结。此外,向横膈及附近脏器直接蔓延和腹腔种植性转移也不少见。

二、临床表现

原发性肝癌的早期症状较为隐匿,表现无特征性。常见临床表现如下所述。

(一)肝区疼痛

半数以上患者以此为首发症状,多为持续性钝痛、刺痛或胀痛。因肿瘤迅速生长,肝包膜被牵拉引起。若肿瘤生长缓慢,则可完全无痛或仅有轻微钝痛。当病变侵犯横膈,可有右肩牵涉痛。当肝癌结节坏死破裂,坏死的癌组织及血液流入腹腔可引起剧烈腹痛,从肝区开始迅速蔓延至全腹,产生急腹症表现。出血量大还可引起晕厥和休克。

(二)肝大

为中晚期肝癌最常见的主要体征。肝大呈进行性,质地坚硬,边缘不规则,表面凹凸不平呈大小结节或巨块。癌肿位于肝右叶顶部者可使膈肌抬高,肝浊音界上移。由患者自己偶然扪及肝大或肝区肿块常成为肝癌首发症状。肝大显著者可充满整个右上腹或上腹,右季肋部明显隆起。

(三)全身和消化道症状

早期常不易引起注意,主要表现为乏力、消瘦、食欲缺乏、腹胀等。部分患者可伴恶心、呕吐、发热、腹泻等症状。晚期则出现贫血、黄疸、腹腔积液、下肢水肿、皮下出血及恶病质等。

(四)其他症状

发生肺,骨、脑等处转移可产生相应症状。少数患者还可有低血糖症、红细胞增多症、高血钙和高胆固醇血症等特殊表现。

(五)并发症

主要有肝性脑病、上消化道出血、癌肿破裂出血及继发性感染。

三、辅助检查

(一)甲胎蛋白(AFP)测定

为目前诊断肝细胞癌特异性最高的方法之一,对诊断肝细胞肝癌具有相对专一性。对无肝癌其他证据,AFP 放射免疫电泳法$\geqslant 400\mu g/mL$ 持续 1 个月以上,并能排除妊娠、活动性肝病、生殖腺胚胎性肿瘤等即可诊断为肝细胞癌。

(二)血液酶学检查

肝癌患者血清中 $\gamma-$谷氨酰转肽酶碱性磷酸酶和乳酸脱氢酶的同工酶等可高于正常,但因缺乏特异性,多作为辅助诊断。

(三)影像学检查

超声检查是目前有较好的定位非侵入性检查方法,能发现直径 1cm 或更小的病变,其诊断符合率可达 90%;CT 检查可检出直径 1cm 左右的早期肝癌;选择性腹腔动脉或肝动脉造影检查可确定病变的部位、大小和分布,特别对小肝癌的定位诊断有重要意义。

此外,肝穿刺行针吸细胞学检查有确定诊断意义,经各种检查仍不能明确诊断,但又高度怀疑或已定性诊断为肝癌的患者,必要时可行剖腹探查。

四、治疗要点

早期发现、早期诊断和早期治疗,以及根据不同病情发展阶段进行综合治疗是提高疗效的关键。早期施行手术切除是最有效的治疗方法。对无法手术的中、晚期肝癌,可根据病情采用中医中药治疗、化疗、冷冻治疗、肝动脉栓塞化疗等方法。

(一)手术疗法

直径＜5cm 的"小肝癌"以及估计病变局限于一叶或半肝,无严重肝硬化,临床上无明显黄疸、腹腔积液或远处转移,肝功能代偿好,全身情况及心、肺、肾功能正常者可进行手术探查或施行肝切除术。肝切除术式的选择应据患者的全身情况、肝硬化程度、肿瘤大小和部位以及肝脏代偿功能等而定。

(二)介入治疗

指在影像学方法直视或引导下的非手术局部治疗,包括放射介入和超声介入。前者指在 X 线电视监视下经皮穿刺插管肝动脉栓塞或化疗栓塞,以及肝胆管减压引流术或内支架置入术;后者指超声引导下经皮穿刺瘤内局部治疗。其中,肝动脉栓塞化疗具有可以反复多次施行的特点,可使肿瘤缩小,部分患者可因此获得二期手术切除的机会。

(三)肝移植

肝移植已日趋成为治疗终末期肝病的有效方法。适当放宽肝癌肝移植适应证是当前研究的热点及未来发展的趋势。

五、护理措施

(一)减轻焦虑

评估患者焦虑的程度,给患者提供适当的环境,让患者能够表达自己的焦虑;加强患者对疾病知识,尤其是疾病治疗方法及预后的了解。

(二)减轻或有效缓解疼痛

术后全麻清醒生命体征平稳后,患者采取半卧位以减轻切口疼痛。若疼痛剧烈遵医嘱给予镇痛药物。对使用镇痛泵的患者,需指导患者正确使用,并注意观察药物的不良反应。

(三)改善患者的营养状况

术前监测肝脏功能及水、电解质情况,保持水、电解质、酸碱平衡;术后患者排气之后可逐步恢复至正常饮食。若术后患者进食不好,可给予肠内、肠外营养支持,并注意监测肝功能及电解质情况。

(四)潜在并发症的预防和护理

1.出血

术前如原发性肝癌的患者合并脾功能亢进和食管、胃底静脉曲张时需预防食管,胃底静脉曲张破裂引起的上消化道出血,并注意观察患者的腹部体征及生命体征,早期发现癌肿破裂出血的征兆。肝切除术后 24 小时之内注意观察患者的生命体征、腹部体征及引流液的量、颜色、性状;若患者出现心率增快、腹膜刺激症状、短时间内血性引流液增加,且患者有口渴、烦躁等自觉症状时,应警惕术后腹腔出血的可能,及时通知医师,做好救治的准备工作。

2.肝性脑病

术前检查患者血氨浓度,血氨较高者应限制蛋白的摄入,给予弱酸性溶液洗肠;术前做好肠道准备工作,于术前晚及术晨行清洁洗肠,以减少氨的来源和消除术后引发肝性脑病的因素。术后观察患者有无肝性脑病的早期症状(如欣快感、表情淡漠等性格行为变化扑翼样震颤);术后注意保护肝功能,因肝脏对氧敏感,故术后需间歇吸氧 3～4 天。

3.膈下积液或脓肿

因术后引流不畅或引流管拔除过早所致,多发生于术后1周左右。护理上应妥善固定,保持引流管通畅,并注意观察引流液的颜色、量及性状。如患者术后体温正常后再度升高或术后体温持续不降,同时伴有上腹部或右季肋部胀痛、呃逆、脉快、白细胞增多等症状时,应怀疑有膈下积液或膈下脓肿。

(五)介入治疗的护理

1.术前护理

做好治疗前准备工作,为患者讲解治疗相关知识。

2.术后护理

(1)预防出血:术后24小时绝对卧床休息,穿刺点用绷带加压包扎,观察生命体征及穿刺点局部敷料有无渗血。

(2)预防血栓形成:观察插管肢体皮肤的颜色和温度变化,与健侧比较;观察足背部动脉搏动情况。指导患者进行早期主动及被动肢体活动。

(3)预防感染:因化疗药物对骨髓的抑制作用导致患者白细胞降低,机体免疫力下降,故化疗后易发生感染。术后3天需常规应用抗生素;操作时严格遵守无菌技术原则;做好口腔护理及皮肤护理,预防口腔炎及压疮的发生。

(4)化疗不良反应护理:应用化疗药物致肿瘤组织坏死,术后可出现发热、肝区胀痛、恶心、呕吐等不良反应,一般持续2～4天,轻者无须处理,症状明显者需对症治疗。

(5)饮食护理:术后6小时鼓励患者多饮水,以利于造影剂的排出。术后12小时内禁食有渣、油腻食物,可进食清淡、高热量、高维生素的半流质饮食。因化疗药物导致食欲缺乏、畏食时,需注意饮食的调节和搭配,促进食欲,增强机体抵抗力。

六、健康指导

(一)服药

审慎服用药物,肝脏是代谢大多数药物的器官,而药物代谢过程中常会产生一些有毒物质,容易伤害肝脏导致药物性肝炎,更容易加重肝脏病情,所以服用任何药物前,要经过医师的允许。

(二)饮食

以新鲜天然、均衡饮食为最重要,避免摄取不新鲜、发霉、油炸、腌熏、腌渍,罐头等加工食物,除此之外还要拒绝酒精的诱惑,因为肝脏是酒精主要代谢场所,而酒精和其代谢物会伤害肝细胞,形成酒精性肝病,甚者进展成肝硬化,增加肝癌的发病率,所以肝炎患者应尽量减少酒精摄取,最好远离酒精,拒绝饮酒。

(三)穿衣

肝炎或肝硬化患者,容易出现皮肤瘙痒,所以穿着的服装建议选择棉质衣物,可以减少衣物与皮肤摩擦所产生的瘙痒感。肝硬化合并严重腹腔积液的患者,建议准备比平时大上1～2号尺寸的衣服较为舒适。

(四)休息

充分的休息与睡眠是肝炎患者基本保健之道,只要平常觉得精神饱满,或是活动后不觉得累,就达到充分休息的状态。如果始终有睡不够的感觉或入睡困难等情形,则应该与医师讨论,并做适当处理。

(五)排泄

平时应注意观察小便的颜色,若量浓茶状,表示可能有肝功能异常或合并有胆道的问题,应向医师求教。而肝硬化患者若大便在体内囤积过久,会产生较多的"氨",容易引起肝性脑病症状。此外,应随时观察大便颜色,若大便颜色呈黑色或柏油状,应怀疑是否有出血迹象,此时要尽快就医。

(六)养成良好卫生习惯

乙型或丙型肝炎,日常生活中饮食、餐具及洗衣服等接触并不会造成感染,不需要分开处理。但应该避免与他人共享刮胡刀、牙刷;文眉或针灸时,宜使用丢弃式器具;受伤或出血时,若需由他人协助,领提醒戴手套,避免直接接触到血液。乙型肝炎患者的配偶只要具有乙型肝炎表面抗体,可以享受正常的性生活;如果配偶体内没有乙肝病毒表面抗原,也没有表面抗体,就应该接受完整的乙型肝炎疫苗注射。

(七)运动

肝炎患者可采取适度缓和,有氧的运动,如走路骑脚踏车、游泳、打球等,每天运动时间以不引起过度疲劳为宜,可以增加免疫力及身体的耐受力,保持轻松的心情。

第十一节　胃癌的护理

胃癌是我国最常见的恶性肿瘤之一,好发年龄在 50 岁以上,男性发病率明显高于女性,男女比例约为 2∶1。

一、病因

胃癌的病因尚未完全清楚,目前认为与下列因素有关。

(一)地域环境与饮食生活因素

胃癌发病有明显的地域差别,我国西北与东部一些沿海地区的胃癌发病率明显高于南方地区。长期食用腌制、熏、烤食品者胃癌发病率高,可能与这些食品中亚硝酸盐、真菌毒素、多环芳烃化合物等致癌物的含量高有关。

(二)癌前病变和癌前疾病

胃癌的癌前病变是指容易发生癌变的病理组织学变化,而其本身尚不具备恶性改变,如胃黏膜上皮细胞的不典型增生,可分为轻、中和重度,75%～80%重度患者可能发展成胃癌。胃癌的癌前疾病是指一些使胃癌发病危险性增加的良性胃疾病,如慢性萎缩性胃炎、胃息肉、胃溃疡及残胃炎等。

(三)幽门螺杆菌(HP)感染

幽门螺杆菌(HP)感染是胃癌发生的主要因素之一。胃癌高发区人群中 HP 感染率高。HP 感染可引起胃黏膜慢性炎症并通过黏膜上皮细胞过度增殖而导致畸变致癌;HP 能促使硝酸盐转化为亚硝酸盐和亚硝胺而致癌;HP 的毒性产物可能具有促癌作用。

(四)遗传因素

胃癌有明显的家族聚集倾向,研究发现有胃癌家族史者的发病率高于普通人群 4 倍。

二、病理生理与分型

大约 50％胃癌发生在胃窦部,其次为贲门部,发生在胃体者较少。

(一)大体分型

胃癌的大体形态随病情发展而不同,分早期胃癌和进展期胃癌。

1.早期胃癌

早期胃癌是指病变仅局限于黏膜和黏膜下层,不论病灶大小或有无淋巴结转移。病灶局限于黏膜内,称为原位癌;癌灶直径<5mm,称为微小胃癌;癌灶直径在 6～10mm 之间,称为小胃癌;癌灶更小仅在胃镜黏膜活检时诊断为胃癌,但切除后的胃标本虽经全黏膜取材未见癌组织,称为"一点癌"。早期胃癌按形态可分为 3 型。①Ⅰ型(隆起型):癌灶突向胃腔。②Ⅱ型(浅表型):癌灶比较平坦,无明显隆起或低陷 5mm 以内,又分 3 个亚型:Ⅱa(浅表隆起型),Ⅱb(浅表平坦型),Ⅱc(浅表凹陷型)。③Ⅲ型(凹陷型):低陷深度超过 5mm。

2.进展期胃癌

病变超过黏膜下层侵入胃壁肌层为中期胃癌;病变达浆膜下层或超出浆膜向外浸润至邻近脏器或有转移者为晚期胃癌。按照 Borrmann 分型法可分为 4 型。

(1)Ⅰ型(息肉型):为边界清楚突入胃腔的块状癌灶。

(2)Ⅱ型(无浸润溃疡型):为边界清楚、略隆起的溃疡状癌灶。

(3)Ⅲ型(浸润溃疡型):为边界不清的溃疡状癌灶,癌组织向周围浸润。

(4)Ⅳ型(弥漫浸润型):癌组织沿胃壁各层向四周弥漫浸润生长,可累及部分胃或全胃,致胃壁变厚、僵硬,胃腔缩小,呈革袋状,故又称皮革胃。恶性程度最高,转移较早,预后最差。

(二)组织学分型

世界卫生组织 2000 年将胃癌分为:①腺癌(肠型和弥漫型);②乳头状腺癌;③管状腺癌;④黏液腺癌;⑤印戒细胞癌;⑥腺鳞癌;⑦鳞状细胞癌;⑧小细胞癌;⑨未分化癌;⑩其他。

(三)转移扩散途径

1.直接浸润

直接浸润是胃癌的主要扩散方式之一。胃癌可由原发部位向纵深浸润生长,穿破浆膜后,扩散到大网膜、肝脏、结肠、胰腺、脾脏、横膈等邻近器官。

2.淋巴转移

淋巴转移是胃癌的主要转移途径,早期胃癌可有淋巴转移,进展期胃癌的淋巴转移率高达 70％左右。胃癌的淋巴结转移率与肿瘤浸润深度呈正相关。

3.血行转移

最常见于晚期胃癌,癌细胞经门静脉或体循环转移至肝、肺、脑、肾、骨骼,以肝转移为多见。

4.腹腔种植转移

当癌肿浸润穿透浆膜层,癌细胞可脱落种植于腹膜、大网膜或其他脏器表面形成转移结节。癌细胞广泛播散时,可形成大量癌性腹腔积液。

三、临床表现

(一)症状

早期胃癌多数无明显症状,部分患者可有上腹不适,伴嗳气、反酸、食欲缺乏等消化道症状。随着病情发展,症状日益加重,常有上腹部疼痛、食欲缺乏、呕吐、乏力、消瘦等症状。不同部位的胃癌表现不同:①贲门胃底癌可有胸骨后疼痛和进行性哽噎感;②幽门部胃癌可有呕吐宿食的表现;③癌肿溃破血管后,可有呕血和黑粪。

(二)体征

早期没有明显体征,可仅有上腹部深压不适或疼痛;晚期,可扪及上腹部肿块,多呈结节状、质硬,略有压痛。发生远处转移时,可有肝大、腹腔积液、锁骨上淋巴结肿大等。

四、辅助检查

(一)纤维胃镜检查

纤维胃镜检查是诊断早期胃癌的有效方法。可直接观察病变部位和范围,也可直接取病变组织进行病理学检查。

(二)影像学检查

1.X 线钡餐检查

X 线气钡双重造影能发现较小而表浅的病变。肿块型胃癌表现为突向腔内的充盈缺损;溃疡型胃癌表现为胃壁内龛影,黏膜集中、中断、紊乱和局部蠕动波难以通过;浸润型胃癌表现为胃壁僵硬,蠕动波消失,呈狭窄的"革袋状胃"。

2.腹部超声

用于观察胃邻近脏器受浸润和淋巴结转移情况。

3.螺旋 CT

有助于胃癌的诊断和术前临床分期。

(三)实验室检查

粪便潜血试验常呈持续阳性。胃液游离酸测定常显示游离酸缺乏或减少。

五、治疗要点

早期发现、早期诊断和早期治疗是提高胃癌疗效的关键。外科手术仍是治疗的首选方法。对于中、晚期胃癌,应辅以化疗、放疗及免疫治疗等综合治疗以提高疗效。

(一)手术治疗

1.根治性手术

切除原则为:癌肿整块切除包括癌肿和可能受浸润胃壁在内的全部或大部,以及大、小网膜和局域淋巴结,并进行消化道重建。切除范围:胃壁切线应距癌肿边缘 5cm 以上,食管或十二指肠侧切缘应距离贲门或幽门 3～4cm。

早期胃癌因病变局限且较少淋巴结转移,可行内镜下胃黏膜切除术、腹腔镜或开腹胃部分切除术。扩大胃癌根治术适用于胃癌侵及邻近组织或脏器,是指包括胰体、尾及脾的根治性胃大部切除术或全胃切除术;有肝、结肠等邻近脏器浸润可行联合脏器切除术。

2.姑息性切除术

对于癌肿广泛浸润并转移,不能完全切除者,应以切除肿瘤、解除症状、延长生存期为主,包括姑息性胃切除术、胃空肠吻合术、空肠造口术等。

(二)化学治疗

化学治疗是最主要的辅助治疗方法,目的在于杀灭残留的亚临床癌灶或术中脱落的癌细胞,以提高综合治疗效果。常用的化疗给药途径有口服、静脉、腹膜腔、动脉插管区域灌注给药等。

(三)其他治疗

包括放射治疗、热疗、生物免疫治疗、中医中药治疗等。目前尚在探索阶段的还有基因治疗。

六、护理措施

(一)术前护理

1.改善营养状况

应根据患者的饮食和生活习惯,制订合理食谱,少量多餐,以高蛋白、高热量、富含维生素、低脂肪、易消化、少渣、无刺激的食物为宜。对不能进食或营养状态差的患者,应遵医嘱予以静脉输液,补充足够的热量,必要时输血浆或全血,以改善患者的营养状况,提高手术的耐受性。

2.胃肠道准备

对有幽门梗阻的患者,应禁食水,术前 3 日起每晚用温生理盐水洗胃,以减轻胃黏膜的水肿;术前 3 日给患者口服肠道不吸收的抗菌药物,必要时清洁肠道。

3.心理护理

耐心解释患者的各种疑问,根据患者及家属对胃癌诊断和治疗的了解程度,进行针对性的指导,使其明确手术的必要性;鼓励患者学会自我放松的方法,积极表达自身感受,还要鼓励患者家属多给予关心和支持,使患者能够积极配合治疗和护理工作,树立战胜疾病的信心。

(二)术后护理

1.病情观察

术后应严密观察患者的生命体征、意识状态、尿量、切口敷料、引流液等情况。

2.体位

全麻清醒前取去枕平卧位,头偏向一侧。麻醉清醒且生命体征平稳后取低半卧位,以减少腹部切口张力,减轻疼痛,有利于呼吸和引流。

3.有效控制疼痛

让患者掌握自我放松的方法;遵医嘱适当应用镇痛药物;对于应用自控镇痛泵者,护士应掌握给药剂量,预防尿潴留、恶心、呕吐等并发症的发生。

4.维持有效胃肠减压

术后早期禁食水、胃肠减压,以减少胃内积气、积液,有利于吻合口的愈合。

(1)妥善固定胃管及胃肠减压装置,保持呈持续负压状态,防止松动和脱出。告知患者及家属胃管及有效胃肠减压的重要性,勿脱出或拔出,若胃管不慎脱出,应及时报告医师,不能自行插回。

(2)观察胃液的颜色、性质及量:一般术后 24 小时内,胃管引流出少量血液或咖啡样液体 100~300mL,以后胃液逐渐转清。如果短时间内从胃管引流出大量鲜红色血液,持续不止,应警惕出血,及时报告医师处理。

5.保持腹腔引流通畅

(1)妥善固定引流管,保持通畅,避免受压、扭曲和折叠。

(2)观察并记录引流液的颜色、性状及量。若术后持续引流出大量新鲜血性液体,可能有腹腔内出血,应及时报告医师。若术后数日引流液变混浊,带有异味,同时出现腹痛和体温下降后又上升,可能有腹腔内感染。

(3)严格无菌操作,定期更换引流袋,防止感染。

6.早期活动

早期活动可促进肠蠕动恢复,预防术后肠粘连和下肢深静脉血栓形成等并发症的发生。除年老体弱或病情较重者,应鼓励并协助患者术后第 1 日坐起轻微活动,第 2 日于床边活动,第 3 日可在室内活动,患者活动量应根据个体差异而定。还应鼓励患者定时做深呼吸、有效咳嗽和咳痰。

7.营养支持

(1)肠外营养支持:因术后禁食水,且胃肠减压期间引流出大量含有各种电解质的胃肠液,容易造成水、电解质和酸碱失衡与营养缺乏。因此,术后需及时输液补充患者所需的水、电解质和营养素,必要时输血浆清蛋白或全血,以改善患者的营养状况。护士应详细记录 24 小时出入液量,为合理输液提供依据。

(2)肠内营养支持:术中放置空肠营养管的胃癌根治术患者,可在术后早期经喂养管输注肠内营养液。需根据患者的个体状况,合理制订营养支持方案。护理时应注意以下问题。

1)喂养管的护理:妥善固定喂养管,防止滑脱、移动、扭曲和受压;保持喂养管通畅,每次输注营养液前后用生理盐水或温开水 20~30mL 冲管,输注营养液的过程中每 4 小时冲管 1 次,以防止营养液沉积堵塞导管。

2)控制输入营养液的温度、浓度和速度。

3)观察有无恶心、呕吐、腹痛、腹胀、腹泻和水电解质亲乱等并发症的发生。

(3)饮食护理:肠蠕动恢复后可拔除胃管,逐渐恢复饮食。注意少食牛奶、豆类等产气食物,忌生,冷、硬和刺激性食物。应少食多餐,开始时每日 5~6 餐,以后逐渐减少每日餐次并增加每餐量,逐步恢复至正常饮食。全胃切除术后,肠管代胃容量较小,开始全流质饮食时宜少量、清淡;每次饮食后需观察患者有无腹部不适。

8.并发症的观察和护理

(1)术后胃出血:术后短期内从胃管不断引流出大量新鲜血液,24 小时后仍未停止,甚至出现呕血和黑粪,提示术后出血。术后 24 小时内的出血,多属术中止血不确切;术后 4~6 日发生的出血,常为吻合口黏膜坏死脱落所致;术后 10~20 日发生的出血,与吻合口缝线处感染或黏膜下脓肿腐蚀血管有关。非手术治疗方法包括禁食水、应用止血药物、补液、输新鲜血等,或用冰生理盐水洗胃。如果经非手术治疗不能有效止血或出血量>500mL/h 时,应行手术止血。

（2）十二指肠残端破裂：为毕Ⅱ式胃大部切除术后近期的严重并发症。常因十二指肠残端处理不当或空肠输入襻梗阻致十二指肠内张力过高所致。多发生于术后 24～48 小时，表现为上腹部突发剧痛、腹膜刺激征伴发热，腹腔穿刺可抽出胆汁样液体。一旦发现，应立即行手术治疗。术后积极纠正水、电解质紊乱和酸碱失衡，经静脉或空肠造瘘管提供营养支持，全身应用广谱抗生素，涂氧化锌软膏保护引流管周围皮肤。

（3）胃肠吻合口破裂或吻合口瘘：是胃大部切除术后的早期严重并发症之一。与缝合不当、吻合口张力过大、组织供血不足有关。多发生在术后 1 周内，临床表现为高热、脉速等全身中毒症状，腹膜炎以及腹腔引流管引出含肠内容物的浑浊液体。如较晚发生，多形成局部脓肿或外瘘。出现弥漫性腹膜炎者需立即手术，做好急症手术准备。形成局部脓肿或外瘘而无弥漫性腹膜炎的患者，处理包括。

1）禁食水、胃肠减压。

2）进行局部引流，注意及时清洁瘘口周围皮肤并保持干燥，局部涂以氧化锌软膏、皮肤保护粉或皮肤保护膜加以保护，以免皮肤破损继发感染。

3）合理应用抗生素。

4）给予肠外营养支持，纠正水、电解质紊乱和维持酸碱平衡。

5）经上述处理后多数患者吻合口瘘可在 4～6 周自愈，若经久不愈，需再次手术。

（4）胃排空障碍。

1）发病原因包括以下 3 条：①含胆汁的十二指肠液进入胃，干扰残胃功能。②输出段空肠麻痹而致功能紊乱。③变态反应。多发生在术后 4～10 日，表现为进食后突然出现上腹胀满、钝痛、继而呕吐含胆汁的胃内容物。

2）处理包括：①禁食水、胃肠减压；②肠外营养支持，纠正低蛋白，维持水、电解质和酸碱平衡；③应用促进胃动力药物，也可用 3% 温盐水洗胃。

（5）术后梗阻：根据梗阻部位分为输入襻梗阻、输出襻梗阻和吻合口梗阻，前两者常见于毕Ⅱ式胃大部切除术后。

输入襻梗阻：可分为急、慢性两类。①急性完全性输入襻梗阻常见原因为输出襻系膜悬吊过紧压迫输入襻，或输入襻过长穿入输出襻与横结肠系膜的间隙孔形成内疝所致，易发生肠绞窄。临床表现为突发上腹部剧痛、频繁呕吐，呕吐量少，不含胆汁，呕吐后症状不缓解，且上腹有压痛性肿块。病情进展快，不久即出现烦躁、脉速、血压下降等休克症状。一旦发生应紧急手术治疗。②慢性不完全性输入襻梗阻常见原因为输入襻过长扭曲或输入襻过短在吻合口处形成锐角，使输入襻内胆汁、胰液和十二指肠液排空不畅而滞留。因消化液滞留在输入襻内，进食后消化液分泌明显增加，输入襻内压力升高，刺激肠管发生强烈的收缩，引起喷射状呕吐，也称"输入襻综合征"。表现为进食后出现上腹胀痛或绞痛，随即喷射状呕吐出大量含胆汁液体，呕吐后症状缓解。处理措施包括禁食水、胃肠减压、营养支持等，若症状在数周或数月内不能缓解，应手术治疗。

输出襻梗阻：常因胃肠吻合口下方输出襻粘连、大网膜水肿、炎性肿块压迫等所致。临床表现为上腹饱胀，呕吐食物和胆汁。如果保守治疗无效，应手术解除梗阻。

吻合口梗阻：常因吻合口过小或吻合口的胃肠壁内翻过多所致，也可为术后吻合口炎症水肿所致的暂时性梗阻。临床表现为进食后上腹饱胀和溢出性呕吐,呕吐物为食物,含或不含胆汁,X线钡餐检查显示造影剂完全停留在胃内。若经非手术治疗仍无改善,应行手术解除梗阻。

(6)倾倒综合征:由于胃大部切除术后,失去对胃排空的控制,导致胃排空过快所产生的一系列综合征。根据进食后症状出现的时间可分为早期和晚期两种。

早期倾倒综合征:多发生于餐后半小时内,与胃排空过快有关。因胃容积减少和幽门缺失,食物和液体快速进入十二指肠或空肠,导致胃肠功能和血管舒张功能紊乱而致。临床上以胃肠道症状和循环系统症状为主要表现。胃肠道症状为上腹饱胀不适、恶心和呕吐、肠鸣音频繁,可有绞痛,继而腹泻;循环系统症状为全身无力、头晕、晕厥、面色潮红或苍白、大汗淋漓、心悸、心动过速等。护理措施包括:指导患者少食多餐;以低碳水化合物、高蛋白饮食为宜;避免进食过甜、过咸、过浓的流质食物;进餐时限制饮水、喝汤;进餐后平卧20分钟。多数患者经调整饮食后,症状可减轻或消失,术后半年到1年内能逐渐自愈。极少数症状严重而持久患者需手术治疗。

晚期倾倒综合征又称低血糖综合征:主要因进食后胃排空过快,含糖食物迅速进入空肠后被快速吸收而致血糖迅速升高,高血糖促使胰岛素大量释放,继而发生反应性低血糖。表现为餐后2~4小时,出现心慌、无力、眩晕、出汗、手颤、嗜睡,甚至虚脱。出现上述症状后稍进饮食,即可缓解。饮食中减少碳水化合物含量,增加蛋白质比例,少量多餐即可防止发生。

9.健康指导

(1)饮食指导:术后1年内胃容量受限,宜少量多餐,定时定量,少食腌、熏食物,忌食生、冷、硬、油炸、辛辣等刺激性食物。

(2)心理指导:教会患者自我调节情绪的方法,保持乐观的心态,注意劳逸结合。

(3)定期复查:定期门诊随访,检查血常规、肝功能等,术后3年内每3~6个月复查1次;3~5年每半年复查1次;5年后每年复查1次。内镜检查每年1次。如果出现腹部不适、腹胀、腹痛、肝区肿胀、锁骨上淋巴结肿大等症状,应及时就诊。

第十二节　大肠癌的护理

大肠癌包括结肠癌和直肠癌,是消化道常见的恶性肿瘤之一。

一、病因

大肠癌发病原因尚未完全明确,根据流行病学调查结果和临床观察发现,可能与下述因素有关。

(一)饮食习惯

高脂肪、高蛋白,低纤维饮食与大肠癌的发生有一定相关性。此外,过多食用俺制食品能增加肠道内致癌物质,诱发大肠癌。

(二)遗传因素

大肠癌与遗传因素有关。家族性多发性息肉病及无息肉结直肠癌综合征者的发病率明显高于普通人群。

(三)癌前病变

多数大肠癌由腺瘤癌变而致，其中以家族性腺瘤和绒毛状腺瘤癌变率最高。某些慢性炎性病变，如溃疡性结肠炎、克罗恩病及血吸虫性肉芽肿等，也被列入癌前病变。

二、病理生理和分型

(一)大体分型

1.隆起型

肿块向肠腔内生长，呈菜花状、结节状、息肉状隆起，大的肿块表面易溃烂。生长较慢、转移较晚、恶性程度低，预后较好。

2.溃疡型

肿瘤向肠壁深层浸润生长。此型早期可发生溃疡，边缘隆起，中央凹陷；表面糜烂、易出血、感染，甚至穿透肠壁。此型分化程度低，转移较早，恶性程度高，是结肠癌最常见的类型。

3.浸润型

肿瘤沿肠壁各层环状浸润，极易引起肠腔狭窄或梗阻。此型转移较早，分化程度低，预后差。

(二)组织学分类

1.腺癌

结、直肠腺癌细胞主要是柱状细胞、黏液分泌细胞和未分化细胞，进一步分类主要为管状腺癌和乳头状腺癌，占 $75\%\sim85\%$，其次为黏液腺癌，占 $10\%\sim20\%$。

2.腺鳞癌

亦称腺棘细胞癌，肿瘤由腺癌细胞和鳞癌细胞构成。其分化多为中分化至低分化。腺鳞癌和鳞癌主要见于直肠下段和肛管，较少见。

3.未分化癌

癌细胞弥漫成片状或团块状，预后最差。

(三)恶性程度

按 Broder 分级，视癌细胞分化情况分四级，有助于判断疾病的预后。

Ⅰ级：2/3 以上癌细胞分化良好，为高分化，恶性度低。

Ⅱ级：1/2～2/3 的癌细胞分化良好，为中等分化，恶性度一般。

Ⅲ级：少于 1/4 的癌细胞分化良好，为低分化，恶性度高。

Ⅳ级：未分化癌。

(四)临床分期

目前常用的是国际抗癌联盟(UICC)提出的 TNM 分期法和我国提出的 Dukes 改良分期(1984 年)，后者更简化，应用方便。

1.TNM 分期法

T 代表原发肿瘤，T_x 为原发肿瘤无法评价。无原发肿瘤证据为 T_0；原位癌为 T_{is}；肿瘤侵

及黏膜下层为 T_1；侵及黏膜肌层为 T_2；穿透肌层至浆膜下或侵犯无腹膜覆盖的结直肠旁组织为 T_3；穿透脏腹膜或侵及其他脏器或组织为 T_4。N 为区域淋巴结，N_x 代表区域淋巴结无法评价；无区域淋巴结转移为 N_0；1～3 个区域淋巴结转移为 N_1；4 个及 4 个以上区域淋巴结转移为 N_2。M 为远处转移，无法估计远处转移为 M_x；无远处转移为 M_0；凡有远处转移为 M_1。

2.Dukes 改良分期

A 期：癌肿局限于肠壁，又可分为 3 期。①A_1：癌肿侵及黏膜或黏膜下层；②A_2：癌肿侵及肠壁浅肌层；③A_3；：癌肿侵及肠壁深肌层。

B 期：癌肿穿透肠壁或侵及肠壁外组织、器官，尚能整块切除，但无淋巴结转移。

C 期：癌肿侵及肠壁任何一层，但有淋巴结转移，又可分 2 期。①C_1 期：淋巴转移仅局限于肿瘤附近；②C_2：淋巴转移至系膜及其淋巴结。

D 期：发生远处转移或腹腔转移或广泛浸润，侵及邻近脏器。

(五)扩散和转移方式

1.直接浸润

癌细胞向肠管周围及肠壁深层浸润性生长，穿透肠壁后可侵入邻近器官，如膀胱、子宫、输尿管、前列腺等，甚至形成内瘘。

2.淋巴转移

为大肠癌最常见的转移方式。

(1)结肠癌：一般先累及邻近病变部位的淋巴结，再侵及所属的动脉旁淋巴结，之后沿肠系膜上、下动脉根部淋巴结到腹主动脉旁的淋巴结并向上转移；晚期患者可向左锁骨上淋巴结转移。

(2)直肠癌：上段直肠癌向上沿直肠、上动脉、肠系膜下动脉根部及腹主动脉旁淋巴结向上转移；下段直肠癌以上方和侧方转移为主，可沿侧韧带内淋巴管转移至髂内淋巴结，亦可向下穿过肛管括约肌转移至双侧腹股沟淋巴结。

3.血行转移

癌细胞侵入门静脉后，经门静脉系统移至肝，甚至进入体循环向远处转移至肺，少数也可转移至脑或骨骼。

4.种植播散

癌细胞直接穿透肠壁，脱落种植于腹膜或其他器官表面。直肠癌发生种植转移较少。

三、临床表现

(一)结肠癌

早期多无明显症状或特异性表现，易被忽视。随病程发展与病灶增大，出现一系列症状。

1.排便习惯和粪便形状改变

常为最早出现的症状。表现为大便次数增多、大便不成形或稀便，伴腹泻、便秘，或腹泻与便秘交替出现，类便带血、脓或黏液。

2.腹痛

也是较早出现的症状。表现为定位不确切的持续性隐痛，或仅为腹部不适或腹胀感；若发生肠梗阻，腹痛加剧，甚至阵发性绞痛。

3.肠梗阻

属晚期症状。一般呈慢性、低位,不完全性肠梗阻,表现为腹胀、便秘,有时伴腹部胀痛或阵发性绞痛。若发生完全性肠梗阻,症状加剧。

4.全身症状

由于慢性失血、癌肿溃烂、感染,毒素吸收等原因,患者可出现贫血、消瘦、乏力,低热等全身症状。晚期可出现恶病质。

结肠癌因位置不同而有不同临床表现:①右半结肠肠腔较大,肿瘤多向肠腔突出生长,呈菜花状;粪便稀薄,可出现腹泻便秘交替;便血与大便混合。特点为贫血、腹部肿块和消瘦乏力,肠梗阻较少见。②左半结肠肠腔较小,肿瘤多呈浸润生长而引起环状狭窄,加之肠内粪便多已成形,以肠梗阻症状多见。若肿瘤破溃,粪便表面亦可有鲜血或黏液。

(二)直肠癌

早期多无明显症状,易被忽视。当病情发展并伴感染时,症状才明显。

1.直肠刺激症状

癌肿刺激直肠产生频繁便意而致排便习惯改变,便前常感肛门下坠、里急后重和排便不尽感;晚期出现下腹痛。

2.黏液血便

若癌肿破溃,大便表面带血和黏液。血便是直肠癌患者最常见的症状,85%患者早期出现便血,出血量由少至多。若伴感染,可出现脓血便。

3.粪便变细和排便困难

随肿瘤增大,肠腔变窄,粪便逐渐变细。表现为腹胀、腹痛或阵发性绞痛,肠鸣音亢进,粪便变细及排便困难等慢性肠梗阻症状。

4.转移症状

肿瘤晚期,癌肿侵犯前列腺、膀胱,可出现尿频、尿痛;若侵犯低前神经则出现持续性剧烈疼痛;若转移至肝脏,出现腹腔积液、肝大、黄疸、贫血、水肿等,甚至恶病质表现。

四、辅助检查

(一)直肠指检

为诊断直肠癌最直接和主要的方法。约75%以上的直肠癌为低位,可通过直肠指检触及其部位、大小、范围和周围组织的关系。

(二)实验室检查

1.大便潜血试验

可作为大规模普查手段和高危人群初筛检查,持续阳性者需进一步检查。

2.血液检查

癌胚抗原(CEA)测定对结肠癌诊断特异性不高,但对判断患者预后疗效和复发有一定作用。

(三)影像学检查

1.X线钡剂灌肠或气钡双重对比造影检查

X线钡剂灌肠或气钡双重对比造影检查是诊断结肠癌的重要检查手段,可观察结肠运动,显示结肠内异常形态。

2.B 超和 CT 检查

有助于了解直肠癌的浸润深度及局部淋巴结转移情况,可提示有无腹部肿块,腹腔内肿大淋巴结及有无肝内转移等。

(四)内镜检查

包括直肠镜,乙状结肠镜和纤维结肠镜检查。内镜检查可在直视下取活组织作病理学检查,是诊断大肠癌最有效可靠的方法。

五、治疗要点

手术切除是治疗大肠癌的主要方法,并辅以化疗、放疗等综合治疗。

(一)手术治疗

手术方式的选择应综合考虑肿瘤的部位、大小、范围、活动度及细胞分化程度等因素。

1.根治性手术

(1)结肠癌根治性手术:切除范围包括肿瘤所在的肠襻及其系膜和区域淋巴结。根据肿瘤部位的不同,可分为右半结肠切除术、横结肠切除术、左半结肠切除术和乙状结肠切除术。

(2)直肠癌根治术:切除范围包括肿瘤及其两端足够肠段、全部或部分受累器官、周围被浸润组织和全直肠系膜、淋巴结。包括局部切除术,腹会阴联合直肠癌根治术(Miles 手术)、经腹腔直肠癌切除术、经腹直肠癌切除、近端造口、远端封闭术和全盆腔清扫术等。

2.姑息性手术

适用于有远处转移的晚期癌症患者,但局部癌肿尚能切除者,仅切除癌肿所在的局部肠段。对于局部癌肿不能切除的晚期癌患者,为解除梗阻,可行梗阻近端肠管与远端肠管端侧或侧侧吻合术,或梗阻近端作结肠造口术。

3.结肠癌并发急性肠梗阻

应行紧急手术以解除梗阻。若患者全身情况差,可先行肿瘤切除、肠道造瘘或短路手术,待病情稳定后,再行二期手术。

(二)非手术治疗

1.放疗

术前放疗可提高手术切除率和生存率。术后放疗仅适用于晚期癌症、无法根治或局部复发的患者,降低局部复发率。

2.化疗

化疗配合根治性切除术,以提高 5 年生存率。给药途径有区域动脉滥注、门静脉给药、静脉给药,术后腹腔置管灌注给药等。

3.其他

如基因治疗、导向治疗、免疫治疗等,但尚处于探索阶段。

六、护理措施

(一)术前护理

1.心理护理

患者一旦诊断癌症,将面临疾病本身,治疗及经济负担等多重打击,由此产生不良心理反应。行人工肛门者尚需承受自我形象受损的打击。因此,护士需根据患者具体情况,做好安慰、解释工作,真实且技巧性地回答患者的疑问。指导患者和家属通过各种途径获得疾病相关知识,寻求社会支持,以树立战胜疾病的信心,消除焦虑和恐惧的心理,提高适应能力。

2.营养支持

术前以高蛋白,高热量、高维生素、易消化的少渣饮食为主,保证足够能量需求。必要时,遵医嘱少量多次输血,以纠正贫血和低蛋白血症。若患者消瘦、脱水明显或急性肠梗阻,应注意纠正水、电解质及酸碱平衡紊乱,以提高手术耐受力。

3.肠道准备

术前充分的肠道准备可减少或避免术中污染,防止术后腹胀和切口感染,利于吻合口愈合。

(1)传统肠道准备法。

1)术前 3 日进食少渣半流质饮食,术前 2 日起进食流质饮食,术前 12 小时禁食、4 小时禁水。2)术前 3 日番泻叶 6g 泡茶饮用或术前 2 日口服泻剂,如硫酸镁 15～20g 或蓖麻油 30mL,每日上午 1 次。手术前 2 日晚行 1‰～2‰肥皂水灌肠,手术前 1 日晚行清洁灌肠;灌肠过程中若患者出现剧烈腹痛、面色苍白、出冷汗等症状,应立即停止灌肠并处理。

3)口服抗菌药物以抑制肠道细菌,如新霉素、甲硝唑、庆大霉素等。

4)因控制饮食和服用肠道杀菌剂导致维生素 K 的合成和吸收减少。因此,遵医嘱适当补充维生素 K。

(2)全肠道灌洗法:患者于术前 12～14 小时开始口服 37℃左右等渗平衡电解质液(由氯化钠、碳酸氢钠及氯化钾配制),引起容量性腹泻,以达到彻底清洗肠道的目的。灌洗液中可加入抗菌药物,量不少于 6000mL。灌洗全程 3～4 小时。对于年迈体弱、心肾等脏器功能障碍和肠梗阻患者不宜选用此方法。

(3)甘露醇口服肠道准备法:术前 1 日午餐后 0.5～2 小时内,口服 5‰～10‰甘露醇 1500mL。甘露醇为高渗性溶液,口服后因吸收肠壁水分而促进肠蠕动,引起腹泻,从而达到清洁肠道的目的。此法患者无需作饮食准备。但因甘露醇在肠道内被细菌酵解而产生大量气体,术中使用电刀易引起爆炸,应予注意;对于年老体迈、心肾功能不全者禁止使用此法。

(4)其他:若患者有肠梗阻症状,术前准备时间应延长;对于直肠癌肠腔狭窄患者,灌肠应选择粗细合适的肛管,并在直肠指诊引导下(或直肠镜直视下),轻轻通过狭窄口至狭窄病变以上肠腔行灌肠。对于高位直肠癌患者,禁用高压灌肠,以防癌细胞扩散。

(二)术后护理

1.病情观察

(1)监测生命体征变化,根据病情设定监测时间。

(2)严密观察患者有无腹痛、腹膜炎等吻合口瘘的症状和体征,一旦发现,及时报告医师并协助处理。

2.体位

全麻清醒后,血压平稳者,应取半卧位。

3.饮食护理

留置胃肠减压期间,经静脉补充液体和营养液,并准确记录 24 小时出入水量,预防水和电解质失衡;术后 48～72 小时后,肛门排气或结肠造口开放后,拔除胃肠减压,喂食少量温开水,观察有无腹胀、恶心、呕吐等不良反应。若无不良反应,可进流质饮食,如米粥、菜肉汤等;术后 1 周逐渐过渡为少渣半流质饮食,术后 2 周左右可进少渣普食,食物以高热量、高蛋白、高维生素,低渣为主,如豆制品、鱼或蛋类等。

4.引流管护理

妥善固定;保持引流管通畅,避免受压、扭曲堵塞;观察并记录引流液的颜色、性状及量;保持引流管周围皮肤清洁、干燥,及时更换污染、渗湿的敷料。一般骶前引流管留置 5～7 天。

5.留置导尿管护理

Miles 术后患者导尿管放置 2 周左右,留置尿管期间应保持其通畅,防止扭曲受压;观察并记录尿液情况。拔尿管前,先试行夹闭尿管,每 4～6 小时或患者有尿意时开放尿管,以训练膀胱舒缩功能,防止排尿功能障碍。

6.结肠造口的护理

(1)造口开放前的护理:造口周围用凡士林或生理盐水纱布保护;及时更换污染的外敷纱布,防止感染。注意观察有无张力过大、缝合不严、血运障碍等原因导致肠段回缩、出血、坏死等现象。

(2)保护腹壁切口:结肠造口一般于术后 2～3 天开放。开放后取偏离腹壁切口的侧卧位,并用塑料薄膜将腹壁切口与造口隔开,以防流出的稀薄类便污染腹壁切口,导致感染。

(3)造口的观察与护理:造口开放后,注意观察造口肠黏膜的色泽,造口肠段有无回缩、出血及坏死等症状;及时清洁造口分泌物及渗液,保持造口周围皮肤清洁、干燥,避免感染。

(4)正确使用造口袋,保护造口周围皮肤。

1)选择合适袋口。

2)造口袋内充满 1/3 排泄物,应及时予以更换。

3)观察造口周围皮肤有无红、肿、破溃等现象。于每次更换造口袋后用中性皂液或 0.5% 氯己定溶液清洁造口周围皮肤,涂氧化锌软膏或防漏膏,防止皮炎和皮肤糜烂。

4)除使用一次性造口袋外,还可备用 3～4 个造口袋用于更换。将使用过的造口袋用中性洗涤剂和清水洗净,或用 1:1000 氯己定溶液浸泡 30 分钟,擦净、晾干备用。

(5)饮食指导。

1)注意饮食卫生,避免腹泻。

2)避免进食胀气性或有刺激性气味的食物。

3)避免食用引起便秘的食物。

(6)造口并发症的观察与护理。

1)造口处拆线愈合后,每日扩肛 1 次,防止造口狭窄。注意观察有无腹痛、腹胀、恶心、呕吐、停止排气和排便等肠梗阻症状。

2)若患者进食 3～4 天仍未排便,选择粗导尿管行造口灌肠。常用液状石蜡或肥皂水,插入深度不超过 10cm。注意压力不可过大,以防肠道穿孔。

7.健康指导

(1)鼓励患者参加适量活动和锻炼,保持心情舒畅和生活规律,逐渐恢复正常社交活动。

(2)教会患者结肠造口的护理:出院后每1～2周扩张造口一次,持续2～3个月。若发现造口狭窄、排便困难等情况,及时到医院就诊。

(3)饮食指导:鼓励患者多吃新鲜蔬菜、水果,多饮水,避免高脂肪、辛辣及刺激性食物;对于结肠造口患者,应控制过多粗纤维食物、过稀及胀气的食物。

(4)教会患者正确使用造口袋,养成定时排便的习惯。

(5)定期复查:每3～6个月复查1次。化疗患者需定期检查血常规,尤其白细胞和血小板计数。

第六章　妇产科疾病

第一节　流产的护理

一、概述

(一)定义

妊娠不足 28 周、胎儿体质量不足 1000g 而终止者称为流产。发生在妊娠 12 周前者称为早期流产;而发生在妊娠 12 周或之后者称为晚期流产。流产分为自然流产和人工流产。胚胎着床后 31% 发生自然流产,其中 80% 为早期流产。本节主要阐述自然流产。

(二)主要发病机制

由于胚胎因素、母体因素,父亲因素及环境因素的影响导致妊娠物逐渐与子宫璧剥离直至排出子宫。

(三)治疗原则

确诊流产后,应根据流产的不同类型进行相应的处理。

二、护理评估

(一)健康史

1.一般状况

年龄、体质量等。

2.月经史

初潮、月经周期、经量及痛经情况等。

3.现病史

停经时间、早孕反应情况,有无腹痛,腹痛部位、性质及程度,有无阴道流血、流血量及持续时间,有无阴道排液及妊娠物排出,有无发热、阴道分泌物性状及有无臭味。

4.既往史

有无反复流产史和遗传史,在妊娠期间有无全身性疾病、生殖器官疾病、内分泌功能异常及是否接触过有害物质、不良生活习惯等。

(二)生理状况

1.症状与体征

停经后阴道流血、腹痛是流产的主要临床症状。在流产发展的不同阶段,其症状与体征亦不同。

2.辅助检查

(1)B超检查:根据妊娠囊形态,有无胎心搏动,确定胚胎或胎儿是否存活,从而可诊断并鉴别流产分型,指导正确处理。

(2)实验室检查:测定血 hCG、孕激素的水平,有助于妊娠诊断和判断预后。

(三)高危因素

1.胚胎因素

染色体异常是导致自然流产发生最常见原因。包括染色体数目和结构异常。其中以染色体数目异常为主且以三倍体居多。

2.母体因素

孕妇合并有各种全身性疾病、生殖器官异常、内分泌异常均会增加发生自然流产的概率;免疫功能异常、妊娠后若母儿双方免疫不适应,可引起母体对胚胎的排斥,而导致流产;母体内存在抗精子抗体也可导致早期流产。

3.父亲因素

精子的染色体异常可以导致自然流产。

4.环境因素

过多接触某些有害的化学物质(如砷、铅、苯、甲醛等)和物理因素(如放射线、噪音及高温等),可引起流产。

5.其他

强烈应激和不良生活习惯等均可导致流产。

(四)心理——社会因素

(1)阴道流血和对胎儿健康的担心直接影响孕妇的情绪,患者可表现为焦虑和恐惧、烦躁不安等。

(2)不能继续妊娠的患者由于失去胎儿,往往出现伤心、悲哀、郁闷等情绪。对家人的依赖感增强。

三、护理措施

(一)一般护理

(1)指导患者卧床休息,严禁性生活,减少各种刺激。

(2)注意病情变化,如阴道流血量增多、腹痛加重等。

(二)症状护理

(1)密切观察病情,监测患者的生命体征、血常规、凝血功能的变化,观察其腹部疼痛程度、持续时间和阴道流血、排出物及分泌物的量、性状,如出现腹痛加重,阴道流血量增多、有妊娠产物排出等征象,应通知医师,遵医嘱给予相应处置。

(2)对于大量阴道流血患者应预防休克,护士应及时建立静脉通路、交叉配血,配合医师进行相应处置。

(3)对于反复流血患者注意贫血症状指导患者进食高铁、高蛋白、高维生素饮食和预防感染。

(三)用药护理

先兆流产如为黄体功能不全者,可肌内注射黄体酮注射液 10~20mg,每天或隔天一次,并监测血 hCG 和孕激素的变化。

(四)手术护理

对于妊娠不能继续的患者应积极采取措施,做好终止妊娠的准备,配合医师完成刮宫或钳刮术。

(1)术前应详细询问停经时间、生育史及既往病史,测量体温等生命体征,协助医师完善相关检查,评估受术者,核对手术适应证和禁忌证。

(2)做好术前告知,建立静脉通路,做好输液、输血等手术准备。

(3)术后密切监测患者生命体征变化,观察面色、腹痛阴道流血情况。

(4)遵医嘱给予药物治疗,嘱患者保持外阴清洁,注意休息,1个月内禁止性生活及盆浴,预防感染。

(5)嘱患者若有腹痛及阴道流血增多,随时就诊,指导夫妇双方采用安全可靠的避孕措施。

(五)心理护理

(1)对于先兆流产的患者,护士应注意观察孕妇的情绪变化,讲解流产可能发生的原因,治疗和护理经过以及可能的预后,让孕妇及家属了解不良情绪也会影响治疗效果,从而使其稳定情绪,增强保胎成功的信心。

(2)妊娠不能继续的患者情绪变化较大,护士应给予同情和理解并给予精神上的支持,鼓励患者表达内心的感受,宣传优胜劣汰的意义,应顺其自然为下次妊娠做准备。同时应获得其家人尤其是丈夫的关心和支持。

(3)对于流产胎儿的处理,应在政策允许的情况下,充分考虑患者及其家属的文化背景及宗教信仰,尊重其价值观,妥善处理,满足其心理需求。

四、健康指导

(1)讲解流产的相关知识,使患者及其家属积极应对配合治疗和护理工作。

(2)指导患者合理休息。早期流产一般休息2周,晚期流产休息1个月,禁止盆浴及性生活1个月。

(3)出院后保持心情愉悦,建立科学、健康的生活习惯,一个月后来院复查。

(4)习惯性流产者以预防为主,在受孕前男女双方均应进行详细检查,积极接受对因治疗,为下次妊娠做好准备。再次妊娠后需按照先兆流产治疗,治疗期必须超过以往发生流产的妊娠月份。

五、注意事项

(1)先兆流产孕妇应卧床休息,禁性生活,禁灌肠,以减少各种刺激;必要时给予对胎儿危害小的镇静剂。

(2)流产孕妇可因出血过多而出现休克,或因出血时间过长,宫腔内有残留组织而发生感染,因此护士应全面评估孕妇的各项生命体征,判断流产类型,尤其注意与贫血及感染相关的征象。

(3)流产合并感染的治疗原则为控制感染的同时尽快清除宫内残留物。若阴道流血不多,先选用广谱抗生素2～3d,待感染控制后再行刮宫。若阴道流血量多,应在静脉滴注抗生素及输血的同时,先用卵圆钳将宫腔内残留大块组织夹出,使出血减少,切不可用刮匙全面搔刮宫腔,以免造成感染扩散。

第二节　异位妊娠的护理

一、概述

(一)定义

受精卵在子宫体腔以外着床称为异位妊娠,习称宫外孕。发病率约 2%,是妇科常见急腹症,是早孕阶段导致孕产妇死亡的首要原因之一。异位妊娠可发生于卵巢、腹腔、阔韧带、宫颈,但以输卵管妊娠最常见,占异位妊娠 95% 左右。输卵管妊娠的发生部位又以壶腹部最多见,其次为峡部、伞部,间质部妊娠少见。本节主要讨论输卵管妊娠。

(二)主要发病机制

精子和卵子在输卵管结合形成受精卵,某些因素可导致受精卵不能正常通过输卵管进入宫腔,受阻于输卵管,在输卵管的某一部位着床、发育、发生输卵管妊娠。

(三)治疗原则

根据患者的病情和生育要求,选择合理的治疗方法,异位妊娠的治疗包括药物治疗和手术治疗。

1.药物治疗

适用于早期异位妊娠,要求保存生育功能的年轻患者。

2.手术治疗

适应证:①生命体征不平稳或有腹腔内出血征象者;②诊断不明确者;③异位妊娠有进展者(血 hCG>3000IU/L 或进行性升高、有胎心搏动、附件区包块增大);④药物治疗禁忌证或无效者。

二、护理评估

(一)健康史

询问月经史、孕产史,准确推算停经时间。重视高危因素如不孕症、放置宫内节育器、绝育术、辅助生殖技术后、盆腔炎、异位妊娠史等。

(二)生理状况

1.症状

典型症状为停经后腹痛与阴道流血。

(1)停经:多数有 6～8 周的停经史。但有部分患者将不规则阴道流血视为月经而主诉无停经史。

(2)腹痛:是输卵管妊娠患者的主要症状。轻者常表现为一侧下腹部隐痛或酸胀感。当输卵管妊娠破裂时,患者可突感一侧下腹部撕裂性疼痛,常伴有恶心、呕吐。若血液局限于病变区,主要表现为下腹部疼痛;当血液积聚于直肠子宫陷凹时,肛门有坠胀感;随着血液流向全腹,表现为全腹痛,甚至放射至肩胛部及背部。

(3)阴道流血:胚胎死亡后常有不规则阴道流血,呈少量点滴状,色暗红或深褐。剥离的蜕膜管型或碎片随阴道流血排出。

(4)昏厥与休克:与输卵管妊娠破裂致大出血和疼痛有关,严重程度与腹腔内出血速度和量成正比。

2.体征

(1)一般情况:腹腔内出血多时,患者呈贫血貌,脉搏快而细弱、心率增快、血压下降等休克症状。体温一般正常,休克时可略低,腹腔内血液吸收时可略高,但不超过38℃。

(2)腹部检查:下腹部压痛、反跳痛明显,患侧尤剧,但腹肌紧张较轻。出血多时,叩诊有移动性浊音。如反复出血、血液积聚,可在下腹触及软性包块。

(3)盆腔检查:子宫后方或患侧附件扪及压痛性肿块;阴道后穹窿饱满,有触痛。宫颈抬举痛或摇摆痛明显,此为输卵管妊娠破裂的重要特征。内出血多时,检查子宫有漂浮感。

3.辅助检查

(1)hCG 测定:尿或血 hCG 测定是早期诊断异位妊娠的重要方法。同时,也对异位妊娠保守治疗的效果评价具有重要意义。

(2)超声诊断:超声可见子宫内膜增厚,宫腔内无妊娠囊,宫旁可见低回声区,若其内有胚芽及心管搏动,可确诊为异位妊娠。

(3)阴道后穹窿穿刺:是一种简单可靠的诊断方法。适用于疑有腹腔内出血患者。直肠子宫陷凹在盆腔中位置最低,即使腹腔内出血不多,也能经阴道后穹窿穿刺抽出。抽出暗红色不凝血,说明腹腔内有出血。

(4)腹腔镜检查:目前腹腔镜检查视为异位妊娠诊断的金标准,而且在确诊的情况下可起到治疗的作用。适用于早期和诊断有困难,但无腹腔大出血和休克的病例。

(5)子宫内膜病理检查:阴道流血多者,应做诊断性刮宫,排除宫内妊娠,刮出物送病理检查。

(三)高危因素

1.输卵管炎症

是输卵管妊娠的主要原因。包括输卵管黏膜炎和输卵管周围炎。慢性炎症可使管腔变窄、粘连或纤毛受损等使受精卵运行受阻而在该处着床,导致输卵管妊娠。

2.输卵管发育不良或功能异常

输卵管过长、肌层发育不良、纤毛缺乏、输卵管痉挛或蠕动异常等。

3.辅助生殖技术

近年辅助生殖技术的应用,使输卵管妊娠发生率增加,既往少见的异位妊娠,如卵巢妊娠、宫颈妊娠、腹腔妊娠的发生率增加。

(四)心理——社会因素

(1)腹腔内急性大量出血及剧烈腹痛使患者及其家属有面对死亡的威胁,表现出强烈的情绪反应,如恐惧、焦虑。

(2)因妊娠终止产生自责、失落、抑郁;个别担心以后的生育能力。

三、护理措施

(一)一般护理

1.合理休息

嘱患者卧床休息,避免突然变换体位及增加腹压的动作。

2.饮食指导

鼓励患者进食营养丰富,尤其是高蛋白、富含铁的饮食,以促进血红蛋白的合成,增强患者的抵抗力。

(二)症状护理

(1)重视患者主诉,尤其注意阴道流血量与腹腔内出血量可不成正比,当阴道流血量不多时,不要误以为腹腔内出血量亦很少。

(2)严密监测患者生命体征及病情变化。患者如出现腹痛加剧、肛门坠胀感时,及时通知医师积极配合治疗。对严重内出血并发现休克的患者,护士应立即开放静脉,交叉配血,做好输血输液的准备,以便配合医师积极纠正休克,补充血容量,给予相应处理。

(三)用药护理

常用药物及用药观察:用药期间应仔细观察用药效果及不良反应。氨甲蝶呤,常用剂量为$0.4mg/(kg \cdot d)$,肌内注射,5d为一疗程。在应用化学药物治疗期间,应用B超进行严密监护,检测血hCG,并注意患者的病情变化及药物毒副作用。治疗过程中若有严重内出血征象,或疑输卵管间质部妊娠或胚胎继续生长时,仍应及时进行手术治疗。

(四)手术护理

手术分为保守手术和根治手术。可经腹或经腹腔镜完成。保守手术为保留输卵管,适用于有生育要求的年轻妇女。根治手术为切除输卵管,适用于无生育要求的输卵管妊娠、内出血并发休克的急症患者。

对于内出血并发休克的患者,密切监测生命体征及腹痛的变化,采取抗休克治疗。给予患者平卧位,注意保暖、吸氧,迅速建立静脉输液通路,交叉配血,按医嘱输液、输血、补充血容量,并迅速做好术前准备。

(五)心理护理

(1)配合医师向患者本人及家属讲清病情及治疗方案,做好思想工作,解除其紧张和焦虑情绪。同时,让家人给予更多的关心和爱护,减少或避免不良的精神刺激和压力。

(2)帮助患者以正常的心态接受此次妊娠失败的现实,向她们讲述疾病的相关知识,减少因害怕再次发生异位妊娠而抵触妊娠产生的不良情绪,能充满信心地迎接新生活。

四、健康指导

(1)宣传相关知识,输卵管妊娠的患者有10%的再发率和50%～60%的不孕率,要告知有生育要求者,术后避孕6个月,再次妊娠时应及时就医。

(2)养成良好的卫生习惯,勤洗澡、勤更衣,性伴侣固定,防止生殖系统感染。发生盆腔炎性疾病时须彻底治疗,以免延误病情。

五、注意事项

(1)异位妊娠是妇科急腹症之一,未发生流产或破裂前,症状及体征不明显。

(2)多数患者停经6～8周以后出现不规则阴道流血,但有20%～30%患者无停经史,把异位妊娠的不规则阴道流血误认为月经,或由于月经过期仅数天而不认为是停经。

(3)异位妊娠腹腔内出血多时有昏厥、休克等临床表现。因此,有性生活的育龄期女性,若有阴道不规则流血或下腹疼痛,都应首先排除异位妊娠的可能。

（4）尿或血 hCG 测定对早期诊断异位妊娠至关重要。腹腔镜检查是诊断的金标准。

（5）生命体征不稳定、异位妊娠破裂、妊娠囊直径≥4cm 或≥3.5cm 伴胎心搏动的患者禁忌采用药物治疗。

第三节　妊娠期糖尿病的护理

一、概述

(一)定义及发病率

妊娠合并糖尿病有两种情况：一种为原有糖尿病（DM）的基础上合并妊娠，又称糖尿病合并妊娠；另一种为妊娠前糖代谢正常，妊娠期才出现的糖尿病，称为妊娠期糖尿病（GDM）。糖尿病孕妇中 90％以上是 GDM，糖尿病合并妊娠者不足 10％。GDM 发生率世界各国报道为 1％～14％。我国 GDM 发生率为 1％～5％，近年有明显增高趋势。GDM 患者糖代谢多数于产后可以恢复正常，但将来患 2 型糖尿病机会增加。糖尿病孕妇的临床经过复杂，对母儿结局均有较大危害，必须引起重视。

(二)主要发病机制

妊娠中后期孕妇对胰岛素的敏感性逐渐下降，为维持正常糖代谢水平，胰岛素需求量必须相应增加，对于胰岛素分泌受限的孕妇，妊娠期不能代偿这一生理变化而使血糖升高，使原有糖尿病加重或出现妊娠期糖尿病。

(三)治疗原则

妊娠期管理，包括血糖控制、医学营养治疗、胰岛素等药物治疗、妊娠期糖尿病酮症酸中毒的处理以及母儿监护等。

妊娠期血糖控制目标：GDM 患者妊娠期血糖应控制在餐前及餐后 2h 血糖值分别为≤5.3mmol/L、6.7mmol/L（95mg/dL、120mg/dL），特殊情况下可测餐后 1h 血糖值≤7.8mmol/L（140mg/dL）；夜间血糖不低于 3.3mmol/L（60mg/dL）；妊娠期糖化血红蛋白 HbAlc 宜＜5.5％。

二、护理评估

(一)健康史

由于胰岛素分泌缺陷和（或）胰岛素作用缺陷而引起的糖、蛋白质、脂肪代谢异常。久病可引起眼、肾、神经、血管、心脏等组织的慢性进行性病变，导致功能缺陷及衰竭。

(二)生理状况

1.症状体征

GDM 孕妇妊娠期有三多症状（多饮、多食、多尿），或外阴阴道假丝酵母菌感染反复发作，孕妇体质量＞90kg，本次妊娠并发羊水过多或巨大胎儿者，应警惕合并糖尿病的可能。但大多数妊娠期糖尿病患者无明显的临床症状。

2.辅助检查

（1）有条件的医疗机构应该做 OGTT（75g 糖耐量试验）：妊娠 24～28 周 OGTT 前禁食至

少 8h,最迟不超过上午 9 点,试验前连续 3d 正常饮食,即每天进食碳水化合物不少于150g,检查期间静坐、禁烟。检查时,5min 内口服含 75g 葡萄糖的液体 300mL,分别抽取孕妇服糖前空腹及服糖后 1h、2h 的静脉血(从开始饮用葡萄糖水计算时间),放入含有氟化钠的试管中,采用葡萄糖氧化酶法测定血糖水平。75g 糖 OGTT 的诊断标准,服糖前空腹及服糖后 1h,2h,3 项血糖值应分别低于 5.1mmol/L、10.0mmol/L、8.5mmol/L(92mg/dL、180mg/dL、153mg/dL)。任何一项血糖值达到或超过上述标准即诊断为 GDM。

(2)孕妇具有 GDM 高危因素或者医疗资源缺乏地区,建议妊娠 24～28 周首先检查空腹血糖(FPG)。FPG＞5.1mmol/L,可以直接诊断 GDM,不必行 OGTT;FPG＜4.4mmol/L(80mg/dL),发生 GDM 可能性极小,可以暂时不行 OGTT、FPG＞4.4mmol/L 且＜＜5.1mmol/L时,应尽早行 OGTT。

(3)糖化血红蛋白(HbAlc)水平的测定:HbAlc 反映取血前 2～3 个月的平均血糖水平,可作为评估糖尿病长期控制情况的良好指标,多用于 GDM 初次评估。应用胰岛素治疗的糖尿病孕妇,推荐每 2 个月检测 1 次。

(4)尿酮体的监测:尿酮体有助于及时发现孕妇碳水化合物或能量摄取的不足,也是早期糖尿病酮症酸中毒(DKA)的一项敏感指标,孕妇出现不明原因恶心、呕吐、乏力等不适或者血糖控制不理想时应及时监测尿酮体。

(5)尿糖的监测:由于妊娠期间尿糖阳性并不能真正反映孕妇的血糖水平,不建议将尿糖作为妊娠期常规监测手段。

(6)肝肾功能检查,24h 尿蛋白定量,眼底等相关检查。

(三)高危因素

1.孕妇因素

年龄≥35 岁、妊娠前超重或肥胖、糖耐量异常史、多囊卵巢综合征。

2.家族史

糖尿病家族史。

3.妊娠分娩史

不明原因的死胎、死产、流产史、巨大儿分娩史、胎儿畸形和羊水过多史、妊娠期糖尿病史。

4.本次妊娠因素

妊娠期发现胎儿大于孕周、羊水过多、反复外阴阴道假丝酵母菌病者。

(四)心理——社会因素

由于糖尿病的特殊性,孕妇及家人对疾病知识的了解程度、认知态度问题,出现焦虑、恐惧心理,应该关注社会及家庭支持系统是否完善等。

三、护理措施

(一)一般护理

(1)评估妊娠期糖尿病既往史、家族史,不良孕产史、本次妊娠经过存在的高危因素,并发症、病情控制及用药情况等。

(2)营养摄入量推荐包括每天摄入总能、碳水化合物、蛋白质、脂肪、膳食纤维、维生素、矿物质及非营养性甜味剂的使用。

(3)餐次的合理安排,少量多餐、定时定量进餐,控制血糖升高。

(二)症状护理

(1)评估孕妇有无糖代谢紊乱综合征,即三多一少症状(多饮,多食,多尿,体质量下降),重症者症状明显。孕妇有无皮肤瘙痒,尤其外阴瘙痒。因高血糖可导致眼房水、晶体渗透压改变而引起眼屈光改变,患病孕妇可出现视力模糊。

(2)评估糖尿病孕妇有无产科并发症,如低血糖、高血糖、妊娠期高血压疾病、酮症酸中毒、感染等。

(3)确定胎儿宫内发育情况,注意有无巨大儿或胎儿生长受限。

(4)分娩期重点评估孕妇有无低血糖及酮症酸中毒症状,如心悸、出汗、面色苍白、饥饿感或出现恶心、呕吐、视力模糊、呼吸快且有烂苹果味等。

(5)产褥期主要评估有无低血糖或高血糖症状,有无产后出血及感染征兆,评估新生儿状况。

(6)妊娠期糖尿病酮症酸中毒的处理:在检测血气、血糖、电解质并给予相应治疗的同时,主张应用小剂量胰岛素 0.1U/(kg·h)静脉滴注。每 1～2h 监测血糖一次。血糖≥13.9mmol/L,应将胰岛素加入 0.9%氯化钠注射液静脉滴注,血糖≤13.9mmol/L,开始将胰岛素加入 5%葡萄糖氯化钠注射液中静脉滴注,酮体转阴后可改为皮下注射。

(三)用药护理

1.常用的胰岛素制剂及其特点

(1)超短效人胰岛素类似物:门冬胰岛素已被我国国家食品药品监督管理总局(SFDA)批准可用于妊娠期。其特点是起效迅速,药效维持时间短。具有最强或最佳的降低餐后血糖的作用,不易发生低血糖,用于控制餐后血糖水平。

(2)短效胰岛素:其特点是起效快,剂量易于调整,可皮下、肌内和静脉注射使用。

(3)中效胰岛素:是含有鱼精蛋白、短效胰岛素和锌离子的混悬液,只能皮下注射而不能静脉使用。注射后必须在组织中蛋白酶的分解作用下,将胰岛素与鱼精蛋白分离,释放出胰岛素再发挥生物学效应。其特点是起效慢、药效持续时间长,其降低血糖的强度弱于短效胰岛素。

(4)长效胰岛素类似物:地特胰岛素也已经被国家食品药品监督管理总局(SFDA)批准应用于妊娠期,可用于控制夜间血糖和餐前血糖。静脉注射胰岛素后能使血糖迅速下降,半衰期5～6min,故可用于抢救糖尿病酮症酸中毒(DKA)。

(5)妊娠期胰岛素应用的注意事项。

1)胰岛素初始使用应从小剂量开始,0.3～0.8U/(kg·d)。每天计划应用的胰岛素总量应分配到三餐前使用,分配原则是早餐前最多,中餐前最少,晚餐前用量居中。每次调整后观察2～3d 判断疗效,每次以增减 2～4U 或不超过胰岛素每天用量的 20%为宜,直至达到血糖控制目标。

2)胰岛素治疗期间清晨或空腹高血糖的处理:夜间胰岛素作用不足、黎明现象和 Somogyi现象均可导致高血糖的发生。前两种情况必须在睡前增加中效胰岛素用量,而出现 Somogyi现象是应减少睡前中效胰岛素的用量。

3)妊娠过程中机体对胰岛素需求的变化:妊娠中、晚期对胰岛素需求量有不同程度的增加;妊娠 32～36 周胰岛素需要量达高峰,妊娠 36 周后稍有下降,应根据个体血糖监测结果,不断调整胰岛素用量。

2.口服降糖药在 GDM 孕妇中的应用

(1)格列本脲:是临床应用最广泛的治疗 GDM 的口服降糖药,作用靶器官为胰腺,99％以蛋白结合形式存在,极少通过胎盘屏障。目前临床研究显示,妊娠中、晚期 GDM 孕妇应用格列本脲与胰岛素治疗相比,疗效一致,但前者使用方便,且价格便宜。但用药后发生子痫前期和新生儿黄疸需光疗的风险升高,少部分孕妇有恶心、头痛及低血糖反应。

(2)二甲双胍:可增加胰岛素的敏感性,目前的资料显示,妊娠早期应用对胎儿无致畸性,在多囊卵巢综合征的治疗过程中对早期妊娠的维持有重要作用。由于该药可以透过胎盘屏障,妊娠中晚期应用对胎儿的远期安全性尚有待证实。因磺胺类及双胍类降糖药均能通过胎盘,对胎儿产生毒性反应,因此孕妇不宜口服降糖药物治疗。对通过饮食治疗不能控制的妊娠期的糖尿病患者,为避免低血糖或酮症酸中毒的发生,胰岛素是其主要的治疗药物。显性糖尿病患者应在孕前即改为胰岛素治疗,在使用胰岛素治疗的过程中特别注意用药的时间、剂量、使用方法等指导。

(四)分娩期护理

(1)妊娠合并糖尿病本身不是剖宫产指征,如有胎位异常、巨大儿、病情严重需终止妊娠时,常选择剖宫产,做好术前准备。若胎儿发育正常,宫颈条件较好,则适宜经阴道分娩。

(2)分娩时机及方式:分娩时,应严密监测血糖、密切监护胎儿状况,妊娠期糖尿病孕妇在分娩过程中,仍需维持身心舒适,给予支持以减缓分娩压力。

1)分娩时机:①无须胰岛素治疗而血糖控制达标的 GDM 孕妇,如无母儿并发症,在严密监测下可待预产期,到预产期仍未临产者,可引产终止妊娠。②糖尿患者合并妊娠(PGDM)及胰岛素治疗的 GDM 孕妇,如血糖控制良好且无母儿并发症,在严密监测下,妊娠 39 周后可终止妊娠;血糖控制不满意或出现母儿并发症,应及时收入院观察,根据病情决定终止妊娠时机。③糖尿病伴发微血管病变或既往有不良产史者,需严密监护,终止妊娠时机应个体化。

2)分娩方式:糖尿病本身不是剖宫产指征。决定阴道分娩者,应制订分娩计划,产程中密切监测孕妇的血糖、宫缩、胎心率变化,避免产程过长。择期剖宫产的手术指征为糖尿病伴严重微血管病变或其他产科指征。妊娠期血糖控制不好、胎儿偏大(尤其估计胎儿体质量≥4250g 者)或既往有死胎死产史者,应适当放宽剖宫产指征。

(五)心理护理

妊娠期糖尿病孕妇由于了解糖尿病对母儿的危害后,可能会因无法完成"确保自己及胎儿安全顺利地度过妊娠期和分娩期"这一母性心理发展任务而产生焦虑、恐惧及低自尊的反应,严重者造成身体意象紊乱。如妊娠分娩不顺利,胎婴儿产生不良后果,则孕妇心理压力更大,护理人员应提供各种交流的机会,鼓励其讨论面临的问题及心理感受。以积极的心态面对压力,并协助澄清错误的观念和行为,促进身心健康。

四、健康指导

(1)宣教妊娠、分娩经过,提高母婴健康共识。

(2)指导实施有效的血糖控制方法,保持良好的自我照顾能力。

(3)预防产褥感染,鼓励母乳喂养。

(4)指导产妇定期接受产科和内科复查,重新确诊。

五、注意事项

(1)注意妊娠期糖尿病孕妇的管理,特别是饮食管理和药物治疗。

(2)重视酮症酸中毒的预防及早期识别。

(3)胰岛素使用的各项注意事项。

(4)注意对胎儿发育、胎儿成熟度、胎儿状况和胎盘功能等检测,必要时及早住院。

第四节　妊娠合并心脏病的护理

一、概述

(一)定义

妊娠合并心脏病是一种严重的妊娠并发症,包括妊娠前已患有心脏病以及妊娠后发现或发生的心脏病。其中,先天性心脏病占 35%～50%,居第一位。妊娠合并心脏病在我国孕产妇死因顺位中高居第二位,为非直接产科死亡原因的首位。我国的发病率约为 1%。

(二)妊娠、分娩对心脏病的影响

1.妊娠期

循环血容量于妊娠 6 周开始逐渐增加,32～34 周达高峰,产后 2～6 周逐渐恢复正常,总循环血量的增加可导致心排出量增加和心率增快。另外,妊娠末期,增大的子宫使膈肌升高,心脏向上、向左前发生移位,导致心脏大血管轻度扭曲,使心脏负荷进一步加重,心脏病孕妇容易发生心力衰竭。强力的宫缩及耗氧量的增加使分娩期成为心脏负担最重的时期。第一产程,每次宫缩会导致 250～500mL 血液被挤入体循环,增加回心血量和心排出量,加重心脏负担。第二产程,除子宫收缩外,腹肌和骨骼肌的收缩使外周阻力增加,加之分娩时屏气使肺循环压力增加,腹腔压力增高,内脏血液回流入心脏增加,此时心脏前后负荷显著加重。第三产程,胎儿娩出后,腹压骤减,大量血液流向内脏,回心血量减少;而胎盘娩出后由于胎盘循环终止,子宫收缩使子宫内血液迅速进入体循环,使回心血量骤增。血流动力学的急剧变化,容易致心力衰竭。

2.分娩期

强力的宫缩及耗氧量的增加使分娩期成为心脏负担最重的时期。第一产程,每次宫缩会导致 250～500mL 血液被挤入体循环,增加回心血量和心排出量,加重心脏负担。第二产程,除子宫收缩外,腹肌和骨骼肌的收缩使外周阻力增加,加之分娩时屏气使肺循环压力增加,腹腔压力增高,内脏血液回流入心脏增加,此时心脏前后负荷显著加重。第三产程,胎儿娩出后,腹压骤减,大量血液流向内脏,回心血量减少;而胎盘娩出后由于胎盘循环终止,子宫收缩使子宫内血液迅速进入体循环,使回心血量骤增。血流动力学的急剧变化,容易致心力衰竭。

3.产褥期

产后 3d 内,子宫收缩使大量血液进入体循环,且产妇组织中潴留的大量水分也回流到体循环,使心脏负担再次加重,因此仍需谨防心力衰竭的发生。综上,妊娠 32～34 周分娩期以及产后 3d 内,是心脏病患者最危险的时期,护理人员应严密观察,确保母婴安全。

(三)治疗原则

积极防治心力衰竭和感染。

二、护理评估

(一)健康史

详细了解产科病史和既往病史,包括有无不良孕产史、心脏病史、心脏病相关疾病史、心功能状态以及有无心力衰竭史等。

(二)生理状况

1.症状

有无活动受限、发绀等,应特别注意有无早期心力衰竭的症状和体征,包括:①轻微活动后即出现胸闷、心悸、气短;②休息时心率超过 110 次/分钟,呼吸超过 20 次/分钟;③夜间常因胸闷而需坐起呼吸或到窗口呼吸新鲜空气;④肺底部出现少量持续性湿啰音,咳嗽后不消失。

2.体征

有无呼吸、心率增快,有无心脏增大、肝大、水肿、颈静脉怒张、杵状指等。

3.辅助检查

全身检查、心脏检查及产科检查。

(1)产科检查:评估胎儿宫内状况。

(2)影像学检查:超声心动图检查有无心肌肥厚、瓣膜运动异常、心内结构畸形等。

(3)心电图检查:有无严重心律失常,如心房颤动、心房扑动、Ⅲ度房室传导阻滞等。

(三)心理——社会因素

孕产妇有无焦虑、恐惧等心理问题,孕产妇及家属对疾病知识的掌握情况、重视程度以及家庭支持度。

三、护理措施

(一)一般护理

妊娠合并心脏病孕妇还应注意以下问题。

(1)休息指导:孕妇应保证每天 10h 以上的睡眠,且中午宜休息 2h;避免过度劳累及情绪激动。分娩后,在心功能允许的情况下鼓励其早期下床活动,以防血栓形成。

(2)营养指导:指导孕妇高热量、高维生素、低盐低脂饮食,少量多餐,多食蔬菜、水果,以防便秘加重心脏负担;每天食盐量不超过 4～5g。

(3)定期产前检查:妊娠 20 周前每 2 周检查 1 次,妊娠 20 周后,尤其是 32 周后,每周检查 1 次。若心功能在Ⅲ级或以上,有心力衰竭征象,应立即入院治疗;若心功能Ⅰ～Ⅱ级,应在妊娠 36～38 周入院待产。

(4)妊娠合并心脏病孕妇应适当放宽剖宫产指征,经阴道分娩者应采取半卧位、臀部抬高,下肢放低,产程中加强观察。

（二）症状与体征护理

1.生命体征及自觉症状

根据病情,定期观察孕产妇的生命体征及自觉症状,或使用生理监护仪连续监护;正确识别早期心力衰竭的症状与体征,预防心力衰竭的发生。

2.分娩期的产程观察

有条件的医院应使用生理监护仪进行持续监护,无生理监护仪的医院应严密观察患者生命体征和自觉症状。第一产程,每15min监测1次血压、脉搏、呼吸、心率及自觉症状,每30min测胎心率1次;减轻或消除紧张情绪,必要时遵医嘱使用镇静剂。第二产程,指导产妇使用呼吸等放松技巧以减轻疼痛;每10min监测血压、脉搏、呼吸、心率等1次;行胎儿电子监护,持续监测胎儿情况;宫口开全后行产钳助产术或胎头吸引术以缩短产程。

3.预防产后出血和感染

胎儿娩出后立即压沙袋于腹部,持续24h,以防腹压骤降诱发心力衰竭。输液时,严格控制输液速度,有条件者使用输液泵,并随时评估心脏功能。严格遵循无菌操作规程,产后遵医嘱给予抗生素预防感染。

（三）用药护理

为预防产后出血,遵医嘱应用缩宫素,但禁用麦角新碱,以防静脉压升高,增加心脏负担;产后遵医嘱预防性使用抗生素;使用强心药者,应严密观察不良反应。

（四）心理护理

妊娠合并心脏病孕产妇最担心的问题是自身和胎儿的安全,医务人员应指导孕产妇及家属掌握心力衰竭的诱发因素及预防心力衰竭、早期心力衰竭的识别等相关知识。

（五）急性心力衰竭的急救

（1）体位:座位,双腿下垂,以减少回心血量。

（2）吸氧:高流量给氧6～8L/min,必要时面罩加压给氧。

（3）用药:遵医嘱给予镇静剂、利尿剂、血管扩张剂、洋地黄制剂、氨茶碱等。

（4）紧急情况下无抢救条件时,可采取四肢轮流三肢结扎法,以减少静脉回心血量。

四、健康指导

（一）预防

预防心力衰竭的诱因,多休息,避免过度劳累;注意保暖,预防感冒;保持心情愉快,避免过度激动;进食清淡食物,避免过饱;适度运动,多进食高纤维食物,防止便秘。

（二）母乳喂养指导

心功能Ⅰ～Ⅱ级者,可以母乳喂养,但要避免过劳;心功能Ⅲ级或以上者,不宜母乳喂养,应指导其及时回乳,并教会家属人工喂养的方法。

（三）出院指导

全面评估产妇的身心状况,与家属共同制订康复计划;在心功能允许的情况下,鼓励其适度参与新生儿照护,促进亲子关系建立;新生儿有缺陷或死亡者,鼓励其表达情感,并给予理解与安慰。

(四)避孕指导

不宜再妊娠者,应在剖宫产的同时行输卵管结扎术,或在产后1周行绝育术;未行绝育术者,应指导其采取适宜的避孕措施,严格避孕。

五、注意事项

(一)预防

心力衰竭孕产期应避免过度劳累、感冒、过度激动、便秘等,防止发生心力衰竭。

(二)识别心力衰竭的早期临床表现

容易发生心力衰竭的三个时期为妊娠32~34周、分娩期、产后72h,识别心力衰竭的早期临床表现对于及早处理、改善预后具有十分重要的意义。

(三)心力衰竭急救时用药

发生心力衰竭时,应快速、准确按医嘱给药。因此,应熟练掌握常用急救药物的剂量,用药方法、药理作用及不良反应。

第五节　妊娠合并病毒性肝炎的护理

一、概述

(一)定义

病毒性肝炎是由肝炎病毒引起的,以肝细胞变性坏死为主要病变的传染性疾病。致病病毒分为甲型(HAV),乙型(HBV)、丙型(HCV)、丁型(HDV)、戊型(HEV)等,其中以乙型最常见。

(二)妊娠、分娩与病毒性肝炎的相互影响

(1)因妊娠反应,孕早期营养摄入不足,蛋白质缺乏。而妊娠期母体新陈代谢率高,使肝内糖原储备减少,肝脏抗病能力降低;孕妇体内雌激素水平增高,而雌激素需在肝内灭活,妨碍了肝脏对脂肪的转运和胆汁的排泄;胎儿的代谢产物也需在母体肝脏内解毒,加重了肝脏负担;分娩过程中的疲劳、缺氧、麻醉、出血等进一步加重了肝脏负担。

(2)病毒性肝炎发生于妊娠早期者,可加重早孕反应;发生于妊娠晚期者,妊娠期高血压疾病的发病率增高;分娩后,因肝脏功能受损,凝血因子合成障碍,产后出血率增高;若为重症肝炎,DIC发生率增加。妊娠期间感染病毒性肝炎者,其胎儿畸形、流产、死胎、死产、早产及新生儿病死率等均增高。另外,胎儿可因垂直传播而被感染,其中以乙型肝炎最多见。

(三)治疗原则

积极保肝治疗,重症肝炎患者积极预防和治疗肝性脑病、DIC。

二、护理评估

(一)健康史

了解有无与肝炎患者密切接触史,有无输血或血液制品以及使用污染注射用具史等;了解家族史以及本地流行病史;重症肝炎患者应评估其诱发因素,了解其治疗经过;评估患者及其

家属对疾病相关知识的知晓情况。

(二)生理状况

1.症状

多表现为食欲缺乏、恶心、呕吐、厌油、腹胀、乏力、肝区疼痛等消化系统症状。重症肝炎起病急,病情重,表现为尿色深黄、畏寒发热、食欲极度减退、频繁呕吐、肝臭味等,可伴有烦躁、嗜睡、神志不清、昏迷等肝性脑病症状。

2.体征

可有皮肤、巩膜黄染,肝脏肿大、触痛,肝区叩击痛等。重症肝炎患者可有肝脏进行性缩小、腹腔积液甚至嗜睡、昏迷等。

3.辅助检查

(1)肝功能检查:主要包括 ALT、AST、总胆红素等,协助判断肝脏损伤程度及预后。

(2)血清病毒学检测:根据血清病毒学结果确定其临床意义。

(3)影像学检查:观察有无肝脏肿大或缩小,有无肝硬化或脂肪变性,有无腹腔积液等。

(三)心理——社会因素评估

患者及其家属是否因缺乏疾病相关知识或担心胎儿被感染而感到恐惧和焦虑。

(四)高危因素

(1)有输血或血液制品史者。

(2)有吸毒史者

(3)与肝炎患者有密切接触史者。

(4)来自病毒性肝炎高发区者。

(5)未按计划接种肝炎疫苗者。

三、护理措施

(一)一般护理

除产科一般护理外,还应注意以下问题。

(1)保证充足的休息,每天应睡足 9h,并有适当的午休时间。

(2)进食优质蛋白、高维生素、富含碳水化合物、低脂肪食物,并多食新鲜蔬菜和水果,保持大便通畅。

(二)症状与体征护理

(1)注意观察患者有无食欲缺乏、恶心、呕吐、厌油腻、皮肤黄染等临床表现,特别注意早期发现性格改变、行为异常、扑翼样震颤等肝性脑病的前驱症状,并根据患者病情,遵医嘱行保肝治疗。

(2)注意观察有无口鼻、皮肤黏膜等出血倾向,必要时遵医嘱肌内注射维生素 K_1。

(三)用药护理

(1)临产前,遵医嘱给予维生素 K_1 等止血剂,临产后加大剂量。

(2)新生儿出生后尽早注射高效乙肝免疫球蛋白和乙肝疫苗,以阻断或减少乙肝病毒的垂直传播。

(3)产后遵医嘱使用对肝脏损害较小的抗生素预防感染,防止肝炎病情恶化。

(四)分娩期护理

(1)临产后,做好抢救准备,并配血备用。

(2)产程中禁用肥皂水灌肠。

(3)密切观察产程进展,注意有无出血、血液不凝等现象,必要时行阴道助产,以减少产妇体力消耗。

(4)尽可能避免产道损伤、新生儿损伤、羊水吸入等,以减少垂直传播。

(5)分娩时建立静脉通道,胎儿娩出后立即遵医嘱给予宫缩剂,并配合子宫按摩,预防产后出血。

(五)消毒隔离

(1)每次产前检查后,对孕妇所使用过的器械、检查床、床单等使用 2000mg/L 的含氯消毒液浸泡后进行相应的处理。有条件者可开设隔离诊室。

(2)肝炎孕产妇应置于隔离待产室和分娩间,产妇接触过的所有物品以及产妇的排泄物等均应经 2000mg/L 的含氯消毒液浸泡后按相关规定进行处理。

(六)心理护理

向孕产妇及家属讲解肝炎对母婴的影响以及消毒隔离的方法与重要性,积极争取其理解与配合,解除或减轻其因患传染病而产生的焦虑和自卑心理。

四、健康指导

(1)妊娠期妇女应加强营养,摄入高蛋白、高碳水化合物、富含维生素的食物,避免因营养不良而增加对肝炎病毒的易感性。

(2)夫妇一方患肝炎者,应坚持使用避孕套,以防交叉感染。

(3)母乳喂养指导:目前认为只要新生儿经主动、被动免疫,母乳喂养是安全的。退乳者应避免使用增加肝脏负担的药物,如己烯雌酚。

五、注意事项

(一)注意保护孕产妇隐私

接触此类患者应注意隔离,但应避免孕产妇遭到医务人员及其他患者在语言和行为等方面的歧视。

(二)母婴传播的问题

在分娩期及产褥期应防止发生母婴传播,按国家规定指导母乳喂养。

第六节　妊娠合并缺铁性贫血的护理

一、概述

(一)定义

贫血是妊娠期常见的并发症,其中以缺铁性贫血最常见,占妊娠期贫血的 95%。

(二)发病原因

妊娠期对铁的需要量增加是孕妇缺铁的主要原因。妊娠期血容量增加及胎儿生长发育约需铁 1000mg。因此,孕妇每天需铁至少 4mg,每天饮食中含铁 10～15mg,但吸收利用率仅为10％,妊娠中晚期铁的最大吸收率可达 40％,仍不能满足需要,若不及时补充铁剂,则可能耗尽体内的储存铁导致贫血。

(三)治疗原则

补充铁剂,纠正贫血;积极预防产后出血和感染。

二、护理评估

(一)健康史

了解有无月经过多或消化道慢性失血疾病史,有无长期偏食、妊娠剧吐等导致的营养不良病史,有无代谢障碍性疾病。

(二)生理状况

1.症状

轻者多无明显症状,重者有头晕、乏力、心悸、气短、食欲缺乏、腹胀、腹泻等症状,甚至出现贫血性心脏病、胎儿宫内窘迫、胎儿生长受限、早产等并发症的相应症状。

2.体征

皮肤、口唇、指甲、睑结膜苍白,皮肤毛发干燥无光泽、脱发、指甲脆薄,重者还表现为口角炎、舌炎等体征。

3.辅助检查

(1)血常规:呈小细胞,低色素的特点。

(2)血清铁测定:血清铁的下降可出现在血红蛋白下降之前。

(3)骨髓检查:红细胞系统增生活跃,中、晚幼红细胞增多。

(三)心理——社会因素

了解孕妇及家属对贫血知识的知晓程度,对用药注意事项的掌握情况。了解孕妇是否担心胎儿及自身安全,有无焦虑等心理问题。

(四)高危因素

(1)妊娠前月经过多者。

(2)消化道慢性失血性疾病者。

(3)长期偏食,摄入铁不足者。

(4)吸收不良或代谢障碍性疾病者。

(5)妊娠剧吐未能得到及时纠正者。

三、护理措施

(一)症状护理

轻度贫血者可根据耐受情况适当活动,严重贫血者应卧床休息,以减少机体对氧的消耗。同时应加强防跌倒教育,防止患者在体位突然改变时因头晕、乏力而跌倒。

(二)用药护理

需要口服铁剂者,指导其饭后服用,以减少对胃肠道的刺激,可同时服用维生素 C 或酸性果汁以促进吸收。服用后,铁与肠内硫化氢作用形成黑便,应予以解释。不可与茶叶同服,以免影响铁的吸收。

(三)分娩期护理

(1)中、重度贫血者,临产前遵医嘱给予止血剂,如维生素 C、维生素 K_1 等,并配血备用。

(2)密切观察产程进展情况,产程中加强胎心监护,并行低流量吸氧,可行助产缩短第二产程以减少产妇用力。

(3)贫血产妇易发生因宫缩乏力所致的产后出血,且贫血患者对失血的耐受性差,故产后应及时给予宫缩剂预防产后出血。

(4)严格无菌操作,遵医嘱予抗生素预防感染。

(四)心理护理

向孕妇及家属详细讲解疾病知识,使其了解目前身体状况。分娩时,陪伴产妇,给予支持与鼓励,及时提供产程进展信息以减轻其焦虑。

四、健康指导

(一)饮食指导

指导孕妇多食高铁、高蛋白、高维生素、易消化的食物,如肉类、肝脏、胡萝卜、木耳、紫菜、新鲜水果以及菠菜、甘蓝等深色蔬菜。

(二)母乳喂养指导

对于重度贫血不宜哺乳者,应解释原因,指导产妇及家属掌握人工喂养的方法,并行退乳指导。

(三)妊娠指导

对于无再次生育要求者,产后行避孕指导;对于有再次生育要求者,指导其下次妊娠前纠正贫血并增加铁的储备。

五、注意事项

(1)有高危因素者,应进行针对性的健康指导。

(2)服用铁剂者,详细指导注意事项。

第七节 早产的护理

一、概述

(一)定义及发病率

早产指妊娠期满 28 周至不足 37 周(196～258d)间分娩者。此时娩出的新生儿称为早产儿,体质量为 1000～2499g 早产儿各器官发育不够健全,出生孕周越小,体质量越轻,其预后越差。我国早产占分娩总数的 5%～15%。出生 1 岁以内死亡的婴儿约 2/3 为早产儿。随着早产儿的治疗和监护手段不断进步,其生存率明显提高,伤残率下降,有些国家已将早产时间的下限定义为妊娠 24 周或 20 周等。

(二)主要发病机制

(1)黄体酮撤退。

(2)缩宫素作用。

(3)蜕膜退化。

(三)处理原则

若胎儿存活,无胎儿窘迫、胎膜早破,通过休息和药物治疗控制宫缩,尽量维持妊娠至足月;若胎膜已破,早产已不可避免时,则应尽可能地预防新生儿并发症以提高早产儿的存活率。

二、护理评估

(一)健康史

详细了解妊娠经过、孕产史及家族史。

(二)生理状况

1.症状

凡妊娠满 28 周至<37 周,出现规律宫缩(指每 20min4 次或每 60min 内 8 次)。

2.体征

宫颈进行性改变:①宫颈扩张 1cm 以上;②宫颈展平≥80%。

3.辅助检查

(1)产科检查:核实孕周,评估胎儿成熟度、胎方位等,观察产程进展,确定早产进程。

(2)实验室检查:阴道分泌物的生化指标检测、宫颈分泌物培养。

(3)影像学检查:经阴道超声测量宫颈管(CL)≤20mm 或伴有宫口扩张;腹部超声胎盘及羊水。

(三)高危因素

(1)有晚期流产及早产史,再发风险高 2 倍。

(2)孕中期阴道超声检查宫颈长度(CL)≤25mm 的孕妇。

(3)有子宫颈手术史者。

(4)孕妇年龄小于 17 岁或大于 35 岁。

(5)妊娠间隔过短的孕妇,两次妊娠时间如控制在 18~23 个月,早产风险相对较低。

(6)孕妇体质指数(BMI)<19kg/m²,或孕前体质量<50kg,营养状况差等。

(7)多胎妊娠者,双胎早产率近 50%,三胎早产率高达 90%。

(8)辅助生殖技术助孕者。

(9)胎儿及羊水量异常者。

(10)有妊娠并发症或并发症者,如并发重度子痫前期、子痫、产前出血、妊娠期肝内胆汁淤积症、妊娠期糖尿病、并发甲状腺疾患、严重心肺疾患、急性传染病等。

(11)异常嗜好,如烟酒嗜好或吸毒的孕妇。

(四)心理——社会因素

孕妇有无焦虑、抑郁、恐惧、依赖等心理问题及对早产的认识程度和家庭支持度。

三、护理措施

(一)一般护理

孕妇良好的身心状况可减少早产的发生,突然的精神创伤亦可诱发早产,因此,应做好孕期保健工作,指导孕妇加强营养,保持平静的心情。避免诱发宫缩的活动,如抬举重物、性生活等。高危孕妇必须多卧床休息,以左侧卧位为宜,以增加子宫血液循环,改善胎儿供氧,慎做肛查和阴道检查等,积极治疗并发症,宫颈内口松弛者应于 14~16 周或更早些时间行宫颈环扎术,防止早产的发生。

(二)产程观察

(1)严密观察产妇宫缩情况,必要时检查宫口扩张、先露下降及胎膜破裂情况并做好记录。

(2)加强胎心监护。

(3)分娩镇痛以硬脊膜外阻滞麻醉镇痛相对安全。

(4)不提倡常规会阴侧切。,

(5)不支持没有指征应用产钳。

(三)用药护理

1.宫缩抑制剂

(1)钙通道阻断剂:硝苯地平,口服,起始剂量为 20mg,然后每次 10~20mg,每天 3~4 次,根据宫缩情况调整,可持续 48h。服药中注意观察血压,防止血压过低。

(2)前列腺素合成酶抑制剂:吲哚美辛,经阴道或直肠给药,也可口服,起始剂量为 50~100mg,然后每 6h 给 25mg,可维持 48h。不良反应:在母体方面主要为恶心、胃酸反流、胃炎等;在胎儿方面,妊娠 32 周前使用或使用时间不超过 48h,则不良反应较小,否则可引起胎儿动脉导管提前关闭,也可因减少胎儿肾血流量而使羊水量减少,因此,妊娠 32 周后用药,需要监测羊水量及胎儿动脉导管宽度。当发现胎儿动脉导管狭窄时立即停药。禁忌证:孕妇血小板功能不良、出血性疾病、肝功能不良、胃溃疡、有对阿司匹林过敏的哮喘病史。

(3)β_2-肾上腺素能受体兴奋剂:利托君,静脉点滴,起始剂量 50~100μg/min,每 10min 可增加剂量 50μg/min,至宫缩停止,最大剂量不超过 350μg/min,共 48h。使用过程中应密切观察心率和主诉,如心率超过 120 次/分钟,或诉心前区疼痛则停止使用。不良反应:在母体方面主要有恶心、头痛、鼻塞、低血钾、心动过速、胸痛、气短、高血糖、肺水肿、偶有心肌缺血等;胎儿及新生儿方面主要有心动过速、低血糖、低血钾、低血压、高胆红素、偶有脑室周围出血等。用药禁忌证:有心脏病、心律失常、糖尿病控制不满意、甲状腺功能亢进者。2012 年美国ACOG 早产处理指南推荐以上 3 种药物为抑制早产宫缩的一线用药。

(4)缩宫素受体阻滞剂:阿托西班静脉点滴,起始剂量为 6.75mg1min,继之 18mg/h 维持 3h,接着 6mg/h 持续 45h。不良反应轻微,无明确禁忌,但价格较昂贵。

(5)不推荐 48h 后的持续宫缩抑制剂治疗。

(6)尽量避免联合使用 2 种或以上宫缩抑制剂。

2.硫酸镁的应用

推荐妊娠 32 周前早产者常规应用硫酸镁作为胎儿中枢神经系统保护剂治疗。硫酸镁不但能降低早产儿脑瘫的风险,而且能减轻妊娠 32 周早产儿的脑瘫程度。32 周前的早产临产,宫口扩张后用药,负荷剂量 4.0g 静脉点滴,30min 滴完,然后以 1g/h 维持至分娩。美国 ACOG 指南无明确剂量推荐,但建议应用硫酸镁时间不超过 48h。禁忌证:孕妇患肌无力、肾衰竭。应用前及使用过程中应监测呼吸、膝反射、尿量,24h 总量不超过 30g。

3.糖皮质激素促胎肺成熟

所有妊娠 28～34 周＋6 天的先兆早产应当给予一个疗程的糖皮质激素。应用地塞米松 6mg 肌内注射,每 12h 重复 1 次,共 4 次;若早产临产,来不及完成整个疗程,也应给药。降低新生儿病死率、呼吸窘迫综合征、脑室周围出血、坏死性小肠炎的发病率以及缩短新生儿入住 ICU 的时间。

4.抗感染治疗

对胎膜完整的早产,使用抗生素不能预防早产,除非分娩在即而下生殖道 β 型溶血性链球菌检测阳性,否则不推荐应用抗生素;对未足月胎膜早破者,预防性使用抗生素。

(四)心理护理

(1)为孕产妇提供心理支持,加强陪伴以减少产程中的孤独感、无助感。

(2)积极应对,可安排时间与孕妇进行开放式讨论。

(3)帮助建立母亲角色,接纳婴儿,为母乳喂养做准备。

四、健康指导

(1)保胎期间,卧床休息,尽量左侧卧位,注意个人卫生,预防感染。

(2)告知孕妇相关治疗药物的作用及不良反应。

(3)指导自测胎动的方法,定期间断低流量吸氧。

(4)讲解临产征兆,指导孕妇如何积极配合治疗,预防早产。

(5)讲解早产儿母乳喂养的重要性,指导产妇进行母乳喂养。

(6)讲解产后自我护理和护理早产儿的相关知识。

五、注意事项

分娩时,适当延长 30～120s 后断脐带,以减少新生儿输血的需要,预防新生儿脑室内出血。分娩后,如果新生儿情况允许,应进行早期皮肤接触和早吸吮,注意早产新生儿保暖。应急处理:早产儿窒息复苏,需要转诊时,做好转诊准备。

第八节　胎膜早破的护理

一、概述

(一)定义及发病率

临产前发生胎膜破裂,称为胎膜早破。发生率国外报道为 5%～15%,国内报道为2.7%～7%。未足月胎膜早破指在妊娠 20 周以后、未满 37 周胎膜在临产前破裂。妊娠满 37 周后的胎膜早破发生率为 10%;妊娠不满 37 周的胎膜早破发生率为 2%～3.5%。单胎妊娠胎膜早破的发生率为 2%～4%,双胎妊娠为 7%～20%。孕周越小,早产儿预后越差,胎膜早破可引起早产、胎盘早剥、羊水过少、脐带脱垂、胎儿窘迫和新生儿呼吸窘迫综合征,孕产妇及胎儿感染率和围产儿病死率显著升高。

(二)主要发病机制

生殖道感染,病原微生物产生的蛋白酶、胶质酶、弹性蛋白酶等直接降解胎膜的基质和胶质以及缺乏维生素 C、锌、铜等可使胎膜局部抗张能力下降而破裂;双胎妊娠、羊水过多、巨大儿、头盆不称、胎位异常等引起的羊膜腔压力增高和胎膜受力不均,使覆盖子宫颈内口处的胎膜自然成为薄弱环节而容易发生破裂。

(三)处理原则

妊娠<24 周的孕妇应终止妊娠;妊娠 28～35 周的孕妇若胎肺不成熟,无感染征象,无胎儿窘迫可期待治疗,但必须排除绒毛膜羊膜炎;若胎肺成熟或有明显感染时,应立即终止妊娠;对胎儿窘迫的孕妇,妊娠≥36 周,终止妊娠。

(1)足月胎膜早破一般在破膜 12h 内自然临产。若 12h 未临产,可予以药物引产。

(2)未足月胎膜早破于妊娠 28～35 周、胎膜早破不伴感染、羊水池深度≥3cm 时采取绝对卧床休息、预防感染、抑制宫缩、促胎肺成熟等期待疗法;羊水池深度≤2cm,妊娠<35 周纠正羊水过少。妊娠 35 周后或明显羊膜腔感染,伴有胎儿窘迫,抗感染同时终止妊娠。

二、护理评估

(一)健康史

详细询问病史,了解诱发胎膜早破的原因、确定胎膜破裂的时间、妊娠周数,是否有宫缩及感染的征象。

(二)生理状况

1.症状和体征

孕妇主诉突然出现阴道流液或无控制的"漏尿",少数孕妇仅感觉到外阴较平时湿润,窥阴器检查见混有胎脂的羊水自子宫颈口流出,即可做出诊断。

2.辅助检查

(1)阴道酸碱度测定:正常阴道液 pH 为 4.5～5.5,羊水 pH 为 7.0～7.5。胎膜破裂后,阴道液 pH 升高(pH≥6.5)。pH 诊断胎膜早破的敏感度为 90%,血液、尿液,宫颈黏液、精液及细菌污染可出现假阳性。

(2)阴道液涂片:取阴道液涂于玻片上,干燥后显微镜下观察,出现羊齿状结晶,用 0.5% 硫酸尼罗蓝染色,显微镜下见橘黄色胎儿上皮细胞,用苏丹Ⅲ染色见黄色脂肪小粒,均可确定为羊水,准确率达 95%。

(3)胎儿纤连蛋白(fFN)测定:胎儿纤连蛋白是胎膜分泌的细胞外基质蛋白。当宫颈及阴道分泌物内胎儿纤连蛋白含量>0.05mg/L 时,胎膜抗张能力下降,易发生胎膜早破。

(4)胰岛素样生长因子结合蛋白－1(IGFBP－1):检测人羊水中胰岛素样生长因子结合蛋白－1,特异性强,不受血液、精液、尿液和宫颈黏液的影响。

(5)羊膜腔感染检测:羊水细菌培养;羊水涂片革兰染色检查细菌;羊水白细胞 IL－6≥7.9ng/mL,提示羊膜腔感染;血 C－反应蛋白>8mg/L,提示羊膜腔感染;降钙素原轻度升高表示感染存在。

(6)羊膜镜检查:可直视胎儿先露部,看见头发或其他胎儿部分,看不到前羊膜囊即可诊断为胎膜早破。

(7)B超检查羊水量减少可协助诊断。

(三)高危因素

1.母体因素

反复阴道流血、阴道炎、长期应用糖皮质激素、腹部创伤、腹腔内压力突然增加(剧烈咳嗽、排便困难)、吸烟、药物滥用、营养不良、前次妊娠发生早产胎膜早破史、妊娠晚期性生活频繁等。

2.子宫及胎盘因素

子宫畸形、胎盘早剥、子宫颈功能不全、子宫颈环扎术后、子宫颈锥切术后、子宫颈缩短、先兆早产、子宫过度膨胀(羊水过多、多胎妊娠)、头盆不称、胎位异常(臀位、横位)、绒毛膜羊膜炎、亚临床宫内感染等。

(四)心理——社会因素

孕妇突然发生不可自控的阴道流液,可能惊惶失措,担心会影响胎儿及自身的健康,有些孕妇可能开始设想胎膜早破会带来的种种后果,甚至会产生恐惧心理。

三、护理措施

(一)脐带脱垂的预防及护理

嘱胎膜早破胎先露未衔接的住院待产妇应绝对卧床,采取左侧卧位,注意抬高臀部防止脐带脱垂造成胎儿缺氧或宫内窘迫。护理时注意监测胎心变化,进行阴道检查确定有无隐性脐带脱垂,如有脐带先露或脐带脱垂,应在数分钟内结束分娩。

(二)严密观察胎儿情况

密切观察胎心率的变化,检测胎动及胎儿宫内安危。定时观察羊水性状、颜色、气味等。头先露者,如为混有胎粪的羊水流出,则是胎儿宫内缺氧的表现,应及时给予吸氧等处理。对于<35孕周的胎膜早破者,应遵医嘱给地塞米松6mg肌内注射(国内常用剂量为5mg),每12h一次,共4次,以促胎肺成熟。若孕龄<37周,已临产,或孕龄达37周,如无明确剖宫产指征,则宜在破膜后2~12h积极引产后尚未临产者,均可按医嘱采取措施,尽快结束分娩。

(三)积极预防感染

嘱孕妇保持外阴清洁,每天用苯扎溴铵棉球擦洗会阴部两次,放置吸水性好的消毒会阴垫于外阴,勤换会阴垫,保持清洁干燥,防止上行性感染;严密观察产妇的生命体征,进行白细胞计数,了解是否存在感染;按医嘱一般于胎膜破裂后12h给予抗生素预防感染。

(四)用药护理

对于<34孕周的胎膜早破者,应遵医嘱给予糖皮质激素以促胎肺成熟。按医嘱一般于胎膜破裂后12h给抗生素预防感染。

1.促胎肺成熟

产前应用糖皮质激素促胎肺成熟能减少新生儿呼吸窘迫综合征(RDS)、颅内出血(IVH)、坏死性小肠结肠炎(NEC)的发生,且不会增加母儿感染的风险。

(1)应用指征:<34周无期待保胎治疗禁忌证者,均应给予糖皮质激素治疗。但孕26周

前给予糖皮质激素的效果不肯定,建议达孕 26 周后再给予糖皮质激素。≥34 孕周分娩的新生儿中,仍有 5％以上的新生儿呼吸窘迫综合征发生率,鉴于我国当前围产医学状况和最近中华医学会妇产科学分会产科学组制订的早产指南,建议对孕 34～34 周＋6 天的未足月胎膜早破孕妇,依据其个体情况和本地的医疗水平来决定是否给予促胎肺成熟的处理,但如果孕妇合并妊娠期糖尿病,建议进行促胎肺成熟处理。

(2)具体用法:地塞米松 6mg 孕妇肌内注射(国内常用剂量为 5mg),每 12h 1 次,共 4 次,或倍他米松 12mg 孕妇肌内注射,每天 1 次,共 2 次。给予首剂后,24～48h 内起效并能持续发挥作用至少 7d 即使估计不能完成 1 个疗程的孕妇也建议使用,能有一定的作用,但不宜缩短使用间隔时间。孕 32 周前使用了单疗程糖皮质激素治疗,孕妇尚未分娩,在应用一个疗程 2 周后,孕周仍不足 34 周＋6 天,估计短期内终止妊娠者可再次应用 1 个疗程,但总疗程不能超过 2 次。对于糖尿病合并妊娠或妊娠期糖尿病孕妇处理上无特殊,但要注意监测血糖水平,防止血糖过高而引起酮症。

2.抗生素的应用

导致未足月胎膜早破(PPROM)的主要原因是感染,多数为亚临床感染,30％～50％的未足月胎膜早破羊膜腔内可以找到感染的证据。即使当时没有感染,在期待保胎过程中也因破膜容易发生上行性感染。对于未足月胎膜早破预防性应用抗生素的价值是肯定的,可有效延长 PPROM 的潜伏期,减少绒毛膜羊膜炎的发生率,降低破膜后 48h 内和 7d 内的分娩率,降低新生儿感染率以及新生儿头颅超声检查的异常率。具体应用方法:美国 ACOG 推荐的有循证医学证据的有效抗生素,主要为氨苄西林联合红霉素静脉滴注 48h,其后改为口服阿莫西林联合肠溶红霉素连续 5d 具体用量为:氨苄西林 2g＋红霉素 250mg 每 6h1 次静脉点滴 48h;阿莫西林 250mg 联合肠溶红霉素 333mg 每 8h1 次口服连续 5d 青霉素过敏的孕妇,可单独口服红霉素 10d 应避免使用氨苄西林＋克拉维酸钾类抗生素,因其有增加新生儿发生坏死性小肠结肠炎的风险。但由于我国抗生素耐药非常严重,在参考美国 ACOG 推荐的抗生素方案的前提下要依据个体情况选择用药和方案。

3.宫缩抑制剂的使用

胎膜早破发生后会出现不同程度的宫缩,胎膜早破引起的宫缩多与亚临床感染诱发前列腺素大量合成及分泌有关,如果有规律宫缩,建议应用宫缩抑制剂 48h,完成糖皮质激素促胎肺成熟的处理,减少新生儿呼吸窘迫综合征的发生,或及时转诊至有新生儿监护病房的医院,完成上述处理后,如果仍有规律宫缩应重新评估绒毛膜羊膜炎和胎盘早剥的风险,如有明确感染或已经进入产程不宜再继续保胎,临产者应用宫缩抑制剂不能延长孕周,此外,长时间使用宫缩抑制剂对于胎膜早破者不利于母儿结局。常用的宫缩抑制剂有 β 受体兴奋剂、前列腺素合成酶抑制剂、钙离子拮抗剂、缩宫素受体阻滞剂等。个体化选择宫缩抑制剂,同时应注意对孕妇及胎儿带来的不良反应。

4.硫酸镁的使用

随机对照研究提示孕 32 周前有分娩风险孕妇应用硫酸镁可以降低存活儿的脑瘫率。所以,对于孕周小于 32 周的未足月胎膜早破孕妇,有随时分娩风险者可考虑应用硫酸镁保护胎儿神经系统,但无统一方案,遵医嘱给药。

(五)心理护理

引导孕产妇积极参与护理过程,缓解焦虑、紧张、恐惧等不良情绪,积极面对胎膜早破可能带来的母儿危害,配合医护人员治疗护理。

四、健康教育

为孕妇讲解胎膜早破的影响,使孕妇重视妊娠期卫生保健并积极参与产前保健指导活动;嘱孕妇妊娠期注意个人卫生;避免负重及腹部受碰撞;宫颈内口松弛者,应卧床休息,并遵医嘱于妊娠14~16周行宫颈环扎术。同时注意指导其补充足量的维生素及钙、锌、铜等元素。

第九节　过期妊娠的护理

一、概述

(一)定义及发病率

平时月经周期规则,妊娠达到或超过42周(≥294d)尚未分娩者,称为过期妊娠。其发生率占妊娠总数的3%~15%。

(二)主要发病机制

各种原因引起的雌孕激素失调导致孕激素优势,分娩发动延迟;胎位不正、头盆不称;胎儿、子宫不能密切接触,反射性子宫收缩减少导致过期妊娠。

(三)处理原则

妊娠40周以后胎盘功能逐渐下降,42周以后明显下降,因此,在妊娠41周以后,即应考虑终止妊娠,尽量避免过期妊娠。应根据胎儿安危状况、胎儿大小、宫颈成熟度综合分析,选择恰当的分娩方式。

(1)促宫颈成熟:目前常用的促宫颈成熟的方法主要有PGE_2阴道制剂和宫颈扩张球囊。

(2)人工破膜可减少晚期足月和过期妊娠的发生。

(3)引产术:常用静脉滴注缩宫素,诱发宫缩直至临产;胎头已衔接者,通常先人工破膜,1h后开始滴注缩宫素引产。

(4)适当放宽剖宫产指征。

二、护理评估

(一)健康史

详细询问病史,准确判断预产期、妊娠周数等。

(二)生理状况

1.症状、体征

孕期达到或超过42周;通过胎动、胎心率、B超检查、雌孕激素测定、羊膜镜检查等确定胎盘功能是否正常。

2.辅助检查

B超检查、雌孕激素测定、羊膜镜检查;胎儿监测的方法包括NST、CST、生物物理评分

（BPP）、改良 BPP（NST＋羊水测量）。尽管表明 41 周及以上孕周应行胎儿监测，但采用何种方法及以何频率目前都尚无充分的资料予以确定。

（三）高危因素

高危因素包括初产妇、既往过期妊娠史、男性胎儿、孕妇肥胖。对双胞胎的研究也提示遗传倾向对晚期或过期妊娠的风险因素占 23％～30％。某些胎儿异常可能也与过期妊娠相关，如无脑儿和胎盘硫酸酯酶缺乏，但两者之间联系的确切原因并不清楚。

（四）心理——社会因素

过期妊娠加大胎儿、新生儿及孕产妇风险导致个人、家庭成员紧张、焦虑、担忧等不良情绪。

三、护理措施

（一）一般护理

(1)查看历次产检记录，准确核实孕周。

(2)听胎心，待产期间每 4h 听 1 次或遵医嘱；交接班必须听胎心；临产后按产程监护常规进行监护；每天至少一次胎儿电子监护，特殊情况随时监护。

(3)重视自觉胎动并记录于入院病历中。

（二）产程观察

(1)加强胎心监护。

(2)观察胎膜是否破裂以及羊水量、颜色、性状等。

(3)注意产程进展、观察胎位变化。

(4)不提倡常规会阴侧切。

（三）用药护理

1.缩宫素静脉滴注

缩宫素作用时间短，半衰期为 5～12min。

(1)静脉滴注中缩宫素的配制方法：应先用生理盐水或乳酸钠林格注射液 500mL，用 7 号针头行静脉滴注，按每分钟 8 滴调好滴速，然后再向输液瓶中加入 2.5U 缩宫素，将其摇匀后继续滴入。切忌先将 2.5U 缩宫素溶于生理盐水或乳酸钠林格注射液中直接穿刺行静脉滴注，因此法初调时不易掌握滴速，可能在短时间内使过多的缩宫素进入体内，不够安全。

(2)合适的浓度与滴速：因缩宫素个体敏感度差异极大，静脉滴注缩宫素应从小剂量开始循序增量，起始剂量为 2.5U 缩宫素溶于生理盐水或乳酸钠林格注射液 500mL 中即 0.5％缩宫素浓度，以每毫升 15 滴计算相当于每滴液体中含缩宫素 0.33mU。从每分钟 8 滴开始，根据宫缩、胎心情况调整滴速，一般每隔 20min 调整 1 次。应用等差法，即从每分钟 8 滴（2.7mU/min）调整至 16 滴（5.4mU/min），再增至 24 滴（8.4mU/min）；为安全起见，也可从每分钟 8 滴开始，每次增加 4 滴，直至出现有效宫缩。

(3)有效宫缩的判定标准：为 10min 内出现 3 次宫缩，每次宫缩持续 30～60s，伴有宫颈的缩短和宫口扩张。最大滴速不得超过每分钟 40 滴，即 13.2mU/min，如达到最大滴速，仍不出现有效宫缩时可增加缩宫素浓度，但缩宫素的应用量不变。增加浓度的方法是以生理盐水或乳酸钠林格注射液 500mL 中加 5U 缩宫素变成 1％缩宫素浓度，先将滴速减半，再根据宫缩情况进行调整,增加浓度后,最大增至每分钟 40 滴(26.4mU),原则上不再增加滴数和缩宫素浓度。

(4)注意事项:要有专人观察宫缩强度、频率、持续时间及胎心率变化并及时记录,调好宫缩后行胎心监护。破膜后要观察羊水量及有无胎粪污染及其程度。警惕过敏反应。禁止肌内、皮下、穴位注射及鼻黏膜用药。输液量不宜过大,以防止发生水中毒。宫缩过强应及时停用缩宫素,必要时使用宫缩抑制剂。引产失败:缩宫素引产成功率与宫颈成熟度、孕周、胎先露高低有关,如连续使用 2~3d,仍无明显进展,应改用其他引产方法。

2.前列腺素制剂促宫颈成熟

常用的促宫颈成熟的药物主要是前列腺素制剂。目前在临床常使用的前列腺素制剂如下:

(1)可控释地诺前列酮栓:是一种可控制释放的前列腺素 E_2(PGE$_2$)栓剂,含有 10mg 地诺前列酮,以 0.3mg/h 的速度缓慢释放,需低温保存。可以控制药物释放,在出现宫缩过频时能方便取出。

(2)米索前列醇:是一种人工合成的前列腺素 E_1(PGE$_1$)制剂,有 100μg 和 200μg 两种片剂,中华医学会妇产科学分会产科学组经多次讨论,制订米索前列醇在妊娠晚期促宫颈成熟的应用常规如下。

1)用于妊娠晚期未破膜而宫颈不成熟的孕妇,是一种安全有效的引产方法。

2)每次阴道放药剂量为 25μg,放药时不要将药物压成碎片。如 6h 后仍无宫缩,在重复使用米索前列醇前应行阴道检查,重新评价宫颈成熟度,了解原放置的药物是否溶化、吸收、如未溶化和吸收则不宜再放。每天总量不超过 50pg,以免药物吸收过多。

3)如需加用缩宫素,应该在最后一次放置米索前列醇后 4h 以上,并行阴道检查证实米索前列醇已经吸收才可以加用。

4)使用米索前列醇者应在产房观察,监测宫缩和胎心率,一旦出现宫缩过频,应立即进行阴道检查,并取出残留药物。

5)优点:价格低、性质稳定、易于保存、作用时间长,尤其适合基层医疗机构应用。一些前瞻性随机临床试验和荟萃分析表明,米索前列醇可有效促宫颈成熟。母体和胎儿使用米索前列醇产生的多数不良后果与每次用药量超过 25μg 相关。

6)禁忌证与取出指征:应用米索前列醇促宫颈成熟的禁忌证及药物取出指征与可控释地诺前列酮栓相同。

(四)产程处理

进入产程后,应鼓励产妇左侧卧位、吸氧。产程中最好连续监测胎心,注意羊水形状,必要时取胎儿头皮血测 pH,及早发现胎儿宫内窘迫,并及时处理。过期妊娠时,常伴有胎儿窘迫、羊水粪染,分娩时应做相应准备。胎儿娩出后立即在直接喉镜指引下行气管插管吸出气管内容物,以减少胎粪吸入综合征的发生。

(五)心理护理

(1)为孕产妇提供心理支持,帮助建立母亲角色。

(2)安抚产妇家属,帮助产妇家庭应对过期妊娠分娩。

（3）接纳可能出现的难产，胎头吸引、产钳助产等。

四、健康指导

（1）注意休息、饮食，睡眠等合理适当。

（2）情绪放松、身体放松。

（3）适当运动，无其他特殊情况自由体位待产。

（4）讲解临产征兆、自觉胎动计数等，指导产妇如何积极配合治疗。

（5）讲解过期妊娠分娩及过期产儿护理原则。

五、注意事项

应急处理：做好正常分娩及难产助产、剖宫产准备。

第十节　多胎妊娠的护理

一、概述

（一）定义及发生率

一次妊娠宫腔内同时有两个或两个以上的胎儿时称为多胎妊娠，以双胎妊娠为多见。随着辅助生殖技术广泛开展，多胎妊娠发生率明显增高。

（二）类型特点

由一个卵子受精后分裂而形成的单卵双胎妊娠和由两个卵子分别受精而形成的双卵双胎妊娠，双卵双胎约占双胎妊娠的70%，两个卵子可来源于同一成熟卵泡或两侧卵巢的成熟卵泡。

（三）治疗原则

1.妊娠期

及早诊断出双胎妊娠者并确定羊膜绒毛膜性，增加其产前检查次数，注意休息，加强营养，注意预防贫血、妊娠期高血压疾病的发生，防止早产、羊水过多、产前出血等。

2.分娩期

观察产程和胎心变化，如发现有宫缩乏力或产程延长，应及时处理。第一个胎儿娩出后，应立即断脐，助手扶正第二个胎儿的胎位，使保持纵产式，等待15～20min后，第二个胎儿自然娩出。如等待15min仍无宫缩，则可人工破膜或静脉滴注催产素促进宫缩。如发现有脐带脱垂或怀疑胎盘早剥时，即手术助产。如第一个胎儿为臀位，第二个胎儿为头位，应注意防止胎头交锁导致难产。

3.产褥期

第二个胎儿娩出后应立即肌内注射或静脉滴注催产素，腹部放置沙袋，防止腹压骤降引起休克，同时预防发生产后出血。

二、护理评估

(一)健康史

本次妊娠双胎羊膜绒毛膜性,孕妇的早孕反应程度,食欲、呼吸情况,以及下肢水肿、静脉曲张程度。

(二)生理状况

1.孕妇的并发症

妊娠期高血压疾病、妊娠期肝内胆汁淤积症、贫血、羊水过多、胎膜早破、宫缩乏力胎盘早剥、产后出血、流产等。

2.围产儿并发症

早产、脐带异常、胎头交锁、胎头碰撞、胎儿畸形以及单绒毛膜双胎特有的并发症如双胎输血综合征、选择性生长受限、一胎无心畸形等;极高危的单绒毛膜单羊膜囊双胎,由于两个胎儿共用一个羊膜腔,两胎儿间无羊膜分隔,因脐带缠绕和打结而发生宫内意外可能性较大。

3.辅助检查

(1)B超检查:可以早期诊断双胎、畸胎,能提高双胎妊娠的孕期监护质量。在妊娠6~9周,可通过孕囊数目判断绒毛膜性;妊娠10~14周,可以通过双胎间的羊膜与胎盘交界的形态判断绒毛膜性。单绒毛膜双胎羊膜分隔与胎盘呈"T"征,而双绒毛膜双胎胎膜融合处夹有胎盘组织,所以胎盘融合处表现为"双胎峰"(或"λ"征)。妊娠18~24周最晚不要超过26周对双胎妊娠进行超声结构筛查。双胎容易因胎儿体位的关系影响结构筛查质量,有条件的医院可根据孕周分次进行包括胎儿心脏在内的结构筛查。

(2)血清学筛查:唐氏综合征在单胎与双胎妊娠孕中期血清学筛查的检出率分别为60%~70%和45%,其假阳性率分别为5%和10%。由于双胎妊娠筛查检出率较低,而且假阳性率较高,目前并不推荐单独使用血清学指标进行双胎的非整倍体筛查。

(3)有创性产前诊断:双胎妊娠有创性产前诊断操作带来的胎儿丢失率要高于单胎妊娠,以及后续的处理如选择性减胎等,建议转诊至有能力进行宫内干预的产前诊断中心进行。

(三)高危因素

出现妊娠期高血压疾病、妊娠肝内胆汁淤积症、贫血、羊水过多、胎膜早破、宫缩乏力、胎盘早剥、产后出血、流产等多种并发症。

(四)心理——社会因素

双胎妊娠的孕妇在孕期必须适应两次角色转变,首先是接受妊娠,其次当被告知是双胎妊娠时,必须适应第二次角色转变,即成为两个孩子的母亲;双胎妊娠属于高危妊娠,孕妇既兴奋又常常担心母儿的安危,尤其是担心胎儿的存活率。

三、护理措施

(一)一般护理

(1)增加产前检查的次数,每次监测宫高、腹围和体质量。

(2)注意休息;卧床时最好取左侧卧位,增加子宫、胎盘的血供,减少早产的机会。

(3)加强营养,尤其是注意补充铁、钙、叶酸等,以满足妊娠的需要。

(二)症状护理

双胎妊娠孕妇胃区受压致胃食欲缺乏、食欲减退，因此应鼓励孕妇少量多餐，满足孕期需要，必要时给予饮食指导，如增加铁、叶酸、维生素的供给。因双胎妊娠的孕妇腰背部疼痛症状较明显，应注意休息，可指导其做骨盆倾斜运动，局部热敷也可缓解症状。采取措施预防静脉曲张的发生。

(三)用药护理

双胎妊娠可能出现妊娠期高血压疾病妊娠肝内胆汁淤积症、贫血、羊水过多、胎膜早破、胎盘早剥等多种并发症，按相应用药情况护理。

(四)分娩期护理

(1)阴道分娩时严密观察产程进展和胎心率变化，及时处理问题。

(2)防止第二胎儿胎位异常、胎盘早剥；防止产后出血的发生；产后腹部加压防止腹压骤降引起的休克。

(3)如行剖宫产需要配合医师做好剖宫产术前准备和产后双胎新生儿护理准备；如系早产，产后应加强对早产儿的观察和护理。

(五)心理护理

帮助双胎妊娠的孕妇完成两次角色转变，接受成为两个孩子母亲的事实。告知双胎妊娠虽属于高危妊娠，但孕妇不必过分担心母儿的安危，说明保持心情愉快、积极配合治疗的重要性。指导家属准备双份新生儿用物。

四、健康指导

护士应指导孕妇注意休息，加强营养，注意阴道流血量和子宫复旧情况，防止产后出血。并指导产妇正确进行母乳喂养，选择有效的避孕措施。

五、注意事项

合理营养，注意补充铁剂防止妊娠期贫血，妊娠晚期特别注意避免疲劳加强休息，预防早产和分娩期并发症。

第十一节　羊水异常的护理

一、概述

(一)定义及发病率

1.羊水过多

妊娠期间羊水量超过2000ml者，称为羊水过多。羊水的外观和性状与正常无异样，多数孕妇羊水增多缓慢，在较长时间内形成，称为慢性羊水过多；少数孕妇可在数天内羊水急剧增加，称为急性羊水过多。其发生率为0.5%～1%。

2.羊水过少

妊娠晚期羊水量少于300mL称为羊水过少。羊水过少的发病率为0.4%～4%。羊水过少严重影响胎儿预后,羊水量少于 50mL,围生儿的病死率也高达 88%。

(二)主要发病机制

胎儿畸形羊水循环障碍,多胎妊娠血压循环量增加胎儿尿量增加,胎盘病变、妊娠并发症等导致羊水过多或过少。

(三)治疗原则

取决于胎儿有无畸形、孕周大小及孕妇自觉症状的严重程度,羊水过多时在分娩期应警惕脐带脱垂和胎盘早剥的发生。

二、护理评估

(一)健康史

详细询问病史,了解孕妇年龄、有无妊娠并发症、有无先天畸形家族史及生育史。羊水过少同时了解孕妇自觉胎动情况。

(二)生理状况

1.症状体征

(1)急性羊水过多:较少见。多发生于妊娠 20~24 周,由于羊水量急剧增多,在数天内子宫急剧增大,横膈上抬,患者出现呼吸困难,不能平卧,甚至出现发绀,孕妇表情痛苦,腹部因张力过大而感到疼痛,食量减少。由于胀大的子宫压迫下腔静脉,影响静脉回流,导致孕妇下肢及外阴部水肿、静脉曲张。

(2)慢性羊水过多:较多见。多发生于妊娠晚期,羊水可在数周内逐渐增多,多数孕妇能适应,常在产前检查时发现。孕妇子宫大于妊娠月份,腹部膨隆,腹壁皮肤发亮、变薄,触诊时感到皮肤张力大,胎位不清,胎心遥远或听不到。羊水过多孕妇容易并发妊娠期高血压疾病、胎位不正、早产等。患者破膜后因子宫骤然缩小,可以引起胎盘早剥。产后因子宫过大可引起子宫收缩乏力而致产后出血。

(3)羊水过少:孕妇于胎动时感觉腹痛,检查时发现宫高、腹围小于同期正常妊娠孕妇,子宫的敏感度较高,轻微的刺激即可引起宫缩,临产后阵痛剧烈,宫缩不协调,宫口扩张缓慢,产程延长。羊水过少若发生在妊娠早期,可以导致胎膜与胎体相连;若发生妊娠中、晚期,子宫周围压力容易对胎儿产生影响,造成胎儿斜颈、曲背、手足畸形等异常。

2.辅助检查

(1)B 超:测量单一最大羊水暗区垂直深度(AFV)≥8cm 即可诊断为羊水过多,其中,若用羊水指数法,羊水指数(AFI)≥25cm 为羊水过多。测量单一最大羊水暗区垂直深度≤2cm即可考虑为羊水过少;≤1cm 为严重羊水过少;若用羊水指数法,AFI≤5.0cm 诊断为羊水过少;<8.0cm 应警惕羊水过少的可能。除羊水测量外,B 超还可判断胎儿有无畸形,羊水与胎儿的交界情况等。

(2)神经管缺陷胎儿的检测:此类胎儿可做羊水及母血甲胎蛋白(AFP)测定。若为神经管缺陷胎儿,羊水中的甲胎蛋白均值超过正常妊娠平均值 3 个标准差以上有助于诊断。

(3)胎儿电子监护:可出现胎心变异减速和晚期减速。

(4)胎儿染色体检查:需排除胎儿染色体异常时可做羊水细胞培养,或采集胎儿脐带血细胞培养,做染色体核型分析,荧光定量 PCR 法快速诊断。

(5)羊膜囊造影:用以了解胎儿有无消化道畸形,但应注意造影剂对胎儿有一定损害,还可能引起胎儿早产和宫腔内感染,应慎用。

3.高危因素

胎儿畸形、胎盘功能减退、羊膜病变、双胎、母胎血型不合、糖尿病、母体妊娠期高血压疾病可能导致的胎盘血流减少等。

4.心理——社会因素

孕妇及家属因担心胎儿可能会有某种畸形,会感到紧张、焦虑不安,甚至产生恐惧心理。

三、护理措施

(一)一般护理

向孕妇及其家属介绍羊水过多或过少的原因及注意事项。包括指导孕妇摄取低钠饮食,防止便秘;减少增加腹压的活动以防胎膜早破。改善胎盘血液供应;自觉胎动监测;出生后的胎儿应认真全面评估,识别畸形。

(二)症状护理

观察孕妇的生命体征,定期测量宫高、腹围和体质量,判断病情进展,并及时发现并发症。观察胎心、胎动及宫缩,及早发现胎儿宫内窘迫及早产的征象。羊水过多时人工破膜应密切观察胎心和宫缩,及时发现胎盘早剥和脐带脱垂的征象。产后应密切观察子宫收缩及阴道流血情况,防止产后出血。发生羊水过少时,严格B超监测羊水量。并注意观察有无胎儿畸形。

(三)孕产期处理

(1)羊水过多:腹腔穿刺放羊水时应防止速度过快、量过多,一次放羊水量不超过1500mL,放羊水后腹部放置沙袋或加腹带包扎,以防血压骤降发生休克。腹腔穿刺放羊水注意无菌操作,防止发生感染,同时按医嘱给予抗感染药物。

(2)羊水过少合并有过期妊娠、胎儿生长受限等需及时终止妊娠者,应遵医嘱做好阴道助产或剖宫产的准备。若羊水过少合并胎膜早破或者产程中发现羊水过少,需遵医嘱进行预防性羊膜腔灌注治疗者,应注意严格无菌操作,防止发生感染,同时按医嘱给予抗感染药物。有国外文献报道羊膜腔输液的治疗方法不降低剖宫产和新生儿窒息的发生率,反而可能增加胎粪吸入综合征的发生率,此项治疗手段现已较少应用。

(四)心理护理

让孕妇及家人了解羊水过多或过少的发生发展过程,正确面对羊水过多或过少可能给胎儿带来的不良结局,引导孕产妇减少焦虑,主动配合参与治疗护理过程。

四、健康指导

羊水过多或过少胎儿正常者,母婴健康平安,做好正常分娩及产后的健康指导;羊水过多或过少合并胎儿畸形者,积极进行健康宣教,引导孕产妇正确面对,终止妊娠,顺利度过产褥期。

五、注意事项

腹腔穿刺放羊水时严格操作注意事项;严密观察羊水量、性质、病情等变化。

第十二节　脐带异常的护理

一、概述

(一)定义

脐带异常包括脐带先露或脱垂、脐带缠绕、脐带长度异常、脐带打结、脐带扭转等,可引起胎儿急性或慢性缺氧,甚至胎死宫内。本节以脐带先露与脱垂为例进行讨论。脐带先露是指胎膜未破时脐带位于胎先露部前方或一侧,脐带脱垂是指胎膜破裂后脐带脱出子宫颈口外,降至阴道内甚至露于外阴部。

(二)病因

导致脐带先露与脱垂的主要原因有头盆不称、胎头入盆困难、胎位异常(如臀先露、肩先露、枕后位)、胎儿过小、羊水过多、脐带过长、脐带附着异常及低置胎盘等。

(三)治疗原则

早期发现脐带异常,迅速解除脐带受压,选择正确的分娩方式,保障胎儿安全。

二、护理评估

(一)健康史

详细了解产前检查结果,有无羊水过多、胎儿过小、胎位异常、低置胎盘等。

(二)生理状况

1.症状

若脐带未受压可无明显症状,若脐带受压,产妇自觉胎动异常甚至消失。

2.体征

出现频繁的变异减速,上推胎先露部及抬高臀部后恢复,若胎儿缺氧严重可伴有胎心消失。胎膜已破者,阴道检查可在胎先露旁或其前方触及脐带,甚至脐带脱出于外阴。

3.辅助检查

(1)产科检查:在胎先露旁或其前方触及脐带,甚至脐带脱出于外阴。

(2)胎儿电子监护:伴有频繁的变异减速,甚至胎心音消失。

(3)B超检查:有助于明确诊断。

(三)心理——社会因素评估

孕产妇及家属有无焦虑、恐慌等心理问题,对脐带脱垂的认识程度及家庭支持度。

(四)高危因素

(1)胎儿过小者。

(2)羊水过多者。

(3)脐带过长者。

(4)胎先露部入盆困难者。

(5)胎位异常者,如肩先露、臀先露等。

(6)胎膜早破而胎先露未衔接者。

（7）脐带附着位置低或低置胎盘者。

三、护理措施

(一)一般护理

注意协助孕妇取臀高位卧床休息,缓解脐带受压。

(二)分娩方式的选择

1.脐带先露

若为经产妇、胎膜未破、宫缩良好,且胎心持续良好者,可在严密监护下经阴道分娩;若为初产妇或足先露、肩先露者,应行剖宫产术。

2.脐带脱垂

胎心尚好,胎儿存活者,应尽快娩出胎儿。若宫口开全,胎先露部已达坐骨棘水平以下者,还纳脐带后行阴道助产术;若宫口未开全,应立即协助产妇取头低臀高位,将胎先露部上推,还纳脐带,应用宫缩抑制剂,缓解脐带受压,严密监测胎心的同时尽快行剖宫产术。

(三)心理护理

（1）了解孕产妇及家属的心理状态,并予以心理支持,缓解其紧张、焦虑情绪。

（2）讲解脐带脱垂相关知识,以取得其对诊疗护理工作的配合。

四、健康指导

（1）教会孕妇自数胎动,以便早期发现胎动异常。

（2）督促其定期产前检查,妊娠晚期及临产后再次行超声检查。

五、注意事项

脐带脱垂为非常紧急的情况,一旦发现,应立即进行脐带还纳并保持手在阴道内直到胎儿娩出。

第十三节　胎儿窘迫的护理

一、概述

(一)定义

胎儿窘迫是指胎儿在子宫内因急性或慢性缺氧危及其健康和生命的综合症状。分为急性和慢性两种,急性胎儿窘迫多发生在分娩期,慢性胎儿窘迫多发生在妊娠晚期,但临产后常表现为急性胎儿窘迫,所以应予以重视。

(二)病因

导致胎儿窘迫的因素可归纳为三大类,母体血氧含量不足、母胎间血氧运输及交换障碍、胎儿自身因素异常。

1.急性胎儿窘迫的常见原因

（1）前置胎盘、胎盘早剥。

（2）脐带异常,如脐带绕颈、脐带扭转、脐带脱垂、脐带真结等。

（3）母体休克导致胎盘灌注急剧减少。

（4）缩宫素使用不当致过强及不协调宫缩。

（5）过量应用麻醉剂及镇静剂，抑制呼吸。

2.慢性胎儿窘迫的常见原因

（1）母体血氧含量不足，如合并心脏病或心功能不全、重度贫血、肺部感染等。

（2）子宫胎盘血管硬化、狭窄、梗死等，如过期妊娠、妊娠期高血压疾病等。

（3）胎儿异常，如心血管疾病、呼吸系统疾病、胎儿畸形、胎儿宫内感染等。

（三）治疗原则

急性胎儿窘迫者，应积极寻找原因，改善胎儿缺氧状态，尽快终止妊娠。慢性胎儿窘迫者，应根据孕周、胎儿成熟度和窘迫程度决定处理方案。

二、护理评估

（一）健康史

详细了解妊娠经过及临产后的处理措施，了解孕妇有无心脏病、糖尿病、高血压、重度贫血等并发症，了解胎儿有无畸形、母儿血型不合、宫内感染等，了解有无脐带异常，了解临产后有无过量使用麻醉剂或镇静剂、缩宫素使用不当等。

（二）生理状况

1.症状

孕妇自觉胎动变化，在胎儿窘迫早期可表现为胎动过频，若缺氧未纠正或加重则胎动转弱且次数减少，进而消失。

2.体征

（1）胎心率异常：此为胎儿窘迫最重要的征象，缺氧早期胎心率加快，持续缺氧则胎心率变慢，胎儿电子监护出现晚期减速或重度变异减速。

（2）羊水胎粪污染：但目前认为羊水胎粪污染并不是胎儿窘迫的征象。胎儿可在宫内排出胎粪，孕周越大羊水胎粪污染的概率越高，但某些高危因素如妊娠期肝内胆汁淤积症也会增加胎粪排出的概率。

（3）胎儿酸中毒：取胎儿头皮血进行血气分析，$pH < 7.20$，$PO_2 < 10mmHg$，$PCO_2 > 60mmHg$。

（4）胎儿生物物理评分降低：6～8分可能有急或慢性缺氧，4～6分有急性或慢性缺氧，2～4分有急性缺氧伴慢性缺氧，0分有急慢性缺氧。

3.辅助检查

（1）胎儿电子监护：基线胎心率>160次/分钟或<110次/分钟，并伴有晚期减速或重度变异减速。

（2）胎儿头皮血气分析：$pH < 7.20$提示酸中毒。

（3）胎儿生物物理评分：≤4分提示胎儿窘迫。

（4）脐动脉多普勒超声血流检查：进行性舒张期血流降低，脐血流指数升高提示胎盘灌注不足。

(三)心理——社会因素评估

孕产妇及其家属有无焦虑、恐惧、无助感等,对胎儿窘迫的认识程度及家庭支持度。

(四)高危因素

(1)妊娠期肝内胆汁淤积症者。

(2)妊娠期高血压疾病或合并肾炎、糖尿病等导致子宫胎盘血管硬化、狭窄、梗死者。

(3)妊娠合并心脏病、肺部疾病等导致母体血氧含量不足者。

(4)缩宫素应用不当导致子宫过强收缩或不协调性子宫收缩者。

(5)过多使用麻醉剂、镇静剂,导致呼吸抑制者。

(6)胎盘早剥、前置胎盘者。

(7)脐带异常,如脐带真结、脐带先露等,导致母胎血氧运输障碍者。

(8)胎儿患有严重心脏病、呼吸系统疾病或宫内感染,导致胎儿运输及利用氧的能力下降者。

三、护理措施

(一)症状护理

(1)严密监测胎心变化,行胎儿电子监护,发现胎心异常及时通知医师,并协助处理。

(2)指导孕妇自数胎动,主诉胎动减少者,应立即行全面检查,以评估母儿状态。

(二)终止妊娠的护理

除少数孕周小,估计胎儿娩出后存活可能性小者,可考虑采取期待治疗延长胎龄外,其余均需要尽快终止妊娠,并做好新生儿抢救准备。

(1)宫口开全,胎先露部已达坐骨棘水平以下者,可经阴道助产尽快娩出胎儿。

(2)宫口未开全或预计短时间内不能阴道分娩者,应尽快做好剖宫产术前准备,行剖宫产终止妊娠。

(三)心理护理

(1)提供相关信息,鼓励孕产妇配合治疗护理。

(2)鼓励家属陪伴孕产妇,为其提供心理社会支持,缓解紧张、焦虑情绪。

(3)对于胎儿宫内死亡或新生儿死亡者,尽量将其安排在远离其他产妇和新生儿的房间,鼓励其表达悲伤情绪,指导其选择合适的应对措施。

四、健康指导

(1)教会孕妇自数胎动,以便早期发现胎动异常。

(2)督促其定期产前检查,及早发现胎儿窘迫的高危因素,并予以纠正。

五、注意事项

(一)重视孕妇自数胎动

胎动异常是最先出现的胎儿缺氧征象,应指导孕妇正确自数胎动,发现异常及时处理。

(二)能初步识别胎儿电子监护图形

常规做胎儿电子监护者,应尽早发现胎儿电子监护图形的异常,及时处理胎儿宫内缺氧。

第十四节　产褥感染的护理

一、概述

(一)定义

产褥感染是指分娩及产褥期生殖道受病原体侵袭,引起局部或全身感染。发病率约为6%,是导致产妇死亡的四大原因之一。产褥病率是指分娩24h以后的10d内,每天用口表测量体温4次,间隔时间4h,有2次体温≥38℃。产褥病率的主要原因是产褥感染,其次还包括急性乳腺炎、上呼吸道感染、泌尿系统感染、血栓性静脉炎等生殖道以外的感染。

(二)主要病因

1.诱因

任何导致机体免疫力、细菌毒力、细菌数量三者之间平衡失调的因素,均可成为产褥感染的诱因。如产妇体质虚弱、营养不良、孕期贫血、孕期卫生不良、胎膜早破、羊膜腔感染、产程延长、产前产后出血、多次宫颈检查等。

2.病原体

引起产褥感染的细菌种类较多,其中以大肠埃希菌、厌氧性链球菌最为常见,而溶血性链球菌和金黄色葡萄球菌感染较为严重。产褥感染常为多种病原体的混合感染。

(三)治疗原则

合理使用抗生素,积极控制感染;加强产妇营养,改善全身状况。

二、护理评估

(一)健康史

详细了解妊娠及分娩经过,评估产妇个人卫生习惯,询问产妇有无贫血、营养不良等慢性疾病,有无生殖道、泌尿道感染病史,了解此次分娩是否有胎膜早破、产程延长、手术助产、产前产后出血等。

(二)生理状况

1.症状

发热、疼痛、异常恶露为产褥感染的三大主要症状。由于感染部位、程度、扩散范围不同,其临床表现也不同。依感染发生部位,分为外阴伤口、阴道、宫颈、子宫切口局部感染,急性子宫内膜炎、急性盆腔结缔组织炎、急性输卵管炎、急性盆腔腹膜炎、血栓性静脉炎、脓毒血症及败血症等。

2.体征

多有体温升高。依感染部位不同,可有局部红肿、疼痛、恶露增加、下腹部压痛、反跳痛、肌紧张、肠鸣音减弱或消失、下肢水肿、皮肤发白、疼痛,甚至寒战、高热、脉搏细、血压下降等感染性休克征象。

3.辅助检查

(1)实验室检查:血常规示白细胞计数增高,尤其是中性粒细胞计数明显升高。

（2）影像学检查：B超、彩色多普勒超声、CT、磁共振等能够对感染形成的炎性包块、脓肿及静脉血栓做出定位及定性诊断。

（3）细菌培养和药物敏感试验：通过宫腔分泌物、脓肿穿刺物、后穹隆穿刺物做细菌培养和药物敏感试验，确定病原体及敏感的抗生素。

（三）心理——社会因素

产妇有无焦虑、抑郁、烦躁、依赖等心理问题及对产褥感染的认识程度和家庭支持度。

（四）高危因素

（1）产妇免疫力低下者，如合并贫血、营养不良等慢性疾病者。

（2）伴有产前或产后出血者。

（3）羊膜腔感染或行宫内胎儿监测者。

（4）产程延长或胎膜早破者。

（5）分娩过程中频繁行阴道检查者。

（6）剖宫产、急诊手术、阴道助产以及人工剥离胎盘者。

（7）有会阴切口或软产道撕裂伤者。

（8）产前、产后卫生不良者。

三、护理措施

（一）一般护理

除产科一般护理外，还应鼓励产妇多饮水，每天不应低于 2000mL；严格无菌操作，注意手卫生，减少不必要的阴道操作，以免感染播散。

（二）症状护理

（1）密切观察产妇生命体征的变化，尤其是体温，每 4h 测量体温 1 次，并观察有无寒战、全身乏力等症状，如发现异常，及时记录并通知医师。高热者应及时采取有效的物理降温措施，必要时遵医嘱予药物降温，并注意保持水、电解质平衡。

（2）注意观察产妇腹部或会阴部切口是否出现红、肿、热、痛等感染征象，出现上述征象者给予局部热敷、冲洗或遵医嘱使用抗感染药物。

（3）了解宫底的高度、硬度及有无压痛，观察恶露的量、颜色、性状、气味有无改变，如有异常，及时通知医师。

（三）用药护理

（1）未确定病原体时，根据临床表现及临床经验选用高效广谱抗生素；细菌培养和药物敏感试验结果明确后，遵医嘱调整抗生素种类及剂量。

（2）应用抗生素要足量、及时，规范给药时间和给药途径，以保持有效血药浓度。

（3）中毒症状严重者，短期加用肾上腺皮质激素，提高机体应激能力。

（4）使用抗生素后，定期查血常规，了解治疗效果。

（5）若使用甲硝唑等可经乳汁分泌的药物，应告知产妇暂停母乳喂养。

（四）治疗配合

（1）如需要行脓肿引流术、清宫术或后穹隆穿刺术，配合医师做好术前准备和护理。

（2）如病情严重，伴有感染性休克或肾衰竭，应积极配合抢救。

(五)心理护理

(1)了解产妇和家属的心理状态,并给予心理支持,缓解其不良情绪。

(2)鼓励产妇与新生儿的情感交流,增强产妇的自信心。

(3)母婴分离者,及时提供新生儿的信息,减轻产妇因母婴分离而导致的焦虑情绪。

四、健康指导

(1)指导产妇保持会阴清洁,如勤换会阴垫、便后清洁会阴等。

(2)指导患者采取半坐卧位,以利于恶露的引流,防止感染扩散。

(3)教会患者识别产褥感染复发征象,如恶露异常、发热、腹痛等,如有异常,及时就诊。

五、注意事项

(1)产妇出院时指导产褥期卫生十分重要,特别是农村产妇,应教会她们做好个人卫生的方法。

(2)指导产妇因地制宜进食营养丰富的均衡膳食,提高机体抵抗力。

(3)产褥感染的产妇,应注意观察病情,防止发生感染性休克。

第七章　儿科疾病

第一节　小儿腹泻病的护理

小儿腹泻病又称儿童腹泻,是一组由多病原、多因素引起的以大便次数增多和性状改变为特点的一组消化道综合征,严重者可引起水、电解质紊乱和酸碱平衡失调,是婴幼儿时期的常见病,发病年龄多在 6 个月至 2 岁,一年四季均可发病,以夏秋季发病率最高。为儿童时期重点防治的"四病"之一。

一、护理评估

(一)健康史

评估患儿喂养史,添加辅食时间、断乳时间。有无不洁饮食史,是否长期应用抗生素;以往是否有对药物或牛奶的过敏史。

同时评估患儿腹泻开始时间,大便的次数、颜色、性状、气味及量,有无发热、呕吐、腹痛、腹胀、里急后重等。

(二)身体状况

了解患儿腹泻的次数、性质和量;评估患儿的精神、神志、体温、呼吸、心率、血压等生命体征,了解有无水、电解质紊乱和酸碱平衡失调等情况。

(三)心理-社会状况

评估家长对疾病的心理反应及认识程度、文化程度、喂养及护理知识等;评估患儿家庭的居住环境、经济状况、卫生习惯等。了解患儿对陌生的医院环境、侵入性的治疗等产生的恐惧程度。

(四)辅助检查

了解大便化验结果及水、电解质紊乱情况。

二、护理诊断

(一)腹泻

腹泻与感染,喂养不当所致的消化道功能紊乱有关。

(二)体液不足

体液不足与呕吐、腹泻所致的体液丢失及摄入不足有关。

(三)体温过高

体温过高与肠道感染有关。

(四)有皮肤完整性受损的危险

皮肤完整性受损与腹泻次数增多及大便刺激臀部皮肤有关。

（五）知识缺乏

与家长及患儿缺乏营养和腹泻相关的护理知识有关。

（六）潜在并发症

代谢性酸中毒、低钾血症、低钙血症和低镁血症与肠道内大量碱性物质及电解质丢失有关。

三、护理目标

（1）患儿腹泻呕吐次数逐渐减少至停止。

（2）患儿脱水和电解质紊乱得以纠正，体质量恢复正常。

（3）患儿体温逐渐恢复正常。

（4）患儿臀部皮肤无破损。

（5）家长能掌握儿童喂养知识及腹泻的预防护理知识。

（6）患儿住院期间不发生并发症或发生后能得到及时纠正。

四、护理措施

（一）休息与环境

重症患儿卧床休息，居室要通风，温湿度适宜。严格执行消毒隔离制度，感染性腹泻与非感染性腹泻患儿应分室居住。护理患儿前后认真洗手，腹泻患儿用过的尿布、便盆应分类消毒，以防交叉感染。

（二）调整饮食

呕吐严重者可暂时禁食 4～6h（不禁水），待好转后继续喂食，母乳喂养儿继续哺乳、暂停辅食，人工喂养儿可喂米汤、酸奶、脱脂奶等。由少到多，由稀到稠。病毒性肠炎多有双糖酶（主要是乳糖酶）缺乏，不宜用蔗糖，并暂停乳类喂养，改用酸奶、豆浆，去乳糖配方奶粉等，以减轻腹泻，缩短病程。

（三）病情观察

监测生命体征：如神志、体温、脉搏、呼吸、血压等；观察大便情况：观察并记录大便的次数、颜色、性状、量，做好动态比较，为输液方案和治疗提供可靠依据；观察全身中毒症状：如发热、烦躁、嗜睡、倦怠等；观察水、电解质紊乱和酸碱平衡失调症状：如代谢性酸中毒表现、低血钾表现、脱水情况及其程度。

（四）用药护理

选用针对病原菌的抗生素，以控制感染，合理安排输液量和速度。微生态制剂是活菌制剂，服用时应用冷开水送服，与口服抗生素间隔至少 1h 以上。

（五）对症护理

腹泻者一般不宜用止泻剂，因止泻会增加毒素的吸收。呕吐严重者暂禁食，必要时可肌内注射氯丙嗪或针刺足三里穴等。

腹胀明显者可肌内注射新斯的明或肛管排气。

（六）皮肤护理

婴幼儿选用吸水性强的、柔软布质或纸质尿布，避免使用不透气塑料布或橡皮布，尿布湿了及时更换；每次便后用温水清洗臀部并擦干，以保持皮肤清洁、干燥；局部皮肤发红处涂以

5％鞣酸软膏或40％氧化锌油并按摩片刻,促进局部血液循环;也可采用暴露法,臀下仅垫尿布,不加包扎,使臀部皮肤暴露于空气中或阳光下;局部皮肤溃疡可用灯光照射,每次照射20～30min,每天1～2次,促使局部皮肤干燥。

(七)心理护理

向患儿及家长解释病房环境及医务工作人员,减少陌生感;为患儿创造安静、舒适的休息环境;用患儿能理解的语言向其解释治疗目的,鼓励患儿配合;多与家长交谈,增强治疗信心,克服焦虑、紧张心理。

五、护理评价

(1)评价患儿大便次数是否减少、大便性状有无好转。

(2)水、电解质紊乱及酸碱平衡失调是否纠正,尿量是否增加。

(3)体温及体质量是否恢复正常。

(4)臀部皮肤是否有破损。

六、健康教育

宣传母乳喂养的优点,指导合理喂养,避免在夏季断奶。按时逐步添加换乳期食物,防止过食、偏食及饮食结构突然变动。注意饮食卫生,食物新鲜,食具定时消毒。饭前便后洗手,勤剪指甲,培养良好卫生习惯。加强体格锻炼,适当户外活动。注意气候变化,防止受凉或过热。避免长期滥用广谱抗生素。

第二节　小儿急性肾小球肾炎的护理

急性肾小球肾炎(AGN)简称急性肾炎,是由溶血性链球菌感染后引起的免疫反应性急性弥漫性肾小球炎性病变。本病多见于5～14岁儿童,特别是6～7岁儿童,男女之比为2：1。临床常为急性起病,多存在前驱感染,以血尿为主,伴不同程度蛋白尿,可有少尿、水肿、高血压。本病常为自限性,预后较好,较少转为慢性肾炎和慢性肾衰竭,极少数病例在急性期可发生急性肾衰竭。

一、护理评估

(一)健康史

评估患儿发病1～4周前有无链球菌感染病史,特别是咽炎、扁桃体炎等上呼吸道感染症状。水肿出现的时间、起始部位,尿量、尿的颜色,有无头痛、头晕等症状。

(二)身体状况

测量患儿体质量、体温、血压、脉搏,听诊心率、肺部有无啰音,观察水肿的部位、程度、压之是否凹陷。

(三)心理－社会状况

评估患儿及家长对疾病的认识程度,有无心理压力。

(四)辅助检查

了解尿液检查结果,有无肾功能损害及损害程度。

二、护理诊断

(一)体液过多

体液过多与肾小球滤过率下降,水、钠潴留有关。

(二)活动无耐力

活动无耐力与水肿、血压高有关。

(三)营养失调:低于机体需要量

营养失调与蛋白丢失、水肿,导致消化功能下降及限盐饮食有关。

(四)潜在并发症

潜在并发症有严重循环充血、高血压脑病、急性肾衰竭。

(五)知识缺乏

患儿及家长缺乏本病护理知识。

三、护理目标

(1)患儿尿量增加,水肿消退、肉眼血尿消失。

(2)患儿血压维持在正常范围内。

(3)患儿和家长理解限制活动、饮食的意义,能严格执行,满足患儿机体的营养需要。

(4)患儿不发生严重循环充血、高血压脑病及急性肾衰竭,如果发生上述情况时能及时发现并合理处理。

(5)患儿与家长能获得本病的相关知识,并配合治疗和护理。

四、护理措施

(一)休息

急性期症状明显者需要卧床休息,休息可减轻肾的负担,增加心排血量,使肾血流量增加,提高肾小球滤过率,减少潜在并发症的发生。一般起病 1~2 周内患儿应绝对卧床休息,直到肉眼血尿消失、血压恢复正常、水肿减退,方可下床轻微活动,逐步增加活动量。1~2 个月内宜限制活动量,2~3 个月后,若尿中红细胞<10 个/HP,红细胞沉降率恢复正常可上学,但仍应避免剧烈的体育活动。Addis 计数正常后恢复正常活动。

(二)饮食

低盐饮食,食盐量每天 1~2g 为宜,严重病例钠盐摄入量为每天 60~100mg/kg,除非严重少尿或循环充血,一般不严格限水。氮质血症时,限制蛋白质的摄入量,每天 0.5g/kg;供给高糖饮食。待尿量增加、水肿消退、血压正常后,恢复正常饮食,以保证儿童生长发育的需要。

(三)病情观察

(1)观察尿量、尿色,记录 24h 液体出入量,定时测体质量,一般每周 2 次,用利尿药时每天 1 次。每周留尿标本,送尿常规检查 2 次。如尿量持续减少,并出现头痛、恶心、呕吐等表现,应警惕急性肾功能不全的发生。注意观察有无乏力、心率减慢、心律失常等出现,提示高钾血症;如出现恶心、呕吐、疲乏、意识障碍等,考虑有氮质血症的发生。

(2)观察血压,如果出现血压突然升高,剧烈头痛、呕吐、眼花等,则提示高血压脑病,应配合医生积极抢救。

(3)密切观察呼吸、脉搏、心率,患儿一旦出现烦躁不安,呼吸增快,胸闷呼吸困难,不能平卧、咳喘、口吐粉红色泡沫样痰,肝大颈静脉怒张等表现,应考虑严重循环充血的发生。遵医嘱积极配合治疗。

(四)对症护理

1.水肿

严格限制钠的摄入量。采取腰部保暖措施,以促进血液循环,解除肾血管痉挛,增加肾血流量,增加尿量,以减轻水肿。一般每天1次,每次15～20min。

2.循环充血

记录液体摄入量,严格限制水钠摄入是预防严重循环充血和心力衰竭的关键。限制活动,卧床休息。一旦出现严重循环充血,立即让患儿取半卧位或坐位,给予氧气吸入并减慢输液速度;及时报告医生,遵医嘱应用利尿药或血管扩张药。

3.高血压脑病

严密观察血压的变化,每天测血压1～2次,或进行血压监测,必要时按医嘱应用降压药。如出现剧烈头痛、呕吐、眼花等,应及时告知医生,并立即让患儿卧床,头部稍抬高,测生命体征,遵医嘱应用降压药。

4.肾衰竭

病程1～2周内绝对卧床休息,以减轻肾和心脏负担;严格限制水、钠的入量,必要时应限制蛋白质及含钾食物的摄入。如患儿有高钾血症、氮质血症和酸中毒的表现,按急性肾功能不全护理,配合医生处理,并做好透析前的心理护理。

(五)用药护理

1.降压药

定时测量血压,观察降压效果。患儿避免突然起立,以防直立性低血压的发生。应用硝普钠静脉滴注不可与其他药物配伍,现用现配,注意避光,溶液变色应立即停用。用药期间须严密监测血压、心率。

少数患儿可能会出现头痛、恶心、呕吐和腹部痉挛性疼痛。立即告知医生给予处理。

2.利尿药

静脉注射呋塞米后注意有无脱水及电解质紊乱,观察有无乏力、腹胀、肠鸣音减弱等低钾血症表现。同时多补充含钾丰富的食物(如香蕉、柑橘等),必要时遵医嘱补充钾盐。

(六)心理护理

经常巡视病房,发现问题及时沟通。为患儿提供适当的娱乐用品,以缓解因活动受限以及疾病带来的焦虑。

五、护理评价

(1)患儿尿量是否增加,水肿是否消退,血压能否维持在正常范围。

(2)患儿营养摄入量是否达到需要;患儿及家长能否掌握休息、饮食调整,并自我管理。

(3)患儿有无严重情况的发生并得到合理处理。

六、健康教育

（1）向患儿和家长宣传本病是一种自限性疾病,预后良好,发展成慢性肾炎较少,使患儿及家长增强信心。

（2）指导患儿和家长制订食谱,强调限制水、钠及蛋白质摄入的重要性。

（3）强调限制活动是控制病情进展的重要措施。指导患儿控制活动量,讲解患儿休息的重要意义,阐明整个病程中应始终对活动进行适当限制,直到尿液检查完全正常。

（4）强调遵医嘱用药的重要性,让患儿及家长了解所用药物的不良反应,解除患儿及家长的疑虑。

（5）做好出院指导和预防宣教工作,强调增强体质,避免或减少上呼吸道感染是预防本病的根本方法。一旦发生了上呼吸道感染或皮肤感染,应及早治疗。

第三节　小儿肾病综合征的护理

肾病综合征(NS)简称肾病,是多种原因引起的肾小球基膜通透性增高,大量蛋白质从尿中丢失而引起的一系列临床综合征。在儿童肾疾病中发病率仅次于急性肾小球肾炎（ANG）,居第二位。临床有四大特点:①大量蛋白尿,尿蛋白定性检查≥（＋＋＋）,儿童定量为每天＞50mg/kg;②低蛋白血症,血浆清蛋白＜30g/L;③高脂血症,儿童胆固醇＞5.7mmol/L;④水肿。前两项是诊断肾病综合征的必备条件。肾病综合征按病因可分为原发性肾病、继发性肾病和先天性肾病三种类型。儿童时期的肾病约90%为原发性肾病综合征(PNS),根据其临床表现又分为单纯性肾病和肾炎性肾病两类,其中以单纯性肾病为多见。继发性肾病是指在诊断明确的原发病基础上出现肾病表现,多见于过敏性紫癜、系统性红斑狼疮、乙型肝炎、糖尿病等。先天性肾病与遗传有关,多于出生后6个月内起病,我国较少见。本节主要介绍原发性肾病综合征(PNS)。

一、护理评估

（一）健康史

了解患儿发病前有无感染、劳累、预防接种、用药等诱因。询问发病情况,病程长短、诊疗经过,用药的种类、剂量等。了解患儿有无诊断明确的原发病。询问既往情况,有无过敏史。

（二）身体状况

询问患儿水肿开始的时间,水肿的程度,出现的部位等,有无少尿、血尿、高血压等。评估患儿目前体征,神志、呼吸、脉搏、血压、体质量等,检查水肿部位。

（三）心理－社会状况

了解患儿和家长对本病的认识程度。评估患儿和家长的心理状态,了解患儿家庭经济状况及社会保障情况,指导进一步治疗。

（四）辅助检查

了解尿蛋白定性、定量程度,有无管型尿、血尿等,评估血浆蛋白是否下降、24h尿蛋白定量、血脂、血清补体的结果。了解肾功能检查,肾活检病理检查有无异常。

二、护理诊断

(一)体液过多

体液过多与低蛋白血症导致的水、钠潴留有关。

(二)营养失调

低于机体需要量;营养失调与大量蛋白丢失、食欲下降有关。

(三)有皮肤完整性受损的危险

皮肤完整性受损与高度水肿及免疫力低下有关。

(四)潜在并发症

潜在并发症有感染、电解质紊乱、血栓形成、急性肾衰竭及药物的不良反应等。

(五)活动无耐力

活动无耐力与低蛋白血症有关。

(六)焦虑

焦虑与病程长、病情反复,药物不良反应等有关。

三、护理目标

(1)患儿水肿减轻或消退,尿液恢复正常。

(2)患儿食欲增加,得到充足的营养。

(3)患儿尽可能避免并发症的出现,一旦发生,能及时发现并得到合理处理。

(4)患儿与家长可获取心理支持,患儿消除紧张等不良情绪。

(5)患儿或家长能够获得本病的相关知识,了解限制活动的意义,能配合治疗和护理。

四、护理措施

(一)一般护理

适当的休息,减轻肾负担。为患儿提供适宜的休息环境,必要时对患儿进行保护性隔离。严重水肿和高血压患儿需卧床,严重胸腔积液、腹腔积液致呼吸困难时,应采取半卧位。一般患儿可定时下床轻微活动,防止血栓形成,但不可过于劳累。根据病情适当安排文娱活动,使患儿精神愉快。生活不能自理的患儿,应协助进食、洗漱及大小便等。

(二)饮食护理

本病病程较长,为满足患儿生长发育的需要,应与患儿家长共同制订合理的食谱,保证营养的摄入。

1.蛋白质

大量蛋白尿期间,控制蛋白质摄入量,以每天 1.2~1.8g/kg 为宜,应选择优质蛋白(蛋、鱼、乳类、家禽)等。尿蛋白消失后,长期用糖皮质激素时,应多补充蛋白质,因糖皮质激素可使蛋白质分解代谢增强,容易出现负氮平衡。

2.脂肪

为减轻高脂血症,宜少量脂肪,一般为每天 2~4g/kg,饱和脂肪酸与非饱和脂肪酸比为 1:1,以植物性脂肪或鱼油为宜。

3.碳水化合物

患儿一般不需特别限制碳水化合物饮食的摄入。

4.维生素

增加 B 族维生素、维生素 C、维生素 D 及叶酸的摄入,选择富含可溶性纤维的食物(如燕麦、豆类)及果胶含量高的水果等。

5.矿物质

患儿长期应用糖皮质激素易引起骨质疏松,故应注意补充富含钙和维生素 D 的食物。

6.盐

一般患儿钠盐控制在 3g/d 以内,必要时按血清钠水平进行调节。水肿时应限制钠的摄入,一般为 1～2g/d;严重水肿、高血压时,可采取无盐饮食。水肿消退,尿量正常后,不再限制钠盐摄入。

7.水

水一般不必限制,高度水肿而尿量少的患儿,应严格控制液体入量,并准确记录。

(三)病情观察

(1)评估水肿程度、水肿部位及进展情况,皮肤有无破溃、感染。观察尿量、尿色变化等。严格记录 24h 水出入量。有腹腔积液的患儿,每天测腹围、体质量一次并记录。尿常规送检每周 2～3 次。

(2)患儿精神萎靡、食欲下降,水肿加重,出现全身肌肉无力、腹胀等症状时,及时告知医生,监测血清钾、钠的变化。

(3)测量体温、血压、呼吸、脉搏,观察有无呼吸道感染、泌尿系感染、皮肤感染的症状与体征。患儿突发腰痛或腹痛、肉眼血尿,应考虑肾静脉血栓,要立即配合医生处理。

(四)对症护理

1.预防感染

感染是导致本病死亡的主要原因。肾病患儿与感染性疾病患儿应分病室居住,病房定时通风,每次 20～30min,每天 2 次。严格无菌操作技术。病房每天进行紫外线消毒,使用激素期间限制探视;保持口腔清洁,做好口腔护理。保持皮肤及会阴部清洁,每天用 3‰硼酸坐浴1～2次,以预防尿路感染。勤洗澡,勤换尿布、内衣。发现感染灶,遵医嘱及时给予抗生素治疗。患儿预防接种要避免使用活疫苗,大量使用激素和免疫抑制药时,可延迟接种时间,一般在临床表现缓解后半年进行。

2.皮肤护理

重度水肿患儿皮肤张力增加,弹性降低,如果局部皮肤受压,加之营养失调和长期使用激素等,皮肤容易破溃并继发感染。患儿应保持皮肤清洁、干燥,衣服应宽松,被褥要柔软。经常协助患儿翻身,局部按摩等,预防压疮及皮肤感染的发生,帮助患儿翻身或改变体位时,要避免拖拉等动作导致皮肤损伤。阴囊水肿患儿,保持阴囊周围的清洁、干燥,必要时可使用阴囊托。臀部和四肢水肿严重时,可垫橡皮气垫或棉圈、骨隆凸部位用棉垫。水肿患儿肌内注射药物,进针部位宜深,拔针后须用干棉签局部压迫数分钟,防止药物外渗。严重水肿患儿尽量避免肌内注射药物。

3.预防并发症

应多食含纤维素的食物,根据电解质检查结果及时调整饮食,预防低钠血症、低钾血症。适当活动预防血管栓塞,密切观察患儿有无血管栓塞的临床表现,定期检查凝血功能,必要时按医嘱使用抗凝药物。

(五)用药护理

1.利尿药

应观察用药前后水肿及尿量的变化,有无电解质紊乱、低血容量性休克,注意利尿药用药时间。

2.糖皮质激素

长期使用可引起代谢紊乱,出现库欣综合征、伤口愈合不良、肌肉萎缩、骨质疏松、高血糖、高血压等,还可引起消化道出血、感染、精神兴奋、生长停滞或诱发结核灶的活动。故用激素时应做到以下几点:①严格按医嘱发药,保证服药,减量时要缓慢,忌突然停药。②观察激素的不良反应,每天测血压 1~2 次,重者进行血压监护;监测血清电解质,防止发生低钾血症和低钠血症;保护胃黏膜,避免空腹吃药,必要时按医嘱加用抗酸药等,以防消化道出血;及时补充钙剂,预防骨质疏松或手足搐搦;观察体温、定期监测血常规,发现潜在感染灶等。③要注意观察停药后的反应。

3.免疫抑制药

环磷酰胺不良反应可出现骨髓抑制、出血性膀胱炎、脱发及远期性腺损害等。治疗期间监测血压和血白细胞计数变化,鼓励患儿多饮水,同时注意碱化尿液,预防出血性膀胱炎。宜饭后服用,以减少胃肠道反应。

(六)心理护理

应与患儿及家长共同探讨患儿出现的恐惧、焦虑等心理问题的原因,鼓励患儿表达自己的感受。多关心、体贴患儿,做好生活护理。治疗前应让患儿及家属了解长期大剂量应用糖皮质激素可出现外貌变化和药物不良反应。对担心自身形象改变而引起焦虑的患儿,尽可能用安慰性的语言给予解释,以消除心理负担。耐心讲解此病的表现、用药的基本常识、坚持治疗的重要性等。建议家长鼓励患儿同伴、同学来院探望,给予患儿心理支持、使其保持良好的心理状态。

五、护理评价

(1)水肿是否减轻或消退,有无并发症发生。

(2)患儿及家长能否配合长期的治疗,能否按要求饮食,摄入量是否达到需要。

(3)患儿及家长有无保持良好的心理状态。

六、健康教育

(1)介绍本病的有关知识,讲解长期用糖皮质激素治疗的重要性,嘱患儿要遵医嘱用药,勿自行减量或停用。说明激素及免疫抑制药的常见不良反应,使家长及患儿有思想准备,树立战胜疾病的信心,配合治疗护理。

(2)患儿及家长能理解并执行护患共同制订的饮食食谱。患儿不去人群密集的公共场所;气温变化时,要及时增减衣物,调节室温,避免受凉,以防上呼吸道感染。

（3）因劳累是造成病情加重或复发的重要诱因，患儿应注意休息，避免劳累和剧烈体育运动。卧床患儿应适度活动，避免产生血栓等并发症。

（4）讲解并发症的预防方法，教会家长及患儿观察并发症的早期表现。让患儿和家长了解预防感染的重要性，并能采取有效措施避免感染。

（5）出院时指导家长做好家庭护理，教会家长或年长患儿使用试纸监测尿蛋白。告知定期复诊，密切监测肾功能的变化；定期门诊，以便医生对药物减量方法进行指导，防止疾病反复。

第四节　小儿泌尿系感染的护理

泌尿系感染（UTI）也称尿路感染，指由病原体直接侵入泌尿系统，在尿液中生长繁殖，并侵犯尿路黏膜或组织而引起的损伤。泌尿系感染是儿童泌尿系统常见的感染性疾病，可累及尿道、膀胱、肾盂及肾实质，儿童时期感染局限在尿道某一部位的较少，临床难以准确定位，故常统称为泌尿系感染。临床以菌尿和（或）脓尿为特征，可有尿路刺激症状、发热、腰痛等。新生儿、婴幼儿泌尿系感染局部症状可不明显，全身症状较重，容易漏诊，延误治疗。

病程上分为急性和慢性泌尿系感染，前者起病急，症状较典型，慢性及反复感染的患儿容易导致肾损伤。

一、护理评估

（一）健康史

了解患儿大小便排泄的卫生习惯，有无蛲虫症等，患病前有无其他系统感染。了解患病的时间、病程长短、起病情况，诊断治疗经过，有无泌尿系感染反复发作史。

（二）身体状况

评估患儿一般情况，机体有无感染灶，有无败血症及全身中毒等表现。伴有黄疸的患儿。有无生长发育停滞、体质量增长缓慢或不增的情况。

（三）心理—社会状况

评估患儿和家长有无烦躁、焦虑等心理。了解患儿和家长对本疾病的认识程度。了解患儿家庭经济状况和社会保障情况。

（四）辅助检查

了解尿常规、尿细菌涂片、尿细菌培养有无异常。根据病程迁延或感染反复发作者影像学检查结果情况，评估有无泌尿系先天畸形或膀胱输尿管反流。

二、护理诊断

（一）体温过高

体温过高与细菌感染有关。

（二）排尿异常

排尿异常与膀胱、尿道炎症刺激有关。

(三)知识缺乏

与患儿及家长缺乏尿路感染的护理、治疗和预防等知识有关。

三、护理目标

(1)患儿体温恢复正常。

(2)患儿尿频、尿急以及遗尿的表现减轻或消失,排尿恢复正常。

(3)患儿与家长能获得本病的相关知识,并配合治疗和护理。

四、护理措施

(一)一般护理

急性期需卧床休息,为患儿提供适宜的环境,保持室内空气清新,温度适宜,避免劳累、受凉。

(二)饮食护理

进食清淡并含丰富营养的食物,补充多种维生素。鼓励患儿大量饮水,一般每天可在2500mL以上,以利降温。通过多饮水增加尿量,减少细菌在尿道的停留时间,促进细菌、病毒和炎症物质的排出。多饮水还可以降低肾髓质及乳头部组织的渗透压,不利于细菌生长繁殖。

(三)病情观察

注意观察患儿症状的变化,尤其是婴幼儿,除注意体温变化外,还应注意有无消化系统、神经系统等症状。患儿有无尿频、尿急、尿痛、遗尿等,有无腰痛、血尿以及全身感染的症状。有无拒食、呕吐、腹泻、腹胀、腹痛等消化系统症状,有无烦躁、嗜睡和惊厥等神经系统症状,并仔细观察患儿有无贫血、消瘦,体质量增长缓慢或不增的表现。

(四)对症护理

高热参照高热护理常规处理,小婴儿尽量采用温和的物理降温。排尿疼痛者,碱化尿液,鼓励患儿多饮水,多排尿。便后冲洗会阴,勤换尿布,保持会阴部清洁。尿布用开水烫洗,或煮沸,高压消毒。肾区疼痛的患儿卧床休息,采用屈曲位,尽量减少站立或坐,避免肾受到牵拉而加重疼痛。

(五)用药护理

按医嘱应用抗菌药物,观察药物不良反应。口服抗菌药物宜饭后服药,可减轻胃肠道不良反应。氨基糖苷类抗生素对肾和听神经均有毒性,使用期间注意询问患儿的听力有无变化,有无腰痛、血尿等药物不良反应。婴幼儿哭闹、尿路刺激症状明显时,可遵医嘱应用抗胆碱药。

(六)标本采集

尿常规、尿沉渣找细菌和尿培养都应留晨尿,收集标本时取中段尿。

(1)收集标本前常规清洁外阴,可用肥皂水清洗外阴,不宜使用消毒剂。

(2)婴幼儿采用无菌尿袋收集尿标本,年长儿指导其留取中间一段尿置于无菌容器内,1h内送检,以防杂菌生长。

(3)应用抗生素前或停药后5d收集标本,不宜多饮水,并保证尿液在膀胱内已停留6~8h。

(七)心理护理

面对疾病带来的不适感,环境的改变,治疗和护理的不适应,各年龄儿童心理反应差别较大。患儿可出现烦躁、哭闹,也可出现语言、行为退化表现,或者出现紧张不安、郁闷、沮丧等心理反应。要针对不同患儿情况,及时给予恰当的心理安慰,行为指导。

五、护理评价

(1)患儿体温有无恢复正常。

(2)患儿感染是否得到有效控制,排尿有无恢复正常。

(3)患儿及家长是否得到有效的心理支持。

(4)患儿及家长能否很好地了解本病相关的护理、预防等知识,并配合治疗和护理。

六、健康教育

(1)向患儿及家长讲解本病的护理要点及预防知识。教育患儿家长培养儿童良好的卫生习惯,幼儿尽早停穿开裆裤,尤其女婴。为婴儿勤换尿布,便后清洗会阴部,保持清洁。女孩从前向后清洗外阴,避免肠道细菌污染尿道口,防止上行性感染。

(2)及时治疗儿童急慢性感染性疾病,矫治先天畸形等,男孩包茎要及时处理。儿童局部有炎症时及时诊治,根治蛲虫症等情况。

(3)避免过度劳累、受凉感冒,清淡饮食,多饮水、少憋尿,保持大便通畅。

(4)指导配合治疗、护理,按时服药,完成治疗疗程。定期复查,防止复发与再感染。

第五节　小儿营养性缺铁性贫的护理

缺铁性贫血(IDA)是由于体内铁缺乏,致血红蛋白合成减少引起的贫血。临床表现以小细胞低色素性贫血、血清铁蛋白减少和铁剂治疗有效为特点。多见于 6 个月至 2 岁儿童,对儿童健康危害大,是我国重点防治的儿童疾病之一。

一、护理评估

(一)健康史

了解患儿的喂养方法和饮食习惯,是否及时添加辅食,有无饮食不合理或偏食。对小婴儿还应询问母亲孕期是否有贫血,有无早产、多胎、胎儿失血等引起铁剂贮备不足的因素;了解有无生长发育过快、有无慢性疾病(慢性腹泻)、肠道寄生虫、吸收不良综合征、反复感染等,以及青春期少女是否因月经量过多而导致铁丢失过多。

(二)身体状况

了解患儿贫血程度,观察有无皮肤黏膜苍白,头发枯黄、乏力、记忆力减退、烦躁不安、头晕、耳鸣、眼前发黑等表现,贫血较重者要注意有无心率增快、心脏增大、心力衰竭体征,还应了解有无精神改变、异食癖、口腔炎及生长发育情况等。

(三)心理-社会状况评估

患儿及家长的心理状态,对本病病因及预防知识的了解程度,对健康的需求及家庭背景等。

(四)辅助检查

了解外周血常规及骨髓检查结果。

二、护理诊断

(一)营养失调

低于机体需要量;营养失调与缺铁有关。

(二)活动无耐力

活动无耐力与贫血致组织器官缺氧有关。

(三)知识缺乏

与家长及年长患儿缺乏营养知识和本病的防护知识有关。

三、护理目标

(1)患儿的贫血症状得到改善,活动耐力增强。

(2)家长能正确选择含铁丰富的食物,纠正不良饮食习惯。

(3)家长及患儿能积极配合治疗,指导患儿正确用药。

四、护理措施

(一)休息与活动

轻度贫血者,一般不需要卧床休息,但应避免剧烈运动,以预防缺氧。活动间歇充分休息,保证足够睡眠,生活要有规律。严重贫血者,根据自身的活动耐量,制订活动类型、强度和持续时间,以不感到累为度。

(二)饮食护理

1.满足每天需要铁量

首先母乳喂养,纠正不良饮食习惯,合理搭配饮食,满足机体铁的需求。

2.选择含铁丰富食物

食物中以肝、精肉、鱼类、动物血、大豆等铁剂的含量多,其次黑木耳、发菜、海带的含铁量也高。一般由饮食摄取的铁剂其吸收率为6%,而贫血患儿的吸收率可达35%。

(三)观察病情

观察心率、心脏增大、心力衰竭体征,有无烦躁不安、头晕、面色苍白。

(四)对症护理

贫血患儿免疫功能差,应注意勿与感染患儿接触,做好口腔护理,保持皮肤清洁,勤换内衣、裤。

(五)用药护理——应用铁剂的护理

(1)告知患儿及家长用药方法,口服铁剂最好在两餐之间服用,以减少铁剂对胃肠黏膜的刺激;若服用液态铁剂,须用吸管吸取,以防牙齿着色;铁剂与维生素C同服,有利于吸收(可喝含维生素C的果汁,如橙汁、柠檬汁等)。另外,稀盐酸、氨基酸、果糖可促进铁的吸收;不宜与抑制铁吸收的物质,如牛奶、咖啡、茶、蛋类、麦麸、植物纤维,草酸和抗酸药物等同服。

(2)服用铁剂后,未被吸收的铁剂随大便排出,大便发黑是正常现象,停药后可恢复。应该向患儿及家长说明,消除紧张情绪。

(3)注射铁剂:注射铁剂可致局部疼痛,应深部肌内注射,以防铁剂渗入皮下组织,皮肤着色、局部发炎,甚至引起局部组织坏死。每次应更换注射部位。

(4)观察疗效:铁剂治疗如有效,患儿的网织红细胞在用药后2~3d升高,5~7d达高峰,

2～3周后逐渐下降至正常,1～2周后血红蛋白逐渐增加,症状逐渐好转。若用药3～4周后效果不明显,须重新考虑治疗方案。

(5)观察药物不良反应:如出现胃肠道不适、恶心、呕吐、腹泻等,可根据医嘱减量或停用几天,待症状好转再从小剂量开始补铁。

五、护理评价

(1)患儿是否已建立合理的饮食计划并实施。

(2)患儿活动耐力是否增强,是否存在活动不当引起生命体征的改变。

(3)是否能正确应用铁剂,有无感染。

(4)家长是否知道该病病因,并积极配合治疗。

六、健康教育

(1)提倡母乳喂养,及时添加含铁丰富的辅食。

(2)护理人员应给患儿及家长提供适当的饮食治疗知识。合理饮食,保障铁剂供给。

(3)婴儿应添加适量强化铁剂的食品。

第六节　小儿病毒性脑炎和病毒性脑膜炎的护理

病毒性脑炎和病毒性脑膜炎是由多种病毒感染引起的中枢神经系统急性炎症。根据累及部位不同,表现为病毒性脑炎或病毒性脑膜炎。大多数患儿呈自限性,病程2～3周,多数能完全恢复,少数遗留癫痫、肢体瘫痪等后遗症。

一、护理评估

(一)健康史

仔细询问患儿病前2～3周是否有呼吸道感染史和胃肠道感染史,有无过度劳累、着凉及其他致机体抵抗力下降的诱因存在及本次起病情况。

(二)身体状况

评估患儿发热情况,有无意识障碍、颅内压升高的表现,是否有神经系统定位体征等。

(三)心理－社会状况

评估患儿及家长对本病的认识程度,有无心理压力,对预后的估计。

(四)辅助检查

了解脑脊液检查结果、血常规变化。

二、护理诊断

(一)体温过高

体温过高与病毒血症有关。

(二)急性意识障碍

急性意识障碍与脑实质炎症有关。

(三)躯体移动障碍

躯体移动障碍与昏迷、瘫痪有关。

(四)潜在并发症

潜在并发症有颅内压增高、脑疝。

(五)营养失调

低于机体需要量;营养失调与摄入量不足、消耗增加有关。

(六)有受伤的危险

受伤与惊厥有关。

三、护理目标

(1)体温逐渐恢复正常。满足营养需要,不发生水、电解质紊乱。

(2)意识恢复,减少瘫痪机会。避免坠床或肢体外伤。预防窒息。

(3)避免或早期发现颅内压增高,避免脑疝发生。

四、护理措施

(一)休息与活动

保持病室安静,温湿度适宜,定时通风。及时清理呕吐物,保持口腔清洁。出汗后及时更换衣被,保证摄入足够的液体量,必要时静脉补液。

保持舒适体位,定时翻身,防止压疮。

(二)饮食护理

保证营养供应,鼓励患儿进食,并给患儿及家长讲解摄入足够营养对恢复身体健康的重要性。选择食物应多样化,刺激患儿的食欲。每周测体质量2次。

(三)病情观察

密切观察患儿意识状态、瞳孔及呼吸变化。如出现烦躁不安、意识障碍,应警惕是否出现脑水肿。如发现呼吸节律不规则、两侧瞳孔不等大、对光反应迟钝,多提示有脑疝及呼吸衰竭发生,立即通知医生及时处理。针对患儿存在的幻觉、躁动等提供保护性照顾。

(四)对症护理

高热者积极控制体温,降低大脑的耗氧量。昏迷患儿保持肢体功能位置,定时翻身和按摩皮肤,防止出现压疮。病情稳定后及早帮助患儿进行肢体的被动或主动功能锻炼,注意循序渐进,采取保护措施。

(五)心理护理

向家长解释躯体移动障碍的原因及活动躯体的重要性。注意及时消除影响患儿情绪的不良因素。在改变锻炼方式时加强指导,给予鼓励。

五、护理评价

(1)住院期间体温逐渐恢复正常。满足了营养需要,无水、电解质紊乱。

(2)意识逐渐恢复。无坠床或肢体外伤。无窒息。

(3)无脑疝发生。

六、健康教育

(1)加强与患儿及家长的沟通,评估家长的焦虑程度,鼓励其说出自己的感受并予以帮助。

指导患儿及家长自我心理调整,减轻焦虑,树立信心。

(2)向家长讲解有关疾病的基本知识、日常生活护理知识,指导提供保护措施。

(3)指导家长做好智力训练和瘫痪肢体的功能训练。

第七节 小儿先天性甲状腺功能减退症的护理

先天性甲状腺功能减退症(CH)简称甲减,是由于甲状腺激素合成不足或其受体缺陷所引起,以往称为克汀病或呆小病,是儿童最常见的内分泌疾病。其临床表现为体格和智能发育障碍,可分为散发性和地方性两种。前者是由于甲状腺先天性缺陷所致;后者是因母孕期饮食中缺碘引起。在我国新生儿先天性甲状腺功能减退症的发病率约为1/7000,男女发病之比为1:2。

一、护理评估

(一)健康史

家族中是否有类似疾病;询问母亲孕期饮食习惯及是否服用过抗甲状腺药物;患儿是否为过期产、是否有智力低下及体格发育较同龄儿落后;患儿精神、活动情况,是否有喂养困难。

(二)身体状况

评估测量身高、体质量、头围、上部量与下部量,检查面容、智力水平。

(三)心理-社会状况

了解家长是否掌握与本病有关的知识,特别是服药方法和不良反应观察,以及对患儿进行智力、体力训练的方法等;家庭经济及环境状况;父母角色是否称职;了解父母心理状况,是否有焦虑存在。

(四)辅助检查

了解血清 T_3、T_4、TSH 浓度及甲状腺的位置、大小、形态、血流等。

二、护理诊断

(一)体温过低

体温过低与代谢率低有关。

(二)营养失调

低于机体需要量;营养失调与喂养困难、食欲差有关。

(三)便秘

便秘与肌张力降低、肠蠕动减慢、活动量减少有关。

(四)生长发育迟缓

生长发育迟缓与甲状腺素合成不足有关。

(五)知识缺乏

与家长及年长患儿的营养知识不足、缺乏本病的防护知识有关。

三、护理目标

(1)患儿体温保持正常。

(2)患儿能掌握基本生活技能,无意外伤害发生。

(3)患儿营养均衡、体质量增加。

(4)患儿大便通畅。

(5)患儿及家长能掌握正确服药方法和进行药效观察。

四、护理措施

(一)保证营养供给

指导喂养方法,对吸吮困难、吞咽缓慢者要耐心喂养,必要时可用滴管或鼻饲疗法。经治疗后,患儿代谢增强,生长速度加快,应供给高蛋白、高维生素、富含钙、铁的易消化食物,以满足机体生长发育需要。

(二)维持体温恒定

患儿因基础代谢降低,活动量少致使体温低而怕冷,应注意室内温、湿度,适时增减衣服,避免受凉。

(三)保持大便通畅

便秘是患儿常见的症状,有时是首发症状。向家长指导预防和处理便秘的措施,提供充足液体入量,多吃含粗纤维的水果和蔬菜;适当引导患儿增加活动量,促进肠蠕动,每天顺肠蠕动方向按摩数次,养成定时排便习惯,必要时遵医嘱使用缓泻剂或灌肠。

(四)预防感染

勤洗澡更衣,保持皮肤清洁,防止感染;因生理功能低下,机体抵抗力降低,应避免与感染性疾病患儿接触。

(五)加强行为训练,促进智力发育

因患儿智力发育差、反应迟钝,缺乏生活自理能力,故需加强日常生活护理,防止意外事故发生;可通过玩具、音乐、语言、体操等多种方法,加强智力、行为训练,适时地给予表扬和鼓励,以促进生长发育,帮助其掌握基本生活技能。

五、护理评价

(1)患儿体温是否维持正常。

(2)患儿是否能掌握基本生活技能,是否无意外伤害发生。

(3)患儿营养是否均衡、体质量是否增加。

(4)患儿大便是否保持通畅。

(5)患儿及家长是否能掌握正确服药方法和药效观察。

六、健康教育

(1)宣传开展新生儿筛查的重要性。

(2)对家长说明本病在早期会严重损害儿童的神经系统功能,但只要早期确诊并终生服药,其治疗容易且疗效颇佳。增加患儿及家长的信心。

(3)向家长和患儿讲解终生服药的必要性,坚持用药,指导服药方法,掌握疗效及不良反应的观察。用药剂量随儿童年龄增长而逐渐增加,剂量不足会影响智力和体格发育;剂量过大会导致医源性甲状腺功能亢进症,出现烦躁、多汗、发热、消瘦、腹痛、腹泻等症状。因甲状腺制剂

作用缓慢,用药 1 周左右才能达到疗效,故服药后应密切观察患儿的反应、食欲、活动量、排便情况。

(4)提醒家长定期来院进行随访,以便医生根据患儿的情况及时进行药物的调整。

第八节 儿童糖尿病的护理

糖尿病(DM)是由于胰岛素绝对或相对不足而引起的糖、脂肪、蛋白质代谢紊乱,致使血糖升高、尿糖增加的一种全身慢性代谢性疾病。根据糖尿病新的分型法可分为:1 型糖尿病(胰岛素依赖型)、2 型糖尿病(非胰岛素依赖型)、特殊型糖尿病和妊娠糖尿病。儿童糖尿病绝大多数(98%)为 1 型,表现为多饮、多尿、多食和体质量下降(即"三多一少")。其急性并发症糖尿病酮症酸中毒和慢性合并的血管病变导致器官损害均可危及生命。我国儿童糖尿病发病率为 0.6/10 万,发病高峰在学龄前期和青春期。本节重点介绍 1 型糖尿病。

一、护理评估

(一)健康史

了解患儿近期有无病毒感染或饮食不当史,询问患儿有无糖尿病家族史,了解患儿居住环境、生活方式、饮食习惯等,年长儿有无夜间遗尿现象。

(二)身体状况评估

患儿有无多饮、多尿、多食、体质量减轻、全身乏力等。

(三)心理-社会状况

了解患儿既往有无住院经历,家长对该病病因和防护知识的了解程度;患儿居住环境及家庭经济状况;家长及患儿是否有焦虑、恐惧等不良心理反应。

(四)辅助检查

了解血糖、尿糖浓度,糖化血红蛋白测定及葡萄糖耐量试验结果等。

二、护理诊断

(一)营养失调

低于机体需要量;营养失调与胰岛素缺乏所致代谢紊乱有关。

(二)潜在并发症

潜在并发症有糖尿病酮症酸中毒、低血糖。

(三)有感染的危险

感染与蛋白质代谢紊乱所致抵抗力低下有关。

(四)知识缺乏

患儿及家长缺乏糖尿病控制的有关知识和技能。

(五)焦虑

焦虑与病程漫长、需长期用药和控制饮食有关。

三、护理目标

(1)患儿营养状况得到改善,体质量有增加。

(2)患儿血糖维持在正常水平。

(3)患儿不发生各种感染。

(4)患儿不发生各种并发症或发生后能得到及时的处理。

(5)患儿及家属能掌握有关糖尿病的知识及治疗和护理方法。

四、护理措施

(一)饮食控制

食物的能量要适合患儿的年龄、生长发育和日常活动的需要,每天所需能量(卡)为1000+年龄×(80~100),对年幼儿宜稍偏高。饮食成分的分配为:碳水化合物50%、蛋白质20%、脂肪30%。全天热量分三餐,早、午、晚分别占1/5、2/5、2/5,每餐留少量食物作为餐间点心。当患儿游戏增多时可给少量加餐或适当减少胰岛素的用量。食物应富含蛋白质和纤维素,限制纯糖和饱和脂肪酸。每天进食应定时、定量,勿吃额外食物。饮食控制:以保持正常体质量,减少血糖波动,维持血脂正常为原则。

(二)运动锻炼

糖尿病患儿应每天做适当运动,但注意运动时间以进餐1h后、2~3h以内为宜,不在空腹时运动,运动后有低血糖症状时可加餐。

(三)病情观察

监测血气、电解质以及血和尿液中糖和酮体的变化。防治糖尿病酮症酸中毒,一旦发生协助医生纠正水、电解质紊乱及酸碱平衡失调,保证出入量的平衡。严密监测血糖波动。

(四)预防感染

保持良好的卫生习惯,避免皮肤的破损,坚持定期进行身体检查,特别是口腔、牙齿的检查,维持良好的血糖控制。定期进行全面身体检查。

(五)用药护理

(1)注射胰岛素:用1mL注射器,以保证剂量绝对准确。注射部位可选用股前部、腹壁、上臂外侧、臀部,每次注射须更换部位,1个月内不要在同一部位注射2次,以免局部皮下脂肪萎缩硬化。

(2)监测血糖、尿糖根据血糖每2~3d调整胰岛素剂量1次,直至尿糖不超过(++)。注意防止胰岛素过量或不足:胰岛素过量会发生Somogyi现象,即在午夜至凌晨时发生低血糖,随即反调节激素分泌增加,使血糖陡升,以致清晨血糖、尿糖异常增高,只需减少胰岛素用量即可消除。当胰岛素用量不足时可发生清晨现象,患儿不发生低血糖,却在清晨5:00~9:00呈现血糖和尿糖增高,这是因为晚间胰岛素用量不足所致,可加大晚间胰岛素注射剂量或将注射时间稍往后移即可。

(六)心理支持

针对患儿不同年龄发展阶段的特征,提供长期的心理支持,帮助患儿保持良好的营养状态、适度的运动并建立良好的人际关系,以减轻心理压力。指导帮助患儿逐渐学会自我护理,增强其战胜疾病的自信心。

五、护理评价

(1)患儿营养状况是否得到改善,体质量是否有所增加。

(2)患儿血糖是否维持在正常水平。

(3)患儿是否发生感染。

(4)患儿是否发生并发症或发生后能得到及时的处理。

(5)患儿及家属是否能掌握有关糖尿病的知识及治疗和护理方法。

六、健康教育

(1)糖尿病是终身性疾病,患儿必须学会将饮食控制、胰岛素治疗及运动疗法融入自己的生活。护士应帮助患儿及其家长熟悉各项治疗及护理措施,并提供有效的心理支持。

(2)向患儿及家长讲解病因及临床表现,做好饮食控制指导,解释严格遵守的重要性,做好用药指导。

(3)合理安排患儿活动量,强调每天活动锻炼对降低血糖水平、增加胰岛素分泌、降低血脂的重要性。

(4)指导患儿及家长进行血糖及尿糖监测,教会其用纸片法监测末梢血糖值。

第九节 小儿过敏性紫癜的护理

过敏性紫癜又称亨－舒综合征,是一种以全身小血管炎为主要病变的血管炎综合征。临床上以皮肤紫癜、关节肿痛、腹痛、便血、血尿为主要表现。本病多见于学龄儿童,男孩发病率高于女孩,春秋季多见。病程有时迁延反复,但预后多良好。

一、护理评估

(一)健康史

询问患儿有无前驱感染史;有无发热、皮疹、腹痛、便血、关节痛等伴随症状;有无相关食物、药物过敏史及接触史;既往是否有类似发作。

(二)身体状况

起病前1～3周有无上呼吸道感染史;有无低热、食欲缺乏、乏力、头痛等非特异性表现;皮肤有无紫癜及皮疹的特点;有无腹痛、恶心、呕吐、血便或黑便;有无关节和关节周围肿痛和压痛;有无血尿、蛋白尿、鼻出血、牙龈出血等症状。

(三)心理－社会状况

本病可反复发作或并发肾损害,应评估患儿和家长是否存在焦虑、不安、恐惧的心理以及经济上的压力;应了解家长及患儿对相关知识的认识程度。能否积极配合治疗和护理。

(四)辅助检查

辅助检查了解血液检查、尿常规检查、大便隐血试验、腹部超声检查等有无异常。

二、护理诊断

(一)皮肤完整性受损

皮肤完整性受损与变态反应性血管炎有关。

(二)疼痛

疼痛与关节和肠道变态反应性炎症有关。

(三)潜在并发症

潜在并发症有消化道出血、紫癜性肾炎。

(四)焦虑

焦虑与对本病知识欠缺有关。

三、护理目标

(1)患儿皮肤紫癜、鼻出血等症状逐渐减轻并消失。

(2)患儿关节痛及腹痛逐渐减轻、消失。

(3)患儿尽量不发生消化道出血、紫癜性肾炎。

(4)患儿及家长掌握如何观察病情、如何预防复发的知识。

四、护理措施

(一)一般护理

1.注意休息

保持室内空气新鲜,急性期患儿应注意休息,重症患儿如有活动障碍、消化道出血及腹痛等应予以卧床休息。避免接触到可能的过敏原和其他诱发因素。

2.合理饮食

饮食应注意无渣、易消化、富含维生素,避免食物过热,有明显胃肠道症状者,尤其呕血和便血者需暂时禁食,必要时可行静脉补充营养。

(二)对症护理

1.皮肤护理

(1)保持皮肤干燥、清洁,勤剪指甲,有瘙痒时以防抓伤皮肤,有破溃时防止出血和感染,恢复期脱皮时嘱患儿勿撕剥皮屑。

(2)衣着柔软、宽松、清洁,易选择纯棉质地衣物。

(3)紫癜处宜用温水清洗,避免水过热而加重出血。

(4)遵医嘱使用止血、脱敏药物。

2.关节肿痛的护理

观察关节疼痛及肿胀的情况,协助患儿选用舒适体位,以减轻疼痛。根据病情选择适当的理疗方法。教会患儿利用娱乐、放松等形式减轻疼痛。

3.腹痛的护理

腹痛时卧床休息,腹痛剧烈可遵医嘱给予糖皮质激素,但禁止腹部热敷,以防加重肠出血,禁过敏饮食。

(三)治疗配合

本病无特效疗法,急性期应积极治疗感染,尽可能寻找并避免接触过敏原和对症治疗。对于单纯皮肤和关节症状者对症治疗,可使关节消肿、疼痛缓解,但要注意防止引起肠道出血;糖皮质激素在急性期可减轻腹痛和关节症状,但不能防止复发,症状缓解后即可停药。督促患儿按时服药以确保疗效。

(四)病情观察

观察紫癜形态、数量、分布以及是否反复出现,记录逐日变化情况。观察关节疼痛及肿胀的情况。观察有无腹部绞痛呕吐、血便,注意大便性状,有血便者应详细记录大便的次数及性状,留取大便标本及时送检。

有消化道出血时及时通知医生并做相应处理。观察患儿尿液的颜色、性状、尿量及尿比重,及时发现紫癜性肾炎,警惕肾衰竭的发生。

(五)心理护理

过敏性紫癜虽属自限性疾病,但可反复发作和并发肾损害,给患儿及家属带来不安和痛苦,应根据患儿和家长的具体情况尽量予以解释,树立他们战胜疾病的信心。

五、护理评价

(1)患儿皮肤紫癜、鼻出血等症状是否逐渐减轻并消失。

(2)患儿关节痛及腹痛是否逐渐减轻、消失。

(3)患儿住院期间是否发生消化道出血、紫癜性肾炎。

(4)患儿及家长是否掌握观察病情、预防复发的知识。

六、健康教育

(1)过敏性紫癜可反复发作,给患儿和家长带来不安和痛苦,故应针对具体情况予以详细解释,帮助其树立战胜疾病的信心。同时做好出院指导,教会患儿和家长继续观察病情,合理调配饮食,禁食各种致敏食物。适当多食用富含蛋白质及补血食物,以补充机体需要,补充富含维生素 C 的食物,以降低毛细血管的通透性和脆性。

(2)向患儿及家长讲述疾病的有关知识,使其能尽量合作,帮助患儿尽快恢复健康。例如,说明本病和过敏有关,常见因素有感染、食物、花粉、药物过敏等,应积极寻找过敏原,发现可疑因素应避免再次接触;饮食应清淡,多食蔬菜和瓜果,注意营养和饮食卫生,预防肠道寄生虫感染;对曾发生过敏的食物,如鱼、虾、蟹等应避免使用等。

(3)嘱其出院后必须定期来院复查,及早发现肾并发症。

第十节　小儿肺炎的护理

肺炎是指各种不同病原体及其他因素所引起的肺部炎症。临床上以发热、咳嗽、气促,呼吸困难和肺部固定湿啰音为特点。

肺炎是婴幼儿时期的常见病,一年四季均可发生,以冬春寒冷季节多见,多由急性上呼吸道感染或支气管炎向下蔓延所致。本病不仅发病率高,病死率也高,占我国儿童死亡原因的第一位,是我国儿童保健重点防治的"四病"之一。

一、护理评估

(一)健康史

应详细询问生长发育史,既往是否有反复呼吸道感染,家族中是否有哮喘病史。有无发热咳嗽、气促。应注意评估病因及病前有无呼吸道传染病接触史。是否有营养不良、佝偻病、先天性心病、免疫功能低下等疾病。

(二)身体评估

评估患儿有无发热、咳嗽、咳痰及性质,体温增高的程度、热型;了解呼吸、心率、肺部哕音;有无呼吸困难及唇周发绀等症状和体征;有无循环神经、消化系统受累的临床表现。

(三)心理—社会状况

了解患儿既往是否有住院的经历,家庭经济情况如何,评估患儿是否有因发热、缺氧等不适及环境陌生、与父母分离产生焦虑和恐惧,是否有哭闹、易激惹。患儿家长是否有因患儿住院时间长、知识缺乏等产生的焦虑不安、抱怨的情绪。

(四)辅助检查

评估血常规变化,评估胸部 X 线检查结果。

二、护理诊断

(一)清理呼吸道无效

清理呼吸道无效与呼吸道分泌物过多、痰液黏稠、无力排痰有关。

(二)气体交换受损

气体交换受损与肺部炎症造成通气和换气功能障碍有关。

(三)体温过高

体温过高与肺部感染有关。

(四)潜在并发症

潜在并发症有心力衰竭、中毒性脑病、中毒性肠麻痹、脓胸、脓气胸、肺大疱。

(五)营养失调

低于机体需要量;营养失调与发热、消化道功能紊乱、摄入不足有关。

(六)知识缺乏

与患儿家长缺乏有关儿童肺炎的基本知识有关。

三、护理目标

(1)患儿呼吸道分泌物能够得到及时清除,呼吸道保持通畅。

(2)患儿呼吸困难、发绀消失,呼吸平稳。

(3)患儿体温恢复正常。

(4)患儿在住院期间不发生并发症,或发生时能被及时发现并得到有效处理。

(5)患儿营养摄入充足,表现为体质量稳定。

(6)患儿家长能够说出肺炎的护理和预防要点。

四、护理措施

(一)一般护理

(1)保持室内空气新鲜,室温维持在 18～22℃,湿度以 60% 为宜。不同病原体肺炎患儿应分室居住,以免交叉感染。病室每天紫外线消毒一次。

(2)加强营养,给予高蛋白质、高维生素、易消化饮食,以提高机体抵抗力。鼓励患儿多饮水,必要时通过静脉补充水分,以利于痰液稀释及排出。

(3)患儿头抬高30°～60°,经常变换体位,定时翻身拍背,以利于呼吸道分泌物排出。

(二)保持呼吸道通畅

及时清除口鼻分泌物。对痰液黏稠不易咳出者,可用超声雾化器雾化吸入稀释痰液,一般每天2～4次,每次20min。遵照医嘱给患儿口服祛痰药,必要时给予吸痰,注意吸痰不可过于频繁,动作要轻快,吸痰后宜立即给氧。

(三)密切观察病情

(1)密切观察有无心力衰竭的表现,如患儿出现烦躁不安、面色苍白、呼吸增快、心率增快、肝在短时间内迅速增大等心力衰竭的表现,立即报告医生,给予氧气吸入,同时减慢输液速度,控制在每小时5mL/kg,并遵医嘱给予强心、利尿、镇静等药物。

(2)患儿如出现呼吸困难、咳嗽加重、口吐粉红色泡沫痰,即为肺水肿的表现。立即嘱患儿取坐位,双腿下垂,给患儿间歇吸入20%～30%酒精湿化的氧气,每次吸入时间不宜超过20min。

(3)若患儿发热持续不退或退而复升,中毒症状加重,呼吸困难和咳嗽加重,咳出大量脓性痰提示并发了肺脓肿。如果患儿突然出现剧烈咳嗽、呼吸困难、胸痛、发绀、烦躁不安、脉率加快、患侧呼吸运动受限,应考虑并发了脓胸或脓气胸,应立即准备配合做胸腔穿刺或胸腔闭式引流。

(4)腹胀明显、低钾血症者,应补钾。中毒性肠麻痹者,应禁食和胃肠减压,并给予腹部热敷、肛管排气等,也可皮下或足三里穴注射新斯的明,或用酚妥拉明静脉滴注。

(5)如患儿出现烦躁或嗜睡、惊厥、昏迷、呼吸节律不规则等,提示颅内压增高,应及时报告医生进行抢救。

(四)吸氧

凡有呼吸困难、喘憋、口唇发绀等缺氧表现者应立即给氧。一般采用鼻导管吸氧,氧流量0.5～1L/min(即滤过瓶中每分钟出现100～200个气泡),氧浓度不超过40%。新生儿或婴幼儿可用鼻塞、面罩、头罩或氧帐给氧,面罩给氧流量为2～4L/min,氧浓度为50%～60%。若出现呼吸衰竭,则使用机械通气正压给氧。

(五)维持体温正常

体温过高应给予相应的降温措施,体温过低多见于重症肺炎和新生儿肺炎,应采取相应的保暖措施。

(六)用药护理

(1)按医嘱给予抗生素、祛痰药或支气管解痉药。观察药物疗效,注意药物不良反应。

(2)对重症患儿应准确记录24h出入量。要严格控制静脉滴注速度,最好使用输液泵,保持液体均匀滴入。

(3)发生心力衰竭时应减慢输液速度,并给予吸氧、呋塞米及酚妥拉明等。静脉注射毛花苷C应稀释,速度应缓慢,给药前数脉搏,心率<100次/分钟或脉率不齐应暂停给药,与医生联系。

(七)心理护理

护士应主动关心患儿,做到态度亲切、和蔼、耐心,以减少分离性焦虑;对年长儿可用通俗的语言说明住院和静脉注射对疾病治疗的重要性;应经常抱婴幼儿,使其得到充分的关爱和心理满足;要主动与家长沟通,及时向家长介绍患儿病情,耐心解答问题,给予家长心理支持。

五、护理评价

(1)患儿呼吸道是否保持通畅,能否有效排出痰液。

(2)患儿气促、呼吸困难是否逐渐改善。

(3)患儿体温是否恢复正常。

(4)患儿是否发生并发症,有并发症时是否得到有效干预。

六、健康教育

(一)向患儿家长介绍患儿病情及转归

解释所用药物的作用和疗程,指导家长协助观察病情,更好地与医护人员配合。对年长儿解释本病治疗的重要性。鼓励患儿与医护人员合作。

(二)讲解肺炎的护理要点

保持患儿舒适体位,让患儿保持安静,减少氧的消耗及减轻心脏负担;患儿咳嗽时给予正确的拍背方法;注意观察患儿呼吸频率;协助护理人员观察输液速度,防止过快引起心力衰竭;保证热量供给,喂养应耐心,少量多次。

(三)出院后指导

患儿加强体质锻炼,多进行户外活动,在寒冷季节外出时,注意保暖。尽量避免到人多的公共场所,防止上呼吸道感染进而预防肺炎的发生。指导家长积极治疗引起肺炎的原发病,如佝偻病、先天性心脏病等,以减少肺炎的发生。定期进行健康检查及预防接种。

第十一节 小儿急性支气管炎的护理

急性支气管炎是由于各种致病源引起的支气管黏膜急性炎症,气管常同时受累,故又称为急性气管支气管炎。常继发于上呼吸道感染之后,或为某些急性传染病早期的一种临床表现。凡能引起上呼吸道感染的病原体均可引起支气管炎。免疫功能低下、特异性体质、营养缺乏性疾病、支气管局部结构异常等均为本病的危险因素;气候变化、空气污染、化学因素的刺激为本病的诱发因素。婴幼儿多见。

一、护理评估

(一)健康史

应详细询问既往健康情况,是否有上呼吸道感染史,是否有湿疹和其他过敏史,是否有免疫功能低下、营养不良、佝偻病等。注意询问发病时间及发病后治疗情况。

(二)身体状况评估

患儿有无发热、咳嗽、咳痰情况,注意肺部呼吸音变化,有无干啰音、湿啰音。

（三）心理－社会状况

哮喘性支气管炎易反复发作,患儿常因呼吸困难而烦躁不安,住院患儿因环境陌生以及与父母分离易出现焦虑、恐惧。家长因缺乏对发病原因和预防知识的了解,担心患儿会发展成为支气管哮喘而产生恐惧与担忧。

（四）辅助检查

了解血常规变化,评估胸部 X 线结果。

二、护理诊断

（一）清理呼吸道无效

清理呼吸道无效与炎症引起的支气管平滑肌痉挛、分泌物增多有关。

（二）体温过高

体温过高与感染有关。

（三）知识缺乏

与家长缺乏有关本病的护理及预后知识有关。

三、护理目标

（1）住院期间咳嗽次数减少、胸痛缓解。

（2）住院期间体温恢复正常。

（3）住院期间呼吸通畅、痰液容易咳出。

四、护理措施

（一）一般护理

保持室内空气新鲜,室温 18～22℃,室内湿度宜在 50%～60%,以利于排痰。减少活动,保证充足的睡眠和休息,摄入充足的水分和营养,以提高机体抵抗力。取半卧位或舒适体位,定时为患儿翻身拍背,以利于呼吸通畅和呼吸道分泌物的排出。

（二）病情观察

注意观察有无缺氧的表现,必要时给予吸氧。

（三）用药护理

遵照医嘱给予抗生素或抗病毒药物,并注意观察用药后反应。喘息严重者可加用泼尼松3～5d;过敏因素引起者可用抗过敏药物;在应用茶碱类药物时应注意药物的吸收和排泄有较大的个体差异,应密切观察临床反应,以免过量或不足;可遵照医嘱应用祛痰药,禁用或慎用镇咳药或镇静药,以免抑制咳嗽反射,影响痰液咳出;如痰液黏稠可定时进行雾化吸入。

（四）对症护理

发热的护理:监测体温,观察热型,以便采取相应的降温措施,降温方法同上呼吸道感染。

（五）心理护理

向家长介绍本病的病因、治疗过程、治疗要点等方面。该病会反复发作,所以要做好预防,对家长强调预防的重要性。让家长与患儿了解增强身体免疫力的方法,引导患儿进行户外活动,增强体格锻炼,从而起到增强患儿对气温变化的适应能力。根据气温的变化,患儿要合理地增减衣物,避免受凉。呼吸道疾病流行期间,患儿不宜到人多且拥挤的地方,避免交叉感染。

五、护理评价

(1)患儿咳嗽次数是否减少,胸痛是否缓解。

(2)患儿体温是否恢复正常。

(3)患儿呼吸是否通畅,痰液能否顺利咳出。

六、健康教育

(1)介绍急性支气管炎的病因、治疗和护理要点,向家长说明哮喘性支气管炎多数是可以痊愈的,消除家长的恐惧与担忧。

(2)阐明预防本病的关键是预防上呼吸道感染,积极治疗上呼吸道感染,防止炎症蔓延到气管、支气管;积极预防营养缺乏性疾病和传染病,按时进行预防接种;加强营养,增强体质,适当进行户外活动;居室要经常通风,保持空气新鲜,维持适宜的温湿度;避免吸入刺激性气体和有害粉尘等。

第十二节　小儿急性感染性喉炎的护理

急性感染性喉炎是喉部黏膜急性弥散性炎症,以声嘶、犬吠样咳嗽、喉鸣和吸气性呼吸困难为特征。一年四季均可发生,冬春季多见,常见于婴幼儿。

一、护理评估

(一)健康史

询问患儿有无因护理不当而受凉的病史;有无居住拥挤、通风不良、空气污浊的情况;是否患过营养缺乏性疾病,先天性心脏病、贫血等;是否患过麻疹、百日咳等传染病;有无发热、打喷嚏、声嘶、犬吠样咳嗽等。

(二)身体评估

了解患儿症状出现和加重的时间;评估患儿精神、神志、体温、呼吸、心率、血压等生命体征,了解有无窒息的危险等情况。

(三)心理-社会状况

评估家长有无心理压力,是否具备护理患儿的知识。

(四)辅助检查

评估血白细胞计数及分类,了解血氧饱和度测定等。

二、护理诊断

(一)有窒息的危险

窒息与急性喉炎所致的喉梗阻有关。

(二)体温过高

体温过高与喉部感染有关。

(三)恐惧

恐惧与呼吸困难有关。

(四)知识缺乏

患儿及家长缺乏有关急性感染性喉炎的护理和预防知识。

三、护理目标

(1)患儿呼吸功能有效改善。

(2)患儿体温恢复正常。

四、护理措施

(一)改善呼吸功能,防止窒息发生

保持室内空气清新,温、湿度适宜;血氧饱和度<92%时遵医嘱及时给予吸氧,可采用面罩或氧气罩吸入湿化的氧气;用糖皮质激素或1%～3%麻黄碱雾化吸入,以迅速消除喉头水肿,恢复呼吸道通畅。

(二)病情观察

密切监测体温变化,超过38.5℃要及时给予物理降温或药物降温。根据喉鸣、青紫、烦躁、三凹征等表现,判断缺氧程度,随时做好气管切开的准备,以免因吸气性呼吸困难而窒息致死。

(三)对症护理

供给充足的水分和营养,哺喂时避免呛咳,必要时静脉补液。

(四)用药护理

遵医嘱给予抗生素、糖皮质激素及镇静药,注意观察药物疗效和不良反应。

(五)心理护理

多巡视,缓解患儿及家长的紧张情绪。

五、护理评价

(1)患儿呼吸是否保持通畅。

(2)患儿体温是否下降至正常。

六、健康教育

(1)加强户外活动,增强体质,提高抗病能力。保持口腔清洁,养成晨起、饭后和睡前刷牙漱口的习惯。

(2)注意气候变化,及时增减衣服,避免受凉。在感冒流行期间,尽量减少外出,以防感染。

第十三节　小儿急性上呼吸道感染的护理

急性上呼吸道感染(AURI)简称"上感",俗称"感冒",是儿童最常见的疾病。主要侵犯鼻、鼻咽和咽部。如呼吸道的某一局部炎症特别突出,即按该炎症处命名,常称为"急性鼻咽炎""急性咽炎""急性扁桃体炎"等。也可统称为急性上呼吸道感染。该病四季均可发生,但冬季、春季多见。可散发流行。

一、护理评估

(一)健康史

询问患儿有无因护理不当而受凉的病史;有无居住拥挤、通风不良、空气污浊的情况;是否患过营养缺乏性疾病、先天性心脏病、贫血等;有无发热打喷嚏、流涕、咽痛、咳嗽等。

(二)身体状况

评估患儿是否有鼻塞、流涕、打喷嚏、流泪、咽部不适发痒、咽痛、轻咳、声嘶等;婴幼儿有无高热或低热及消化道症状;是否伴有中耳炎、喉炎、支气管炎、肺炎等并发症。

(三)心理-社会状况

家长在患儿起病初多不重视,当患儿出现高热等严重表现后,会因担心病情恶化而产生焦虑、抱怨等情绪。另外,有些上呼吸道感染与当地空气污染及被动吸烟有关,还应做好社区卫生状况的评估。

(四)辅助检查

分析血白细胞计数及分类是否正常;咽拭子培养是否有病原菌生长;血中抗链球菌溶血素O(ASO)滴度是否增高。

二、护理诊断

(一)体温过高

体温过高与感染有关。

(二)舒适的改变

舒适的改变与鼻塞、咽痛、发热等有关。

(三)潜在并发症

潜在并发症有高热惊厥、中耳炎、肺炎等。

三、护理目标

(1)患儿鼻塞、咽痛有所减轻,不适感减轻。

(2)患儿体温恢复并保持正常。

(3)无并发症发生。

(4)家长和患儿能以积极的心态配合治疗。

四、护理措施

(一)一般护理

保持室内空气新鲜,但应避免对流风。温度和湿度适宜,避免过干、过热,减少对呼吸道黏膜的刺激,减少细菌感染。患儿应减少活动,注意休息。如有发热者应卧床,并经常更换体位,以防止肺炎的发生。患儿应与其他患儿或正常儿分室居住,接触者应戴口罩,这既可以保护接触者,同时又保护患儿,防止并发细菌感染。

(二)饮食护理

给予富含营养、易消化的饮食,保证充足的营养和水分。因发热、呼吸增快增加水分消耗,要注意常喂水,入量不足者进行静脉补液。

(三)病情观察

密切观察病情变化,注意咳嗽的性质及神经系统症状、口腔黏膜变化及皮肤有无皮疹等,以便能早期发现麻疹、猩红热、百日咳、流行性脑脊髓膜炎等急性传染病以及及时控制高热惊厥。注意观察咽部充血、水肿、化脓情况，在疑有咽后壁脓肿时，应及时报告医生，同时要注意防止脓肿破溃后脓液流入气管引起窒息。

(四)对症护理

1.发热护理

低热患儿注意休息，多饮水。体温超过 38.5℃ 时，应给予物理降温或药物降温，防止高热惊厥的发生。

2.鼻部护理

及时清除鼻咽部分泌物和干痂，保持鼻孔周围清洁，并用凡士林、液状石蜡等涂抹，以减轻分泌物的刺激。嘱患儿不要用力擤鼻，以免炎症经咽鼓管向中耳发展引起中耳炎。鼻塞严重的患儿，可先清除鼻腔分泌物，再用 0.5% 麻黄碱液滴鼻，每天 2~3 次，每次 1~2 滴。如婴儿因鼻塞而妨碍吸吮，可在哺乳前 15min 滴鼻，使鼻腔通畅，保证吸吮。

3.咽部护理

咽部不适时可给予润喉含片或雾化吸入。婴幼儿饭后喂少量的温开水以清洗口腔，年长儿饭后漱口，以防止口炎的发生，并可避免用口呼吸引起的口腔黏膜干燥。

(五)心理护理

向家长介绍疾病相关知识，结合儿童的免疫力低等特点，解释反复发热的原因，告诉家长和患儿配合治疗的重要性。

五、护理评价

(1)患儿鼻塞、咽痛是否有所减轻，舒适度有无提高。

(2)患儿体温是否恢复正常。

(3)患儿住院期间有无并发症发生。

(4)家长和患儿能否以积极的心态配合治疗。

六、健康教育

(一)指导家庭护理

因上呼吸道感染患儿多不住院，应根据患儿及家长的理解能力介绍上呼吸道感染的家庭护理。

(1)嘱患儿多饮水，饮食要清淡，少食多餐，给高蛋白质、高热量、高维生素的易消化饮食。

(2)注意休息，减少氧和能量消耗。小于 1 岁儿童鼻塞时可在喂乳或临睡前 10~15min 适当用 0.5% 麻黄碱液滴鼻，每次 1~2 滴。不可用药过频，以免引起心悸等表现。

(3)指导预防并发症的方法，如不可捏住患儿双侧鼻孔用力擤鼻涕，避免引起中耳炎或鼻窦炎，并介绍如何观察并发症的早期表现。如发现异常，及时通知医护人员。

(二)介绍上呼吸道感染的预防常识

让家长了解增加抵抗力是预防上呼吸道感染的关键。掌握儿童穿衣需适应气温的变化，居室空气应保持新鲜，增加营养和加强体格锻炼。集体儿童机构中如有上呼吸道感染流行趋势，可在室内用食醋熏蒸法消毒。鼓励儿童多做户外活动，但在呼吸道感染高发季节避免到人多拥挤的公共场所。婴儿期提倡母乳喂养,积极防治佝偻病及营养不良。丙种球蛋白不能有效地预防上呼吸道感染发生,更不能滥用激素退热。

第十四节　小儿支气管哮喘的护理

一、护理评估

(一)健康史

详细询问患儿起病前情况,如起病缓急,近期有无上呼吸道感染,有无接触致敏物质的病史,发病后是否及时治疗,用药后哮喘症状是否能有效控制;既往有无类似发作史,有无湿疹、过敏性鼻炎、食物及药物过敏史;家族中有无类似疾病等。

(二)身体评估

小儿支气管哮喘以咳嗽、胸闷、喘息和呼吸困难为典型症状,常反复出现,尤以夜间和清晨为甚。发作前有刺激性的干咳、流涕、打喷嚏,发作时呼气性呼吸困难和喘息;重症患儿呈端坐呼吸,烦躁不安,大汗淋漓。体检可见胸廓饱满,三凹征,听诊可听见哮鸣音,重症患儿哮鸣音可消失。哮喘急剧严重发作,经合理应用拟交感神经药物仍然不能在24h内缓解称为哮喘持续状态。儿童慢性或反复咳嗽有时可能是支气管哮喘的唯一症状,即咳嗽变异性哮喘。

(三)心理-社会状况

注意观察患儿和父母出现恐惧和焦虑的症状,陌生的医院环境和大量的医疗处置都可能增加他们的压力;应评估患儿和家庭对哮喘控制和护理质量的满意度,评估他们对疾病严重程度的认识;了解患儿家庭社会支持的水平、文化背景或信仰。

(四)辅助检查

评估辅助检查结果。

二、护理诊断

(一)低效性呼吸形态

低效性呼吸形态与支气管痉挛所致通气、换气功能障碍有关。

(二)清理呼吸道无效

清理呼吸道无效与呼吸道分泌物过多、黏稠,咳嗽无力有关。

(三)体温过高

体温过高与感染有关。

(四)潜在并发症

潜在并发症有呼吸衰竭、心力衰竭、自发性气胸等。

三、护理目标

(1)患儿呼吸困难缓解,能进行有效呼吸。

(2)患儿呼吸道分泌物能够得到及时清除,呼吸道保持通畅。

(3)患儿体温维持正常。

(4)患儿住院期间无并发症发生。

四、护理措施

(一)缓解呼吸困难

协助患儿取舒适座位或半座位,另外还可采用体位引流,以协助排痰;给予氧气吸入,浓度为40%为宜。监测患儿呼吸,并注意有无呼吸困难及呼吸衰竭的表现,必要时给予机械通气;遵医嘱给予气管扩张药和糖皮质激素雾化吸入,必要时静脉给药,并注意观察疗效和不良反应。

(二)合理活动与休息

给患儿提供一个安静、舒适的环境以利于休息,护理操作应尽量集中完成。协助患儿的日常生活,指导患儿活动,依病情而定,逐渐增加活动量,尽量避免情绪激动及剧烈活动。

(三)密切观察病情

患儿出现烦躁不安、发绀、大汗淋漓、气喘加剧、心率加快、血压下降、呼吸音减弱等情况,应立即报告医生并积极配合抢救。同时还应警惕发生哮喘持续状态。

(四)用药护理

(1)讲解气雾剂的使用方法,使用吸入治疗时应嘱患儿在按压下喷药对准咽喉部的同时深吸气,然后闭口屏气10s,可获较好的效果。吸药后清水漱口可减轻口腔局部不良反应。

(2)由于氨茶碱的有效浓度与中毒浓度很接近,故应做血药浓度监测,维持在每毫升10~15μg水平为最佳血药浓度。氨茶碱的不良反应主要有胃部不适、恶心、呕吐、头晕、头痛、心悸及心律失常等。

(3)拟肾上腺素类药物的不良反应主要是心动过速、血压升高、虚弱、恶心、变态反应等,应注意观察。

(五)心理护理

哮喘发作时,应安抚并鼓励患儿不要紧张、害怕。指导家长以积极的态度去应对疾病发作,充分调动患儿和家长的自我护理、预防复发的主观能动性,并鼓励其战胜疾病的信心。

五、护理评价

(1)患儿呼吸是否平稳,肺部听诊呼吸音是否正常,哮鸣音是否消失。

(2)动脉血气分析结果是否维持在正常范围。

(3)患儿是否能摄入足够的液体,痰液是否能咳出。

六、健康教育

(1)指导家长保持室内空气清洁,禁放置花草或地毯等。

(2)给予营养丰富、易消化、低盐、高维生素、清淡无刺激食物。避免食用与发病有关的食物,如鱼、虾、螃蟹等,以免诱发哮喘发作。

(3)活动与休息,发作时卧床休息,保持患儿安静和舒适,指导家长给予其合适的体位,缓解期逐渐增加活动量。

(4)帮助家长认识哮喘发作的先兆,及时正确使用气雾剂,及早用药控制,减轻哮喘症状。

(5)指导患儿及家长确认哮喘发作的诱因,避免接触过敏原,去除各种诱发因素。

(6)宣传身体锻炼的意义,指导家长帮助患儿在缓解期内进行功能锻炼。增强御寒能力,预防呼吸道感染。

第十五节 纤维支气管镜的护理

一、术前护理

(1)及时协助完成术前的各项检查,如肝功能、乙肝表面抗原、血小板计数、出凝血时间、胸部 X 线片、血气、肺功能等。

(2)做好患儿的心理护理,介绍纤维支气管镜检查的过程,鼓励他们增加战胜疾病的信心,减轻患儿对检查术的恐惧心理,从而取得患儿积极的配合,在最短时间内完成诊治工作。

(3)术前 6h 禁食、禁水、禁药以免发生意外。

(4)术前 15～30min 肌内注射阿托品(0.3mg/kg)和地西泮(0.03mg/kg)。

(5)用棉签蘸生理盐水湿润并清理鼻道分泌物及结痂,以保证呼吸道通畅。

(6)用 2% 利多卡因间断喷洒鼻咽 3 次,进行上气道的表面麻醉。

(7)操作时将纤维支气管镜插入部及鼻腔涂少许液状石蜡,减轻纤维支气管镜对气道摩擦。

(8)患儿采取仰卧位,用被单约束四肢,松紧适度。

(9)术中均给予鼻导管低流量氧吸入,防止操作过程中发生低氧血症。

二、术中护理

(1)操作中经常给予患儿表扬与鼓励,激励其勇敢精神,并随时提醒其注意配合。

(2)密切观察患儿的生命体征及口唇颜色,根据缺氧情况调节氧流量。

(3)对于呼吸道分泌物较多的患儿,及时吸痰,随时观察痰的量与颜色,不宜长时间吸引,以防缺氧加重及气管内黏膜的损伤。

(4)灌洗时应采用温生理盐水(37℃)以免刺激气管内黏膜加剧咳嗽,每次灌洗量根据年龄、部位、病情决定,一般每次 10～20mL,总量可达 5mL/kg 左右。注入时速度要适中,注入后立即用吸引器吸出(吸引器压力 100mmHg),注意吸出量,应与注入量基本相等。

(5)术中给药需经两人核对后再注入,操作时应动作敏捷、灵活、沉着、准确,做到配合默契,尽量缩短时间,减少患儿的痛苦。

三、术后护理

(1)术后休息需观察 15min,由医师陪伴送回病房,以免途中发生意外。根据病情给予短期氧气吸入。

(2)术后 3h 内禁止饮食、饮水,以免麻醉作用尚未消失,饮食、水易误入气管内。

(3)咯血及做活检患儿,术后肌内注射维生素 K_1 防止出血;观察咳痰是否有血丝或血块。

(4)加强监护,密切观察患儿体温、脉搏、呼吸变化,做到及时对症处理。注意密切观察是否有皮肤出血点、发热、咯血、气胸、喉痉挛等并发症的发生。

四、术中可能出现的危象及处理

(一)缺氧

由于患儿气道狭窄,做此检查对呼吸影响较大,个别患儿哭闹不配合,挣扎会加重缺氧,甚至引起心搏骤停。发现患儿发绀暂停操作,给大流量氧吸入,待缺氧缓解后再继续操作。

(二)出血

对于做活检后创面出血,或气管黏膜炎症严重触之即出血者,给予 1∶10000 的肾上腺素 1mL 局部喷洒止血或冷盐水冲洗止血。

(三)麻醉药过敏

利多卡因毒性虽小,但具有较强的弥散力和组织穿透力,药物作用时间快、持续时间长,也有引起个别死亡的报道,因此不可忽视。发现患儿出现胸闷、面色苍白、甚至呼吸困难等,应立即停止操作,给氧气吸入,必要时皮下注射肾上腺素。

(四)喉气管痉挛

由于纤维支气管镜刺激,麻醉深度不足,气道高反应等多种因素都可诱发喉气管痉挛,如不及时正确处理,可致严重缺氧和二氧化碳蓄积,甚至危及生命。一旦出现,应及时给予肾上腺素、利多卡因并经活检孔给氧。

第八章　神经内科护理

第一节　病情观察与护理评估

一、概述

神经外科疾病病情复杂、变化快,护士在面对神经外科急重症患者时,是否能够及时、准确的发现病情变化并采取有效的治疗和护理措施,直接关系到患者抢救的成败。为使神经外科护理工作能够适应医学的发展和社会的需要,能够积极有效的配合医生进行救治,从而增加急重症患者抢救的成功率。

二、护理评估

护理评估是护理程序的第一步,目的是对患者的健康状况进行全面的收集、核实和记录,掌握患者的疾病状况和健康问题。护士必须通过护理评估,才能正确地对患者进行恰当的护理干预。

对神经系统的护理评估应包括意识水平、病情定位和认知、瞳孔标志、运动功能及生命体征等。评估和护理的频率应因人而异,及时观察神经系统的变化进行评估和记录,并与医生及时沟通研究。

(一)体温

1.体温过高

脑损伤可引起中枢性高热,持续高热会使脑水肿加重。临床应用冬眠亚低温疗法进行脑保护,使用冬眠药物30min后应用物理降温,每1h下降1℃为宜,温度每降1℃,耗氧与血流量均降低6.7%,以利脑功能的保护。

2.体温过低

颅脑手术术后患者体温过低是由于全麻药物能不同程度地抑制体温调节中枢,降低了体温的应激能力而不能及时调节;术中应用肌松药也阻滞了肌肉收缩使机体产热下降;肢端体温明显低于正常值是周围循环血容量不足的主要指征;也常见于休克及全身衰竭的患者。

(二)心电监测

对患者进行持续心电监护,清楚地显示心电波形及节律,能较完整地反映心脏状态。严重脑损伤患者的心电图改变包括窦性心动过速、窦性心律不齐、传导阻滞、心室复极异常及ST－T段改变等;中枢性高热、贫血、乏氧、感染、甲状腺功能亢进、疼痛、患者躁动不安、情绪激动等均可引起心率过快;颅内压增高、水电解质及酸碱失衡等是颅脑损伤并发窦性缓慢心律的主要原因。

(三)血压

是反映血流动力学状态的最主要的指标,影响血压的因素很多,诸如心率、外周循环阻力、每搏输出量、循环血量及动脉管壁的弹性等。脑损伤的患者血压过高,提示颅内出血增多,颅内压增高;血压过低,使脑有效血容量不足,可使脑细胞缺血、缺氧、坏死,加重脑水肿。

(四)呼吸和血氧饱和度

神经系统疾病呼吸功能障碍的原因有呼吸中枢的损伤、神经源性肺水肿及肺部感染等,常常几种原因同时存在,结局是低氧血症。持续低氧血症加重脑损害,进而形成恶性循环。脑水肿或颅内出血影响呼吸中枢,呼吸变慢表示颅内压升高。呼吸不规则出现潮式呼吸或呼吸停止,提示已发生脑疝或病变影响脑干。

血氧饱和度是指血液中氧气的最大溶解度,是判断低氧血症的主要手段之一。血氧饱和度的监测可以动态的观察机体状况,早期及时发现病情变化,对预防并发症起到了重要的作用。对神经外科急重症患者的呼吸道管理,首先应保持其呼吸道通畅,吸氧使血氧饱和度保持在95%以上。

三、临床观察

(一)神经系统

通过对脑神经、运动系统和感觉系统的观察,可以概括的了解患者的病情变化。

(二)意识

格拉斯哥昏迷评分(GCS)是常用的评价意识改变的方法。

(三)瞳孔

瞳孔的调节、对光反应灵敏度与动眼神经有关。瞳孔的观察在神经外科有着特殊的定位意义。神经外科患者,特别是急重症患者,必须严密观察瞳孔变化,并掌握其临床意义,为诊断、治疗、预后提供可靠的依据。除了以上的基本原则,护士还应考虑到患者其他的病情变化。

第二节　神经系统疾病的监护

一、护理评估

评估监测患者的意识状态,瞳孔、生命体征及监护指标的变化;评估患者有无缺氧表现及气道阻塞情况;评估肌力、感觉、反射及头痛呕吐的情况;评估有无颅压高的诱发因素:评估患者脑疝的前驱症状。

二、颅内压的监护

无论是什么原因造成的脑损伤都有不同程度的脑水肿,水肿大多在发病24～96h出现,3～6d为高峰,这一时间段特别需要护理者保持高度的警惕性,加强颅内压的监测。

颅内压监护:脑室内压及硬膜下压和硬膜外压监测。颅内压应保持在2kPa(15mmHg)以下。颅内压在20mmHg以上为颅压高。

脑内微透析监测:患者出现高颅内压及低脑灌流压,监测脑内生化物质的变化能准确显示脑部缺血的情况。脑内生化物质会有乳酸盐 1 丙酮酸盐比值增高;甘油水平增高;或谷氨酸盐水平增高等变化。

腰椎穿刺测压:腰椎穿刺测定脑脊液压力是最传统、简单的间接了解颅内压方法。正常成人侧卧位颅内压为 $80\sim180mmH_2O$。

三、意识障碍的观察

(一)临床观察

护士在不同的时间段通过对患者的呼唤、拍打、指压眶上神经出口处,观察患者应答情况,有无面部表情、肢体活动或翻身动作:以及瞳孔对光反应、角膜反射、吞咽和咳嗽反射等方面的检查来判定。早期颅内压增高:患者意识表现为烦躁、头痛、伴剧烈呕吐等。颅内压达高峰期时:患者意识逐渐出现迟钝,进一步发展则出现嗜睡、朦胧甚至昏迷。颅内压增高到衰竭期:患者意识处于深昏迷状态,一切反应和生理反射均消失。

临床上用嗜睡、昏睡、昏迷等名称来描述意识障碍的程度。

嗜睡患者表现为持续睡眠状态,但能被叫醒,醒后能勉强配合检查及回答简单问题,停止刺激后即又入睡。

昏睡患者处于沉睡状态,但对语言的反应能力尚未完全丧失,高声呼唤可唤醒,并能做含糊、简单而不完全的答话,停止刺激后又复沉睡。对疼痛刺激有痛苦表情和躲避反应。

浅昏迷意识丧失,仍有较少的无意识自发动作。对周围事物及声、光等刺激全无反应,但对强烈刺激如疼痛有反应。吞咽、咳嗽、角膜反射以及瞳孔对光反射仍然存在。生命体征无明显改变。

中昏迷对各种刺激均无反应,自发动作很少。对强度刺激的防御反射、角膜和瞳孔对光反射均减弱,生命体征已有改变,大小便潴留或失禁。

深昏迷全身肌肉松弛,处于完全不动的姿势。对外界任何刺激全无反应,各种反射消失,生命体征已有明显改变,呼吸不规则,血压或有下降。大小便多失禁。

(二)定性定量评定

格拉斯哥意识障碍量表(Glasgow)客观表述患者的意识状态。此量表有三部分即:睁眼动作、运动反应和语言反应所得到的分数总和,作为判断患者意识障碍的程度。病情越重得分越低。正常者总分为15分,7分以下昏迷,3分以下提示脑死亡或预后不良。意识障碍是颅内压增高患者最常见的症状。颅内压增高造成脑组织严重缺氧,将导致脑的生理功能障碍,进而出现意识障碍。

(三)特殊意识类型

1.去皮质综合征

睡眠和觉醒周期存在的一种意识障碍。患者能无意识地睁眼、闭眼和转动眼球,但眼球不能随光线或物品转动,貌似清醒但对外界刺激无反应。光反射、角膜反射,甚至咀嚼动作、吞咽、防御反射均存在,可有吸吮、强握等原始反射,但无自发动作。大小便失禁。

2.无动性缄默症

又称睁眼昏迷,为脑干上部和丘脑的网状激活系统受损,而大脑半球及其传出通路无病变。患者能注视周围环境及人物,貌似清醒,但不能活动或言语,二便失禁。肌张力减低,无锥体束征。强烈刺激不能改变其意识状态,存在睡眠—觉醒周期。

3.闭锁综合征

又称去传出状态,病变位于脑桥腹侧基底部,损及皮质脊髓束及皮质脑干束引起。患者呈失运动状态,眼球不能向两侧转动,不能张口,四肢瘫痪,不能言语,但意识清醒,能以瞬目和眼球垂直运动示意与周围建立联系。

4.持久性植物状态

大片脑损害后仅保存间脑和脑干功能的意识障碍称之为植物状态。患者保存完整的睡眠觉醒周期和心肺功能,对刺激有原始清醒,但无内在的思想活动。

四、瞳孔的动态变化

瞳孔的改变是护理者观察颅内压增高的重点项目之一。最重要的是早期发现因小脑幕切迹疝所致的一侧瞳孔进行性散大和光反应消失。

瞳孔大小瞳孔的收缩和散大是由动眼神经的副交感纤维和颈上交感神经节发出的交感纤维调节的。普通光线下瞳孔正常直径为 3～4mm,小于 2mm 为瞳孔缩小,大于 5mm 为瞳孔散大。

(一)瞳孔监护

护理者将患者一侧瞳孔盖住,将手电光源从患者的另一侧迅速移向瞳孔并立即移开瞳孔,再观察两侧瞳孔的大小是否等大等圆,光源强度要一致,同时观察瞳孔对光反应。注意在暗环境下进行,照射时间不要过长,防止由于长时间光照反射造成瞳孔反应迟钝而掩盖病情。移去光线 5 秒后再检查另一侧瞳孔。如果用光线照射另一只眼,观察另一侧瞳孔的反应称为间接对光反应。

(二)异常瞳孔

1.瞳孔散大

一侧瞳孔散大见于脑底动脉瘤。幕上一侧半球出血、脑肿瘤等颅内压增高所致的天幕疝压迫动眼神经时也可出现单侧瞳孔散大。脑膜炎、颅底外伤或糖尿病等也可出现一侧瞳孔散大。双侧瞳孔散大:主要由副交感神经损伤引起,脑干损伤严重,造成脑缺氧—脑疝时,则双侧瞳孔散大,光反应消失。还可见于颠茄类药物中毒、癫痫大发作后或深昏迷时。

2.瞳孔缩小

双侧瞳孔缩小主要为交感神经损害所致,见于镇静安眠药、氯丙嗪和有机磷中毒时,瞳孔针尖样缩小见于吗啡类药物中毒或脑桥病变时,一侧瞳孔缩小,若伴有同侧眼裂变小、眼球内陷和面部少汗则为 Hormer 综合征。

小脑幕切迹疝即颞叶沟回疝早期动眼神经内副交感神经受刺激致患侧瞳孔缩小,但持续时间较短。随后,因副交感神经麻痹,致患侧瞳孔扩大,对光反射消失。

3.对光反射

光反射通路上任何一处损害均引起光反射丧失和瞳孔散大,但中枢性失明,光反射不丧失,瞳孔也不散大。

五、生命体征的监测

颅内压增高的早期通过机体的自身代偿,生命体征无明显变化。当压力增高到 4.7kPa 以上时,导致脑血流量减少至正常的 1/2 时造成脑组织严重缺血缺氧,为了维持脑血流量,机体通过自主神经系统的反射作用,使全身周围血管收缩,血压升高,心搏出量增加,以提高血氧饱和度,临床上患者表现为血压进行性升高,伴有心率减慢和呼吸减慢,这是颅内压增高的危险信号,说明颅内压代偿已濒于衰竭。

当颅内压力升高到一定程度和超出了脑组织的代偿功能时,延髓生命中枢功能将趋向衰竭,而出现血压下降,脉搏快而弱和潮式呼吸,并可发生自主呼吸骤停。护理者应立即与医师联系,迅速停止降压处理。护士密切观察生命体征的动态变化,并准确记录,以了解和掌握病情的发展,同时做好各项抢救准备工作,如气管插管和人工呼吸等。

六、监护措施

(一)确保监护系统正常运转

密切观察颅内压监护仪的变化,做好记录:保持导管通畅和固定,防止移位、打折或脱落,确保监护系统正常运转。观察伤口有无感染与渗出并及时更换敷料,更换导管时要严格遵守无菌操作规程,拔管时检查传感器的完整性,

(二)保证呼吸道通畅,给予足够的氧气供给

通气不畅、神经性肺水肿等导致患者出现缺氧的表现如:烦躁不安、呼吸费力、脉搏加快。护士可通过观察患者的口唇、甲床及动脉血气的变化分析给予提示。应及时采取措施,保持呼吸道的通畅,如清除口腔鼻、咽部分泌物,给予足够的氧气,定时翻身,拍背,取出异物和假牙。调整体位,防止舌后坠和误吸。建立人工气道,可使用口咽通气道、气管插管、机械通气。

(三)排除颅内压升高的因素

患者烦躁不安,剧烈咳嗽、用力排便,尿潴留都能引起颅内压升高,患者的卧位,头部位置及转动体位不当对颅内压有一定的影响,应积极采取相应护理措施。有些医源性原因,如吸痰、翻身和中心静脉插管,均可使颅内压增高,应谨慎操作。

(四)卧位与休息

危重患者要绝对卧床休息,头部的位置和体位的变动,对颅内压有一定的影响,特别是颅内压升高的早、中期卧位时头部抬高 $20°\sim30°$,有利于颅内静脉回流,减轻脑水肿使颅内压降低。颈部的过度旋转,头颈的屈伸,都可使颅内压增高。避免过多搬动,如果必须要进行搬运时,需有一人托其头部及肩部,保持头部固定平稳,不能颠簸、震动。如患者有呕吐,要让患者侧卧或头偏向一侧,清除口腔中分泌物。

(五)环境与操作

病室保持安静,减少探视,做好家属及患者的解释工作,稳定情绪,室内不宜过热或过冷,光线适宜。操作时动作宜轻柔,定时更换床单、保持床单清洁平整,预防压疮的发生等。需要搬动患者的操作中,应注意避免头颈的扭曲,使其始终与躯干的转动一致,防止颅内压增高。

(六)脱水药物观察

脱水药物是治疗脑水肿和降低颅内压的主要方法之一。由于甘露醇有较强的脱水作用,因此临床上常将甘露醇作为控制脑水肿、抢救脑疝、改善脑水肿与脑缺氧之间的恶性循环的关键措施。大剂量的应用甘露醇可使肾血管和肾小管的细胞膜通透性改变,造成肾组织水肿、肾缺血,肾小管坏死。

1.准确应用药物

20％甘露醇溶液每次按 0.25～1g/kg 体重,输入速度按病情而定,一般于 15～30min 内滴注完毕,紧急时可静脉推注。用药 20～30min 后颅内压开始下降,1～1.5h 作用最强,持续 5～8h。

2.防止医源性损伤

加强重点人群观察,对有心血管疾病的患者,特别是有心力衰竭时,输入速度不可太快,防止血容量增加而引起心力衰竭。注意观察脉搏、血压和呼吸的改变。对于老年人,每日用量不宜超过 150g,用药时间一般不超过 7d,同时严密观察肾功能情况,避免与肾毒性药物的联合使用。脑水肿伴有低蛋白血症时,要先输入白蛋白或血浆纠正低蛋白情况。再酌情使用甘露醇。

3.效果观察

正常情况下排出 1g 甘露醇可带出 6g 水,故反复使用甘露醇时,要严格记录液体出入量,注意尿液的量和颜色。用药前注意检查药液,低温时要注意药液保温,如有结晶必须加热融化后播匀使用。防止反跳现象,脱水药在血液中的存储是暂时性的,其中大部分从肾脏排出,当血中浓度继续降低,即出现相反的渗透压差,水分又向脑组织中转移,颅内压即回升,当超过用药前的压力水平时,即出现反跳现象。

(七)心理护理

患神经系统疾的患者往往要经历否认、气愤、消沉、接受这一心理过程。当患者不能面对现实做出自我评估时,易将心理不平衡的愤怒情绪转嫁给护理者。当患者产生恐惧感时表现为主动找护理者诉说且过分期盼外来的支持;在患者进入接受现实阶段后,就会积极地了解患病程度、预后和有关疾病知识,同时寻求治疗方案。通常家属希望从医护人员那里得到有关患者安全和舒适的信息以减轻自己的焦虑。护士帮助患者和家属树立希望和信心就十分重要。由于患者的希望不是静态的,而是一种动态过程,因此护理者应采取干预措施有效地促进患者的希望早日实现。

深入病房多巡视、勤问候,认真倾听患者的主诉。加强交流,进行鼓励,举典型事例说服。采取放松的方法消除压力而不要逼迫患者接受现实。按患者的叙述和想法提供所需要的准确信息。让患者了解并遵守治疗方案。帮助患者全面考虑,选择与预期目标相符的治疗方法。寻求支持者,走访能帮助患者的人如患者的家人和朋友;使患者在整个病程中得到愉悦的心理支持。促使患者朝着目标不懈努力,鼓励参与自我护理,发挥最大残存能力。护理者要注意语言态度,加强自身知识水平。采取适时的健康教育方法,让患者掌握有关病情的知识信息。

总之,在患者树立希望的过程中,护理者应相应地提供护理和干预。树立希望是护理者帮助患者蓄积能量,指导患者树立信心,合理分配精神能量的过程。

第三节 脑梗死的护理

脑梗死是指各种原因所致脑部血液供应障碍,导致局部脑组织缺血、缺氧性坏死软化而出现相应神经功能缺损的一类临床综合征。脑梗死又称缺血性脑卒中,包括脑血栓形成、脑栓塞和腔隙性脑梗死等。

脑梗死是卒中最常见类型,约占 70%～80%。好发于 60 岁以上的老年人,男女无明显差异。

脑梗死的基本病因为动脉粥样硬化,并在此基础上发生血栓形成,导致血液供应区域和邻近区域的脑组织血供障碍,引起局部脑组织软化、坏死;其次为血液成分改变和血流动力学改变等。本病常在静息或睡眠中起病,突然出现偏瘫、感觉障碍、失语、吞咽障碍和意识障碍等。其预后与梗死的部位、疾病轻重程度以及救治情况有关。病情轻、救治及时,能尽早获得充分的侧支循环,则患者可以基本治愈,不留后遗症;重症患者,因受损部位累及重要的中枢,侧支循环不能及时建立,则常常留有失语、偏瘫等后遗症;更为严重者,常可危及生命。

一、动脉粥样硬化性血栓性脑梗死

(一)病因

血栓性脑梗死最常见病因为动脉粥样硬化,其次为高血压、糖尿病和血脂异常,另外,各种性质的动脉炎、高半胱氨酸血症、血液异常或血流动力学异常也可视为脑血栓形成的病因。

(二)临床表现

中老年患者多见,常于静息状态或睡眠中起病,约 1/3 患者的前驱症状表现为反复出现 TIA。根据动脉血栓形成部位不同,出现不同的临床表现。

1.颈内动脉形成血栓

病灶侧单眼一过性黑蒙,偶可为永久性视物障碍(因眼动脉缺血)或病灶侧 Homer 征(因颈上交感神经节后纤维受损);颈动脉搏动减弱,眼或颈部血管杂音;对侧偏瘫、偏身感觉障碍和偏盲等(大脑中动脉或大脑中、前动脉缺血);主侧半球受累可有失语症,非主侧半球受累可出现体象障碍;亦可出现晕厥发作或痴呆。

2.大脑中动脉形成血栓

(1)主干闭塞。

1)三偏症状,病灶对侧中枢性面舌瘫及偏瘫、偏身感觉障碍和偏盲或象限盲,上下肢瘫痪程度基本相等。

2)可有不同程度的意识障碍。

3)主侧半球受累可出现失语症,非主侧半球受累可见体象障碍。

(2)皮质支闭塞。

1)上分支包括至眶额部、额部、中央回、前中央回及顶前部的分支,闭塞时可出现病灶对侧偏瘫和感觉缺失,面部及上肢重于下肢,Broca 失语(主侧半球)和体象障碍(非主侧半球)。

2)下分支包括至颞极及颞枕部,颞叶前、中、后部的分支,闭塞时常出现 Wemicke 失语、命名性失语和行为障碍等,而无偏瘫。

(3)深穿支闭塞。

1)对侧中枢性上下肢均等性偏瘫,可伴有面舌瘫。

2)对侧偏身感觉障碍,有时可伴有对侧同向性偏盲。

3)主侧半球病变可出现皮质下失语。

3.大脑前动脉形成血栓

(1)主干闭塞:发生于前交通动脉之前,因对侧代偿可无任何症状。

发生于前交通动脉之后可有:

1)对侧中枢性面舌瘫及偏瘫,以面舌瘫及下肢瘫为重,可伴轻度感觉障碍。

2)尿潴留或尿急(旁中央小叶受损)。

3)精神障碍如淡漠、反应迟钝、欣快、始动障碍和缄默等(额极与胼胝体受累),常有强握与吸吮反射(额叶病变)。

4)主侧半球病变可见上肢失用,亦可出现 Broca 失语。

(2)皮质支闭塞。

1)对侧下肢远端为主的中枢性瘫,可伴感觉障碍(胼周和胼缘动脉闭塞)。

2)对侧肢体短暂性共济失调、强握反射及精神症状(眶动脉及额极动脉闭塞)。

4.大脑后动脉形成血栓

(1)主干闭塞:对侧偏盲、偏瘫及偏身感觉障碍(较轻),丘脑综合征,主侧半球病变可有失读症。

(2)皮质支闭塞。

1)因侧支循环丰富而很少出现症状,仔细检查可见对侧同向性偏盲或象限盲,而黄斑视力保存(黄斑回避现象);双侧病变可有皮质盲。

2)主侧颞下动脉闭塞可见视觉失认及颜色失认。

3)顶枕动脉闭塞可见对侧偏盲,可有不定型的光幻觉痫性发作,主侧病损可有命名性失语;矩状动脉闭塞出现对侧偏盲或象限盲。

(3)深穿支闭塞。

1)丘脑穿通动脉闭塞产生红核丘脑综合征(病侧小脑性共济失调、意向性震颤、舞蹈样不自主运动,对侧感觉障碍)。

2)丘脑膝状体动脉闭塞可见丘脑综合征(对侧感觉障碍,深感觉为主,以及自发性疼痛、感觉过度、轻偏瘫,共济失调和不自主运动,可有舞蹈、手足徐动症和震颤等锥体外系症状)。

3)中脑支闭塞出现韦伯综合征(同侧动眼神经麻痹,对侧中枢性偏瘫);或贝内迪克特综合征(同侧动眼神经麻痹,对侧不自主运动)。

(4)后脉络膜动脉闭塞:罕见,主要表现对侧象限盲。

5.基底动脉形成血栓

(1)主干闭塞:常引起脑干广泛梗死,出现脑神经、锥体束及小脑症状,如眩晕、呕吐、共济失调、瞳孔缩小、四肢瘫痪、肺水肿、消化道出血、昏迷、高热等,常因病情危重死亡。

(2)基底动脉尖综合征(TOB):基底动脉尖端分出两对动脉即小脑上动脉和大脑后动脉,其分支供应中脑、丘脑、小脑上部、额叶内侧及枕叶,故可出现以中脑病损为主要表现的一组临床综合征。临床表现:

1)眼动障碍及瞳孔异常,一侧或双侧动眼神经部分或完全麻痹、眼球上视不能(上丘受累)及一个半综合征,瞳孔对光反射迟钝而调节反应存在(顶盖前区病损)。

2)意识障碍,一过性或持续数天,或反复发作(中脑或丘脑网状激活系统受累)。

3)对侧偏盲或皮质盲。

4)严重记忆障碍(灏叶内侧受累)。

(3)其他:中脑支闭塞出现 Weber 综合征(动眼神经交叉瘫)、Benedikt 综合征(同侧动眼神经麻痹、对侧不自主运动);脑桥支闭塞出现米亚尔-谷布勒综合征(外展、面神经麻痹,对侧肢体瘫痪)、福维尔综合征(同侧凝视麻痹、周围性面瘫,对侧偏瘫)。

6.椎动脉形成血栓

若双侧椎动脉粗细差别不大,当一侧闭塞时,因对侧供血代偿多不出现明显症状。当双侧椎动脉粗细差别较大时,优势侧闭塞多表现为小脑后下动脉闭塞综合征[瓦伦贝格综合征(Wllenbergsyndrome)],主要表现:①眩晕、呕吐、眼球震颤(前庭神经核受损)。②交叉性感觉障碍(三叉神经脊束核及对侧交叉的脊髓丘脑束受损)。③同侧 Homer 综合征(交感神经下行纤维受损)。④吞咽困难和声音嘶哑(舌咽、迷走神经受损)。⑤同侧小脑性共济失调(绳状体或小脑受损)。由于小脑后下动脉的解剖变异较大,临床常有不典型的临床表现。

(三)辅助检查

1.血液检查

包括血常规、血流变、血糖、血脂、肾功能、凝血功能等。这些检查有助于发现脑梗死的危险因素并对病因进行鉴别。

2.头颅 CT 检查

头颅 CT 检查是最常用的检查。脑梗死发病 24 小时内一般无影像学改变,24 小时后梗死区呈低密度影像。发病后尽快进行 CT 检查,有助于早期脑梗死与脑出血的鉴别。脑干和小脑梗死及较小梗死灶,CT 难以检出。

3.MRI 检查

与 CT 相比,此检查可以发现脑干、小脑梗死及小灶梗死。功能性 MRI,如弥散加权成像(DWI)可以早期(发病 2 小时以内)显示缺血组织的部位、范围,甚至可显示皮质下、脑干和小脑的小梗死灶,诊断早期梗死的敏感性为 88%~100%,特异性达 95%~100%。

4.血管造影检查

DSA 和 MRA 可以发现血管狭窄、闭塞和其他血管病变,如动脉炎、动脉瘤和动静脉畸形等。其中 DSA 是脑血管病变检查的金标准,但因对人体有创且检查费用、技术条件要求高,临床不作为常规检查项目。

5.TCD 检查

对评估颅内外血管狭窄、闭塞、血管痉挛或侧支循环建立的程度有帮助。用于溶栓治疗监测,对判断预后有参考意义。

(四)诊断要点

根据以下临床特点可明确诊断:

(1)中、老年患者,存在动脉粥样硬化、高血压、高血糖等脑卒中的危险因素。

(2)静息状态下或睡眠中起病,病前有反复的 TIA 发作史。

(3)偏瘫、失语、感觉障碍等局灶性神经功能缺损的症状和体征在数小时或数日内达高峰,多无意识障碍。

(4)结合 CT 或 MRI 可明确诊断。应注意与脑栓塞和脑出血等疾病鉴别。

(五)治疗原则

治疗流程实行分期、分型的个体化治疗。

1.超早期溶栓治疗

包括静脉溶栓和动脉溶栓治疗。静脉溶栓操作简便,准备快捷,费用低廉。动脉溶栓因要求专门(介入)设备,准备时间长,费用高而推广受到限制,其优点是溶栓药物用药剂量小,出血风险比静脉溶栓时低。

2.脑保护治疗

如尼莫地平、吡拉西坦、维生素 E 及其他自由基清除剂。

3.其他治疗

超早期治疗时间窗过后或不适合溶栓患者,可采用降纤、抗凝、抗血小板凝聚、扩血管、扩容药物、中医药、各种脑保护剂治疗,并及早开始康复训练。

(六)护理评估

1.健康史

(1)了解既往史和用药情况。

1)询问患者的身体状况,了解既往有无脑动脉硬化、原发性高血压、高脂血症及糖尿病病史。

2)询问患者是否进行过治疗,目前用药情况怎样,是否按医嘱正确服用降压、降糖、降脂及抗凝药物。

(2)询问患者的起病情况。

1)了解起病时间和起病形式。

2)询问患者有无明显的头晕、头痛等前驱症状。

3)询问患者有无眩晕、恶心、呕吐等伴随症状,如有呕吐,了解是使劲呕出还是难以控制地喷出。

(3)了解生活方式和饮食习惯。

1)询问患者的饮食习惯,有无偏食、嗜食爱好,是否喜食腊味、肥肉、动物内脏等,是否长期摄入高盐、高胆固醇饮食。

2)询问患者有无烟酒嗜好及家族中有无类似疾病史或有卒中、原发性高血压病史。

2.身体状况

(1)观察神志、瞳孔和生命体征情况。

1)观察神志是否清楚,有无意识障碍及其类型。

2)观察瞳孔大小及对光反射是否正常。

3)观察生命体征。起病初始体温、脉搏、呼吸一般正常,病变范围较大或脑干受累时可见呼吸不规则等。

(2)评估有无神经功能受损。

1)观察有无精神、情感障碍。

2)询问患者双眼能否看清眼前的物品,了解有无眼球运动受限、眼球震颤及眼睑闭合不全,视野有无缺损。

3)观察有无口角锅斜或鼻唇沟变浅,检查伸舌是否居中。

4)观察有无言语障碍、饮水反呛等。

5)检查患者四肢肌力、肌张力情况,了解有无肢体活动障碍、步态不稳及肌萎缩。

6)检查有无感觉障碍。

7)观察有无尿便障碍。

3.心理—社会状况

观察患者是否存在因疾病所致焦虑等心理问题;了解患者和家属对疾病发生的相关因素、治疗和护理方法、预后、如何预防复发等知识的认知程度;了解患者家庭条件与经济状况及家属对患者的关心和支持度。

(七)护理诊断

1.躯体活动障碍

与运动中枢损害致肢体瘫痪有关。

2.语言沟通障碍

与语言中枢损害有关。

3.吞咽障碍

与意识障碍或延髓麻痹有关。

4.有失用综合征的危险

与意识障碍、偏瘫所致长期卧床有关。

5.焦虑/抑郁

与瘫痪、失语、缺少社会支持及担心疾病预后有关。

6.知识缺乏

缺乏疾病治疗、护理、康复和预防复发的相关知识。

(八)护理措施

1.一般护理

急性期不宜抬高患者床头,宜取头低位或放平床头,以改善头部的血液供应;恢复期枕头也不宜太高,患者可自由采取舒适的主动体位;应注意患者肢体位置的正确摆放,指导和协助家属被动运动和按摩患侧肢体,鼓励和指导患者主动进行有计划的肢体功能锻炼,如指导和督促患者进行 Bobath 握手和桥式运动,做到运动适度,方法得当,防止运动过度而造成肌腱牵拉伤。

2.生活护理

卧床患者应保持床单位整洁和皮肤清洁,预防压疮的发生。尿便失禁的患者,应用温水擦洗臀部、肛周和会阴部皮肤,更换干净衣服和被褥,必要时洒肤疾散类粉剂或涂油膏以保护局部皮肤黏膜,防止出现湿疹和破损;对尿失禁的男患者可考虑使用体外导尿,如用接尿套连接引流袋等;留置导尿管的患者,应每日更换引流袋,接头处要避免反复打开,以免造成逆行感染,每 4 小时松开开关定时排尿,促进膀胱功能恢复,并注意观察尿量、颜色、性质是否有改变,发现异常及时报告医师处理。

3.饮食护理

饮食以低脂、低胆固醇、低盐(高血压者)、适量糖类、丰富维生素为原则。少食肥肉、猪油、奶油、蛋黄、带鱼、动物内脏及糖果甜食等;多吃瘦肉、鱼虾、豆制品、新鲜蔬菜、水果和含碘食物,提倡食用植物油,戒烟酒。

有吞咽困难的患者,药物和食物宜压碎,以利吞咽;教会患者用吸水管饮水,以减轻或避免饮水呛咳;进食时宜取坐位或半坐位,予以糊状食物从健侧缓慢喂入;必要时鼻饲流质,并按鼻饲要求做好相关护理。

4.安全护理

对有意识障碍和躁动不安的患者,床铺应加护栏,以防坠床,必要时使用约束带加以约束。对步行困难、步态不稳等运动障碍的患者,应注意其活动时的安全保护,地面保持干燥平整,防湿防滑,并注意清除周围环境中的障碍物,以防跌倒;通道和卫生间等患者活动的场所均应设置扶手;患者如厕、沐浴、外出时需有人陪护。

5.用药护理

告知药物的作用与用法,注意观察药物的疗效与不良反应,发现异常情况,及时报告医师处理。

(1)使用溶栓药物进行早期溶栓治疗需经 CT 扫描证实无出血灶,患者无出血。溶栓治疗的时间窗为症状发生后 3 小时或 3～6 小时以内。使用低分子量肝素、巴曲酶、降纤酶、尿激酶等药物治疗时可发生变态反应及出血倾向,用药前应按药物要求做好皮肤过敏试验,检查患者凝血机制,使用过程中应定期查血常规和注意观察有无出血倾向,发现皮疹、皮下瘀斑、牙龈出血或女患者经期延长等立即报告医师处理。

(2)卡荣针扩血管作用强,需缓慢静脉滴注,6～8 滴 1 分,100mL 液体通常需 4～6 小时滴完。如输液速度过快,极易引起面部潮红、头晕、头痛及血压下降等不良反应。前列腺炎 E 滴速为 10～20 滴 1 分,必要时加利多卡因 0.1g 同时静脉滴注,可以减轻前列腺素 E 对血管的刺激,如滴注速度过快,则可导致患者头痛、穿刺局部疼痛、皮肤发红,甚至发生条索状静脉炎。葛根素连续使用时间不宜过长,以 7～10 天为宜。因据报道此药连续使用时间过长时,易出现发热、寒战、皮疹等超敏反应,故使用过程中应注意观察患者有无上述不适。

(3)使用甘露醇脱水降颅内压时,需快速静脉滴注,常在 15～20 分钟内滴完,必要时还需加压快速滴注。滴注前需确定针头在血管内,因为该药漏在皮下,可引起局部组织坏死。甘露醇的连续使用时间不宜过长,因为长期使用可致肾功能损害和低血钾,故应定期检查肾功能和电解质。

(4)右旋糖酐 40 可出现超敏反应,使用过程中应注意观察患者有无恶心、苍白、血压下降和意识障碍等不良反应,发现异常及时通知医师并积极配合抢救。必要时,于使用前取本药0.1mL 做过敏试验。

6.心理护理

疾病早期,患者常因突然出现瘫痪、失语等产生焦虑、情感脆弱、易激惹等情感障碍;疾病后期,则因遗留症状或生活自理能力降低而形成悲观抑郁、痛苦绝望等不良心理。应针对患者不同时期的心理反应予以心理疏导和心理支持,关心患者的生活,尊重他(她)们的人格,耐心告知病情、治疗方法及预后,鼓励患者克服焦虑或抑郁心理,保持乐观心态,积极配合治疗,争取达到最佳康复水平。

(九)健康教育

(1)保持正常心态和有规律的生活,克服不良嗜好,合理饮食。

(2)康复训练要循序渐进,持之以恒,要尽可能做些力所能及的家务劳动,日常生活活动不要依赖他人。

(3)积极防治原发性高血压、糖尿病、高脂血症、心脏病。原发性高血压患者服用降压药时,要定时服药,不可擅自服用多种降压药或自行停药、换药,防止血压骤降骤升;使用降糖、降脂药物时,也需按医嘱定时服药。

(4)定期门诊复查,检查血压、血糖、血脂、心脏功能以及智力、瘫痪肢体、语言的恢复情况,并在医师的指导下继续用药和进行康复训练。

(5)如果出现头晕、头痛、视物模糊、言语不利、肢体麻木、乏力、步态不稳等症状时,请随时就医。

二、脑栓塞

脑栓塞是各种栓子随血流进入颅内动脉使血管腔急性闭塞,引起相应供血区脑组织坏死及功能障碍。根据栓子来源可分为:①心源性。占 $60\% \sim 75\%$,常见病因为慢性心房纤颤、风湿性心瓣膜病等。②非心源性。动脉粥样硬化斑块脱落、肺静脉血栓、脂肪栓、气栓、脓栓等。③来源不明,约 30% 的脑栓塞不能明确原因。

(一)临床表现

脑栓塞临床表现特点有:

(1)可发生于任何年龄,以青壮年多见。

(2)多在活动中发病,发病急骤,数秒至数分钟达高峰。

(3)多表现为完全性卒中,意识清楚或轻度意识障碍;栓塞血管多为主干动脉,大脑中动脉、基底动脉尖常见。

(4)易继发出血。

(5)前循环的脑栓塞占 4/5,表现为偏瘫、偏身感觉障碍、失语或局灶性癫痫发作等。

(6)后循环的脑栓塞占 1/5,表现为眩晕、复视、交叉瘫或四肢瘫、共济失调、饮水呛咳及构音障碍等。

(二)辅助检查

1.头颅 CT 检查

可显示脑栓塞的部位和范围。CT 检查在发病后 24~48 小时内病变部位呈低密度影像。发生出血性梗死时,在低密度梗死区可见 1 个或多个高密度影像。

2.脑脊液检查

大面积梗死脑脊液压力增高,如非必要,应尽量避免此检查。亚急性感染性心内膜炎所致脑脊液含细菌栓子,白细胞增多;脂肪栓塞所致脑脊液可见脂肪球;出血性梗死时脑脊液呈血性或镜检可见红细胞。

3.其他检查

应常规进行心电图、胸部 X 线和超声心动图检查。疑为感染性心内膜炎时,应进行血常规和细菌培养等检查。心电图检查可作为确定心律失常的依据和协助诊断心肌梗死;超声心动图检查有助于证实是否存在心源性栓子。

(三)诊断要点

既往有风湿性心脏病、心房颤动及大动脉粥样硬化、严重骨折等病史,突发偏瘫、失语等局灶性神经功能缺损,症状在数秒至数分钟内达高峰,即可做出临床诊断。头颅 CT 和 MRI 检查可确定栓塞的部位、数量及是否伴发出血,有助于明确诊断。应注意与脑血栓形成和脑出血等鉴别。

(四)治疗原则

1.原发病治疗

积极治疗引起栓子产生的原发病,如风湿性心脏病、颈动脉粥样硬化斑块、长骨骨折等,给予对症处理。心脏瓣膜病的介入和手术治疗、感染性心内膜炎的抗生素治疗和控制心律失常等,可消除栓子来源,防止复发。

2.脑栓塞治疗

与脑血栓形成的治疗相同,包括急性期的综合治疗,尽可能恢复脑部血液循环,进行物理治疗和康复治疗等。因本病易并发脑出血,溶栓治疗应严格掌握适应证。

(1)心源性栓塞:因心源性脑栓塞容易再复发,所以,急性期应卧床休息数周,避免活动量过大,减少再发的危险。

(2)感染性栓塞:感染性栓塞应用足量有效的抗生素,禁行溶栓或抗凝治疗,以防感染在颅内扩散。

(3)脂肪栓塞:应用肝素、低分子右旋糖酐、5%NaHCO$_3$及脂溶剂(如酒精溶液)等静脉点滴溶解脂肪。

(4)空气栓塞:指导患者采取头低左侧卧位,进行高压氧治疗。

3.抗凝和抗血小板聚集治疗

应用肝素、华法林、阿司匹林,能防止被栓塞的血管发生逆行性血栓形成和预防复发。研究证据表明,脑栓塞患者抗凝治疗导致的梗死区出血,很少对最终转归带来不利影响。

当发生出血性梗死时,应立即停用溶栓、抗凝和抗血小板聚集的药物,防止出血加重,并适当应用止血药物、脱水降颅内压、调节血压等。脱水治疗过程应中注意保护心功能。

(五)护理评估

1.健康史

评估患者的既往史和用药情况。询问患者是否有慢性心房纤颤、风湿性心瓣膜病等心源性疾病,是否有动脉粥样硬化斑块脱落、肺静脉血栓、脂肪栓、气栓、脓栓等非心源性疾病。

询问患者是否进行过治疗,目前用药情况怎样,是否按医嘱正确服用降压、降糖、降脂及抗凝药物。

2.身体状况

评估患者是否有轻度意识障碍或偏瘫、偏身感觉障碍、失语或局灶性癫痫发作等症状。是否有眩晕、复视、交叉瘫或四肢瘫、共济失调、饮水呛咳及构音障碍等。

3.心理—社会状况

观察患者是否存在因疾病所致焦虑等心理问题;了解患者和家属对疾病发生的相关因素、治疗和护理方法、预后、如何预防复发等知识的认知程度;了解患者家庭条件与经济状况及家属对患者的关心和支持度。

(六)护理措施

1.个人卫生的护理

个人卫生是脑栓塞患者自身护理的关键,定时擦身,更换衣裤,晒被褥等。并且注意患者的口腔卫生也是非常重要的。

2.营养护理

患者需要多补充蛋白质、维生素、纤维素和电解质等营养。如果有吞咽障碍尚未完全恢复的患者,可以吃软的固体食物。多吃新鲜的蔬菜和水果,少吃油腻不消化、辛辣刺激的食物。

3.心理护理

老年脑栓塞患者生活处理能力较弱,容易出现情绪躁动的情况,甚至会有失去治疗信心的情况,此时患者应保持良好的心理素质,提升治疗病患的信心,以有利于疾病的治愈,身体的康复。

(七)健康教育

1.疾病预防指导

对有发病危险因素或病史者,指导进食高蛋白、高维生素、低盐、低脂、低热量清淡饮食,多食新鲜蔬菜、水果、谷类、鱼类和豆类,保持能量供需平衡,戒烟、限酒;应遵医嘱规则用药,控制血压、血糖、血脂和抗血小板聚集;告知改变不良生活方式,坚持每天进行 30 分钟以上的慢跑、散步等运动,合理休息和娱乐;对有 TIA 发作史的患者,指导在改变体位时应缓慢,避免突然转动颈部,洗澡时间不宜过长,水温不宜过高,外出时有人陪伴,气候变化时注意保暖,防止感冒。

2.疾病知识指导

告知患者和家属本病的常见病因和控制原发病的重要性;指导患者遵医嘱长期抗凝治疗,预防复发;在抗凝治疗中定期门诊复诊,监测凝血功能,及时在医护人员指导下调整药物剂量。

3.康复指导

告知患者和家属康复治疗的知识和功能锻炼的方法,帮助分析和消除不利于疾病康复的因素,落实康复计划,并与康复治疗师保持联系,以便根据康复情况及时调整康复训练方案。如吞咽障碍的康复方法包括:唇、舌、颜面肌和颈部屈肌的主动运动和肌力训练;先进食糊状或胶冻状食物,少量多餐,逐步过渡到普通食物;进食时取坐位,颈部稍前屈(易引起咽反射);软腭冰刺激;咽下食物练习呼气或咳嗽(预防误咽);构音器官的运动训练(有助于改善吞咽功能)。

4.鼓励生活自理

鼓励患者从事力所能及的家务劳动,日常生活不过度依赖他人;告知患者和家属功能恢复需经历的过程,使患者和家属克服急于求成的心理,做到坚持锻炼,循序渐进。嘱家属在物质和精神上对患者提供帮助和支持,使患者体会到来自多方面的温暖,树立战胜疾病的信心。同时,也要避免患者产生依赖心理,增强自我照顾能力。

三、腔隙性脑梗死

腔隙性脑梗死是长期高血压引起脑深部白质及脑干穿通动脉病变和闭塞,导致缺血性微梗死,缺血、坏死和液化的脑组织由吞噬细胞移走而形成腔隙,约占脑梗死的 20%。病灶直径小于 2cm 的脑梗死,病灶多发可形成腔隙状态。

(一)临床表现

常见临床综合征有:①纯感觉性卒中。②纯运动性卒中。③混合性卒中。④共济失调性轻偏瘫。⑤构音障碍-手笨拙综合征。

(二)辅助检查

1.血液生化检查

可见血糖、血清总胆固醇、血清三酰甘油和低密度脂蛋白增高。

2.TCD 检查

可发现颈动脉粥样硬化斑块。

3.影像学检查

头部 CT 扫描可见深穿支供血区单个或多个病灶,呈腔隙性阴影,边界清晰。MRI 显示腔隙性病灶呈 T_1 等信号或低信号、T_2 高信号,是最有效的检查手段。

(三)诊断要点

目前诊断标准尚未统一,以下标准可供参考:①中老年发病,有长期高血压病史。②临床表现符合常见腔隙综合征之一。③CT 或 MRI 检查可证实存在与神经功能缺失一致的病灶。④预后良好,多在短期内恢复。

(四)治疗原则

目前尚无有效的治疗方法,主要是预防疾病的复发:

(1)有效控制高血压及各种类型脑动脉硬化是预防本病的关键。

(2)阿司匹林等抑制血小板聚集药物效果不确定,但常应用。

(3)活血化瘀类中药对神经功能恢复有益。

(4)控制其他可干预危险因素,如吸烟、糖尿病、高脂血症等。

(五)护理评估

1.健康史

(1)了解既往史和用药史:询问患者既往是否有原发性高血压病、高脂血症、糖尿病病史;是否针对病因进行过治疗,能否按医嘱正确用药。

(2)了解患者的生活方式:询问患者的工作情况,是否长期精神紧张、过度疲劳,询问患者日常饮食习惯,有无嗜食、偏食习惯,是否长期进食高盐、高胆固醇饮食,有无烟酒嗜好等,因为上述因素均可加速动脉硬化,加重病情。

(3)评估起病形式:询问患者起病时间,了解是突然起病还是缓慢发病,起病常较突然,多为急性发病,部分为渐进性或亚急性起病。

2.身体状况

(1)评估有无神经功能受损:询问患者有无肢体乏力、感觉障碍现象,询问患者进食、饮水情况,了解有无饮水反呛、进食困难或构音障碍现象。病灶位于内囊后肢、脑桥基底部或大脑脚时,常可出现一侧面部和上下肢无力,对侧偏身或局部感觉障碍;病变累及双侧皮质延髓束时可出现假性延髓性麻痹的症状,如构音障碍、吞咽困难、进食困难、面部表情呆板等。

(2)评估患者的精神与智力情况:询问患者日常生活习惯,与患者进行简单的语言交流,以了解患者有无思维、性格的改变,有无智力的改变,脑小动脉硬化造成多发性腔隙性脑梗死时,患者表现出思维迟钝,理解能力、判断能力、分析能力和计算能力下降,常有性格改变和行为异常,少数患者还可出现错觉、幻慌、妄想等。

3.心理—社会状况

本疾病可导致患者产生语言障碍,评估患者是否有情绪焦躁、痛苦的表现。

(六)护理措施

1.一般护理

轻症患者注意生活起居有规律,坚持适当运动,劳逸结合;晚期出现智力障碍时,要引导患者在室内或固定场所进行活动,外出时一定要有人陪伴,防止受伤和走失。

2.饮食护理

予以富含蛋白质和维生素的低脂饮食,多吃蔬菜和水果,戒烟酒。

3.症状护理

(1)对有肢体功能障碍和感觉障碍的患者,应鼓励和指导患者进行肢体功能锻炼,尽量坚持生活自理,并注意用温水擦洗患侧皮肤,促进感觉功能恢复。

(2)对有延髓性麻痹进食困难的患者,应给予制作精细的糊状食物,进食时取坐位或半坐位,进食速度不宜过快,应给患者充分的进餐时间,避免进食时看电视或与患者谈笑,以免分散患者注意力,引起窒息。

(3)对有精神症状的患者,床应加护栏,必要时加约束带固定四肢,以防坠床、伤人或自伤。

(4)对有智力障碍的患者,外出时需有人陪护,并在其衣服口袋中放置填写患者姓名、联系电话等个人简单资料的卡片,以防走失。

(5)对缺乏生活自理能力的患者,应加强生活护理,协助其沐浴、进食、修饰等,保持皮肤和外阴清洁。对有延髓性麻痹致进食呛咳的患者,如果体温增高,应注意是否有吸入性肺炎发生;同时还应注意观察患者是否有尿频、尿急、尿痛等现象,防止发生尿路感染。

4.用药护理

告知药物的作用与用法,注意观察药物的疗效与不良反应,发现异常情况及时报告医师处理。

(1)对有痴呆、记忆力减退或精神症状的患者应注意督促按时服药并看到服下,同时注意观察药物疗效与不良反应。

(2)静脉注射尼莫同等扩血管药物时,尽量使用微量输液泵缓慢注射(8~10mL/h),并注意观察患者有无面色潮红、头晕、血压下降等不适,如有异常应报告医师及时处理。

(3)服用安理申的患者应注意观察有无肝、肾功能受损的表现,定时检查肝、肾功能。

5.心理护理

关心体贴患者,鼓励患者保持情绪稳定和良好的心态,避免焦躁、抑郁等不良心理,积极配合治疗。

(七)健康教育

(1)避免进食过多动物油、黄油、奶油、动物内脏、蛋黄等高胆固醇饮食,多吃豆制品、鱼等优质蛋白食品,少吃糖。

(2)做力所能及的家务,以防自理能力快速下降;坚持适度的体育锻炼和体力劳动,以改善血液循环,增强体质,防止肥胖。

(3)注意安全,防止跌倒、受伤或走失。

(4)遵医嘱正确服药。

(5)定期复查血压、血脂、血糖等,如有症状加重须及时就医。

第四节　蛛网膜下隙出血的护理

蛛网膜下隙出血(SAH)一般分为原发性蛛网膜下隙出血和继发性蛛网膜下隙出血。其中,原发性蛛网膜下隙出血是指脑底部或脑表面血管破裂后,血液流入蛛网膜下隙的急性出血性脑血管病;继发性蛛网膜下隙出血是指脑实质内出血、脑室出血、硬膜外或硬膜下血管破裂,血液穿破脑组织和蛛网膜,流入蛛网膜下隙。本节主要讨论原发性蛛网膜下隙出血。

一、常见病因

(一)颅内动脉瘤

最常见的病因(约占50%~80%)。其中先天性粟粒样动脉瘤约占75%,还可见高血压、动脉粥样硬化所致梭形动脉瘤及感染所致的真菌性动脉瘤等。

(二)血管畸形

约占SAH病因的10%,其中动静脉畸形(AVM)占血管畸形的80%。多见于青年人,90%以上位于幕上,常见于大脑中动脉分布区。

(三)其他

如烟雾病(占儿童SAH的20%)、颅内肿瘤、垂体卒中、血液系统疾病、颅内静脉系统血栓和抗凝治疗并发症等。

二、临床表现

(一)头痛

动脉瘤性SAH的典型表现是突发异常剧烈全头痛,头痛不能缓解或呈进行性加重。多伴发一过性意识障碍和恶心、呕吐。约1/3的动脉瘤性SAH患者发病前数日或数周有轻微头痛的表现,可持续数日不变,2周后逐渐减轻,如头痛再次加重,常提示动脉瘤再次出血。但动静脉畸形破裂所致SAH头痛常不严重。局部头痛常可提示破裂动脉瘤的部位。

(二)脑膜刺激征

患者出现颈强直、Kemig 征和布鲁津斯基征等脑膜刺激征,以颈强直最多见,而老年、衰弱患者或小量出血者,可无明显脑膜刺激征。脑膜刺激征常于发病后数小时出现,3～4 周后消失。

(三)眼部症状

20%患者眼底可见玻璃体下片状出血,发病 1 小时内即可出现,是急性颅内压增高和眼静脉回流受阻所致,对诊断具有提示作用。此外,眼球活动障碍也可提示动脉瘤所在的位置。

(四)精神症状

约 25%的患者可出现精神症状,如欣快、谵妄和幻觉等,常于起病后 2～3 周内自行消失。

(五)其他症状

部分患者可出现脑心综合征、消化道出血、急性肺水肿和局限性神经功能缺损症状等。

三、常见并发症

(一)再出血

是 SAH 主要的急性并发症,指病情稳定后再次发生剧烈头痛、呕吐、昏迷甚至去脑强直发作,颈强直、Kemig 征加重,复查脑脊液为鲜红色。20%的动脉瘤患者病后 10～14 天可发生再出血,使死亡率约增加一倍;动静脉畸形急性期再出血者较少见。

(二)脑血管痉挛(CVS)

发生于蛛网膜下隙中血凝块环绕的血管,痉挛严重程度与出血量相关,可导致约 1/3 以上病例脑实质缺血。临床症状取决于发生痉挛的血管,常表现为波动性的轻偏瘫或失语,有时症状还受侧支循环和脑灌注压的影响,对载瘤动脉无定位价值,是死亡和致残的重要原因。病后 3～5 天开始发生,5～14 天为迟发性血管痉挛高峰期,2～4 周逐渐消失。TCD 或 DSA 可帮助确诊。

(三)急性或亚急性脑积水

起病 1 周内约 15%～20%的患者发生急性脑积水,血液进入脑室系统和蛛网膜下隙形成血凝块阻碍脑脊液循环通路所致。轻者出现嗜睡、思维缓慢、短时记忆受损、上视受限、展神经麻痹、下肢腱反射亢进等体征,严重者可造成颅内高压,甚至脑疝。亚急性脑积水发生于起病数周后,表现为隐匿出现的痴呆、步态异常和尿失禁。

(四)其他

5%～10%的患者发生癫痫发作,不少患者发生低钠血症。

四、辅助检查

(一)三大常规检查

起病初期常有白细胞增多,尿糖常可呈阳性但血糖大多正常,偶可出现蛋白尿。

(二)脑脊液检查

脑脊液(CSF)为均匀一致血性,压力增高($>200mmH_2O$),蛋白含量增加。

(三)影像学检查

颅脑 CT 是确诊 SAH 的首选诊断方法,可见蛛网膜下隙高密度出血灶,并可显示出血部位、出血量、血液分布、脑室大小和有无再出血;MRI 检查可发现动脉瘤或动静脉畸形。

（四）数字减影血管造影（DSA）检查

DSA 检查可为 SAH 的病因诊断提供可靠依据,如发现动脉瘤的部位、显示解剖行程、侧支循环和血管痉挛情况;还可发现动静脉畸形、烟雾病、血管性肿瘤等。

（五）经颅多普勒超声检查

TCD 检查可作为追踪监测 SAH 后脑血管痉挛的一个方法,具有无创伤性。

五、诊断要点

突然发生的持续性剧烈头痛、呕吐、脑膜刺激征阳性,伴或不伴意识障碍,检查无局灶性神经系统体征,应高度怀疑 SAH。同时 CT 证实脑池和蛛网膜下隙高密度征象或腰穿检查示压力增高和血性脑脊液等可临床确诊。

六、治疗原则

急性期治疗原则为防治再出血、制止继续出血,防治继发性脑血管痉挛,减少并发症,寻找出血原因,治疗原发病和预防复发。

（一）一般处理

住院监护,绝对卧床 4～6 周,镇静、镇痛,避免引起颅内压增高的因素,如用力排便、咳嗽、喷嚏和情绪激动等,可选用足量镇静镇痛药、缓泻剂等对症处理。

（二）脱水降颅内压

可选甘露醇、呋塞米、清蛋白等。

（三）预防再出血

可给予 6-氨基己酸（EACA）等抗纤溶药物治疗,维持 2～3 周。

（四）应用尼莫地平等钙通道阻滞剂

预防脑血管痉挛发生,推荐尼莫地平 30～40mg 口服,每日 4～6 次,连用 3 周。

（五）放脑脊液疗法

腰穿缓慢放出血性脑脊液,每次 10～20mL,每周 2 次,可有效缓解头痛症状,并可减少脑血管痉挛及脑积水发生,但有诱发脑疝、动脉瘤破裂再出血、颅内感染等可能,应严格掌握适应证。

（六）外科手术或介入治疗

对于动脉瘤或动静脉畸形引起的 SAH,可外科手术治疗或考虑介入栓塞等治疗,是根除病因预防复发的有效方法。

七、护理评估

（一）健康史

1.了解既往史及用药情况

(1)询问患者既往身体状况,了解有无颅内动脉瘤、脑血管畸形和高血压动脉硬化病史。

(2)询问患者有无冠心病、糖尿病、血液病、颅内肿瘤、脑炎病史。

(3)询问患者是否进行过治疗,过去和目前的用药情况怎样。

(4)了解患者有无抗凝治疗史等。

2.询问患者起病的情况

(1)了解起病的形式:询问患者起病时间,了解是否在剧烈活动或情绪大悲大喜时急性起病,SAH起病很急,常在剧烈活动或情绪激动时突然发病。

(2)了解有无明显诱因和前驱症状:询问患者起病前数日内是否有头痛等不适症状,部分患者在发病前数日或数周有头痛、恶心、呕吐等"警告性渗漏"的前驱症状。

(3)询问患者有无伴随症状:多见的有短暂意识障碍、项背部或下肢疼痛、畏光等伴随症状。

(二)身体状况

1.观察神志、瞳孔及生命体征的情况

询问患者病情,了解患者有无神志障碍。少数患者意识始终清醒,瞳孔大小及对光反射正常;半数以上患者有不同程度的意识障碍,轻者出现神志模糊,重者昏迷逐渐加深。监测患者血压、脉搏状况,了解患者血压、脉搏有无改变。起病初期患者常可出现血压上升、脉搏加快、有时节律不齐,但呼吸和体温均可正常;由于出血和脑动脉痉挛对下丘脑造成的影响,24小时以后患者可出现发热、脉搏不规则、血压波动、多汗等症状。

2.评估有无神经功能受损

(1)活动患者头颈部,了解脑膜刺激征是否阳性,大多数患者在发病后数小时内即可出现脑膜刺激征,以颈强直最具特征性,Kernig征及Brudzinski征均呈阳性。

(2)了解患者有无瘫痪、失语及感觉障碍,这与出血引起脑水肿、血肿压迫脑组织,或出血后迟发性脑血管痉挛导致脑缺血、脑梗死等有关;大脑中动脉瘤破裂可出现偏瘫、偏身感觉障碍及抽搐;椎-基底动脉瘤可引起面瘫等脑神经瘫痪。

(3)观察患者瞳孔,了解有无眼征:后交通动脉瘤可压迫动眼神经而致上睑下垂、瞳孔散大、复视等麻痹症状,有时眼内出血亦可引起严重视力减退。

(4)观察患者有无精神症状,少数患者急性期可出现精神症状,如烦躁不安、谵妄、幻觉等,且60岁以上的老年患者精神症状常较明显,大脑前动脉瘤可引起精神症状。

(5)有无癫痫发作,脑血管畸形患者常有癫痫发作。

(三)心理-社会状况

评估患者的心理状态,主动与患者进行交谈,了解患者有无恐惧、紧张、焦虑及悲观绝望的心理。患者常因起病急骤,对病情和预后的不了解以及害怕进行DSA检查和开颅手术,易出现上述不良心理反应。

八、护理诊断

(一)疼痛

头痛与脑水肿、颅内高压、血液刺激脑膜或继发性脑血管痉挛有关。

(二)恐惧

与起病急骤,对病情和预后的不了解以及剧烈头痛、担心再出血有关。

(三)自理缺陷

与长期卧床(医源性限制)有关。

(四)潜在并发症

再出血、脑疝。

九、护理措施

(一)一般护理

头部稍抬高(15°～30°),以减轻脑水肿;尽量少搬动患者,避免振动其头部;即使患者神志清楚,无肢体活动障碍,也必须绝对卧床休息 4～6 周,在此期间,禁止患者洗头、如厕、淋浴等一切下床活动;避免用力排便、咳嗽、喷嚏、情绪激动,过度劳累等诱发再出血的因素。

(二)安全护理

对有精神症状的患者,应注意保持周围环境的安全,对烦躁不安等不合作的患者,床应加护栏,防止跌床,必要时遵医嘱予以镇静。有记忆力、定向力障碍的老年患者,外出时应有人陪护,注意防止患者走失或其他意外发生。

(三)饮食护理

给予清淡易消化、含丰富维生素和蛋白质的饮食,多食蔬菜水果。避免辛辣等刺激性强的食物,戒烟酒。

(四)头痛护理

注意保持病室安静舒适,避免声、光刺激,减少探视,指导患者采用放松术减轻疼痛,如缓慢深呼吸,听轻音乐,全身肌肉放松等。必要时可遵医嘱给予镇痛药。

(五)运动和感觉障碍的护理

应注意保持良好的肢体功能位,防止足下垂、爪形手、髋外翻等后遗症,恢复期指导患者积极进行肢体功能锻炼,用温水擦洗患肢,改善血液循环,促进肢体知觉的恢复。

(六)心理护理

关心患者,耐心告知病情、特别是绝对卧床与预后的关系,详细介绍 DSA 检查的目的、程序与注意事项,鼓励患者消除不安、焦虑、恐惧等不良情绪,保持情绪稳定,安静休养。

(七)用药护理

告知药物的作用与用法,注意观察药物的疗效与不良反应,发现异常情况,及时报告医师处理。

(1)使用 20％甘露醇脱水治疗时,应快速静脉滴入,并确保针头在血管内。

(2)尼莫同静脉滴注时常刺激血管引起皮肤发红和剧烈疼痛,应通过三通阀与 5％葡萄糖注射液或生理盐水溶液同时缓慢滴注,5～10mL/h,并密切观察血压变化,如果出现不良反应或收缩压<90mmHg,应报告医师适当减量、减速或停药处理;如果无三通阀联合输液,一般将 50mL 尼莫同针剂加入 5％葡萄糖注射液 500mL 中静脉滴注、速度为 15～20 滴 1 分,6～8 小时输完。

(3)使用 6-氨基己酸止血时应特别注意有无双下肢肿胀疼痛等临床表现,谨防深静脉血栓形成,有肾功能障碍者应慎用。

十、健康教育

(一)预防再出血

告知患者情绪稳定对疾病恢复和减少复发的意义,使患者了解,并能遵医嘱绝对卧床并积极配合治疗和护理。指导家属关心、体贴患者,在精神和物质上对患者给予支持,减轻患者的焦虑、恐惧等不良心理反应。告知患者和家属再出血的表现,发现异常,及时就诊。女性患者

1~2 年内避免妊娠和分娩。

(二)疾病知识指导

向患者和家属介绍疾病的病因、诱因、临床表现、应进行的相关检查、病程和预后、防治原则和自我护理的方法。SAH 患者一般在首次出血后 3 天内或 3~4 周后进行 DSA 检查,以避开脑血管痉挛和再出血的高峰期。应告知数字减影血管造影的相关知识,使患者和家属了解进行 DSA 检查以明确和去除病因的重要性,积极配合。

第五节 短暂性脑缺血发作的护理

短暂性脑缺血发作(TIA)是颅内血管病变引起的过性或短暂性、局灶性脑或视网膜功能障碍。临床表现为突然起病,一般持续 15~29min,多在 1h 内恢复,最长不超过 24h,可反复发作,不遗留神经功能缺损的症状和体征。TIA 是发生脑梗死的重要危险因素之一。

一、临床表现

中老年多见,男性多于女性。①起病突然;②局灶脑或视网膜缺血症状;③短暂,一般为 10~15min,多在 1h 内恢复,持续时间不超过 24h;④完全恢复而无后遗症;⑤可反复发作,发作间期完全正常。

根据受影响的动脉系统,TIA 分为颈动脉系统和椎基底动脉系统。

(一)颈动脉系统 TIA

颈动脉系统 TIA 常见症状为对侧单肢无力或麻木;特征性症状是短暂的单眼盲(眼动脉缺血);优势半球(通常为左侧)缺血时可有失语。

(二)椎基底动脉系统 TIA

椎基底动脉系统 TIA 最常见症状发作性眩晕、恶心、呕吐(似晕船);典型表现为交叉瘫或交叉感觉障碍(病变同侧脑神经麻痹、对侧肢体瘫痪或感觉障碍);还可发生复视、眼球震颤、构音障碍、吞咽困难、共济失调。亦可出现双眼一过性黑矇、跌倒发作(突然四肢无力跌倒,但神志清楚,能立即站起);一过性遗忘(海马缺血)。

二、常用护理诊断/问题

(一)知识缺乏

缺乏 TIA 防治知识。

(二)有受伤的危险

有受伤的危险与眩晕、复视、共济失调有关。

(三)潜在并发症

脑卒中。

三、护理措施

(一)一般护理

发作时卧床休息,枕头不宜太高,床头抬高(以 15°~20 为宜),避免脑缺血。如厕、沐浴及外出有人陪同,仰头或转头动作缓慢,防止颈部过度活动致急性发作,因为 TIA 患者有一过性黑矇、眩晕,容易发生跌倒受伤。

(二)病情观察

由于短暂性脑缺血发作起病急、病程较短,故而应做好病情观察工作,密切观察患者的症状、体征,如意识、血压、心率、脉搏、呼吸、头晕、头痛、恶心、呕吐、肢体麻木、下肢无力等,并观察短暂性脑缺血发作的特点、频率、间隔时间、病情是否加重等,准确而详细地记录:频繁发作的患者应注意观察和记录每次发作的持续时间、间隔时间和伴随症状,观察肢体无力或发麻有无加重,有无头痛、头晕等其他症状出现,防止发生脑卒中。

(三)用药护理

遵医嘱正确用药。告知患者药物作用、不良反应、注意事项,如阿司匹林有胃肠道刺激,应饭后服用;抗凝药物有出血倾向,注意观察皮肤、黏膜、尿便、呕吐物颅内出血情况。

(四)心理护理

短暂性脑缺血发作起病急,症状明显,患者常缺乏足够的心理准备,会出现紧张、恐惧、焦虑等。护理人员应与患者耐心交流,告知患者预防和控制疾病的知识。

(五)健康指导

1.疾病知识指导

评估患者及其家属对 TIA 的认识程度,告知 TIA 有发生脑卒中的危险性,明确长期坚持服用药物及控制高危因素的重要性,戒烟限酒。选择低盐、低脂、低糖、充足蛋白质和富含维生素的饮食。避免暴饮暴食。规律的体育锻炼有助于增加脑血流量、改善微循环,控制血糖、血脂水平。

2.定期复查

了解血糖、血脂、血压、血凝及心脏功能状况。

第六节　脑出血的护理

脑出血(ICH)是指原发性非外伤性脑实质内出血,占急性脑血管病的 20%～30%。根据 2005 年《中国脑血管疾病防治指南》,年发病率为(60～80)/10 万,急性期病死率为 30%～40%。常发生于 50～70 岁的高血压患者。绝大多数是由高血压伴发脑小动脉病变,在血压骤升时破裂所致,又称高血压性脑出血。

一、临床表现

(一)诱因

患者多在情绪紧张、兴奋、劳累用力排便致血压升高时发病。

(二)病情进展

患者起病突然,数分钟至数小时内病情发展到高峰,严重者昏迷。

(三)急性颅内压增高的表现

头痛、喷射性呕吐、意识障碍等。为保证脑组织的供血,血压会进一步升高。

(四)神经系统体征

症状视出血部位而异。最常见的出血部位是内囊附近。按出血灶与内囊的关系,分成外侧型和内侧型,外侧型是壳核出血(占脑出血 60%),内侧是丘脑出血(占脑出血 10%)。血肿压迫内囊,出现典型的"三偏征",即病灶对侧偏瘫,偏身感觉障碍和对侧同向偏盲。亦常发生患者头和眼转向出血病灶侧,呈"凝视病灶"状(凝视瘫肢对侧)。优势半球出血可伴有失语。

二、常用护理诊断/问题

(一)意识障碍

意识障碍与出血、脑水肿致脑组织受压有关。

(二)生活自理能力缺陷

生活自理能力缺陷与意识障碍、偏瘫有关。

(三)有皮肤完整性受损的危险

有皮肤完整性受损的危险与意识障碍、偏瘫、偏身感觉障碍致长期卧床有关。

(四)有失用综合征的危险

有失用综合征的危险与意识障碍、偏瘫致长期卧床有关。

(五)潜在并发症

脑疝、上消化道出血等。

三、护理措施

(一)一般护理

1.休息与活动

绝对卧床休息 2~4 周,危重患者 1~2d 内避免搬动,防止再出血。头抬高 15°~30°,防止脑水肿。谵妄、躁动患者加保护性床档,必要时给予约束带适当约束。急性期限制探视,保持环境安静,避免各种刺激。保持大便通畅,排便前给予通便药物。

2.饮食护理

发病 24h 内应禁食,发病 24h 后,如神志不清、不能进食者,给予鼻饲流质,保证营养供给,做好鼻饲饮食的护理;若生命体征平稳无颅内压增高、无上消化道大出血,可以适当进食。喂食时将食物送至口腔健侧近舌根处,进食时半卧位、颈部前屈。

(二)病情观察

并发症的观察与护理如下。

1.脑疝

(1)严密观察病情变化如血压、脉搏、呼吸神志、瞳孔的变化,并做好详细记录。如患者出现意识障碍加重、剧烈头痛、频繁呕吐、极度烦躁、血压升高、脉搏变慢、呼吸不规则、瞳孔改变(当脑疝早期,可出现两侧瞳孔不等大、针尖样瞳孔;当瞳孔散大,对光反射消失时,往往进入脑疝晚期)等,提示有脑疝的可能,应及时通知医生,配合抢救。

(2)迅速给予吸氧和建立静脉通路,遵医嘱给予快速脱水、降颅内压药物,如使用 20% 甘露醇 125mL 滴注,在 15min 内滴完;立即清除呕吐物和口鼻分泌物,防止舌根后坠,保持呼吸道通畅,防止窒息;备好气管切开包,气管插管和脑室引流包。

2.上消化道出血

注意观察患者有无呕吐咖啡样或血样胃内容物、柏油样便、血压下降、脉搏增快、面色苍白、尿量减少等,每次鼻饲前要抽吸胃液,判断胃液性状。如有消化道出血征象,应立即通知医生。

(三)症状体征的护理

中枢性高热者给予冰袋或冰帽物理降温,对不宜降温者可行人工冬眠。保持肢体功能位(抗痉挛体位),防止或减轻瘫痪肢体痉挛。足部避免重物压迫,防止足下垂。对于病情稳定的脑出血患者,在发病后的10～14d开始进行康复训练。

(四)用药护理

为保证甘露醇药物效果,需将其快速输入体内,尽量选择粗大的上肢静脉,每日更换注射部位,局部热敷预防静脉炎发生。用药过程中密切观察患者是否有憋喘、不能平卧、咳嗽、皮肤发绀及 SaO_2 降低等急性心力衰竭表现;密切观察尿量变化,一旦发生尿量减少或无尿,警惕急性肾衰竭的发生,应立即通知医生。

(五)健康指导

1.积极控制高血压

通过饮食、运动、控制体重、药物保持血压稳定。

2.预防血压骤然升高

保持情绪稳定和心态平衡,避免过分喜、怒、焦虑、恐惧、悲伤等;建立健康的生活方式,保证充分睡眠,适当运动,避免过度劳累和突然过猛用力;保持大便通畅;戒烟酒。

3.康复指导

对患者及其家属进行康复功能锻炼指导,促进生活自理。

4.就医指导

当患者出现脑出血的早期表现如头痛呕吐、瘫痪失语等,应尽快送医院就诊。

第七节　急性炎症性脱髓鞘性多发性神经病的护理

一、护理目标

(1)患者呼吸道通畅,无肺部感染。

(2)皮肤完整,不发生并发症。

(3)能维持运动功能,独立地完成自理活动。

二、护理措施

(一)心理护理

和患者多交流,建立良好的护患关系,了解患者需要并使其了解病情,消除恐惧,配合治疗。

(二)活动指导

适当活动,为患者提供进餐及大小便的环境,帮助其进食、卫生清洁、如厕活动,恢复期鼓励其最大限度地完成自理。

(三)饮食指导

饮食给予高热量、高蛋白、高糖类、高维生素的饮食并补充足够的水分。

(四)病情观察

(1)观察患者吞咽和进食情况。

(2)观察有无呼吸困难。

(3)观察患者躯体功能及肌肉力量,观察偏瘫及部分感觉丧失的发展程度,有无肌肉萎缩及畸形。

三、健康教育

(一)环境

环境安静舒适,保持室内空气新鲜,减少人员流动,避免交叉感染。

(二)饮食指导

营养要合理,避免偏食。

(三)日常活动

适当活动,避免过度劳累,并注意自我保护,预防感冒。保持清洁卫生,特别是皮肤的护理,预防压疮的发生。注意进行肢体的功能锻炼,并按康复计划执行。

(四)心理指导

使患者保持良好的心理状态,避免情绪激动,多关心患者,和患者多沟通,可告之疾病的注意事项及转归,树立战胜疾病的信心。遵守医嘱服药,尤其是激素,不得擅自增减,定期复查。

第八节 精神分裂症的护理

一、护理诊断/问题

(一)有冲动暴力行为的危险

有冲动暴力行为的危险与命令性幻听、评论性幻听、自罪妄想、被害妄想、精神运动性兴奋和缺乏自知力等有关。

(二)睡眠形态紊乱

睡眠形态紊乱与幻觉妄想、警惕性增高、兴奋状态及睡眠规律紊乱有关。

(三)营养失调、低于机体需要量

低于机体需要量与患者在精神症状支配下不配合而导致能量消耗增加、摄入不足有关。

(四)生活自理缺陷

生活自理缺陷与患者的运动行为障碍(如木僵患者)或精神衰退致生活懒散有关。

（五）不依从行为

不依从行为与患者的自制力缺乏、违拗木僵和幻觉、妄想状态、对药物的错误认知以及不适应新环境有关。

（六）感知觉紊乱

感知觉紊乱与患者的幻觉妄想、注意力难以集中等精神症状有关。

（七）社交障碍

社交障碍与患者受幻觉妄想及情感障碍的影响、无法应对妄想内容、以致影响现实的人际关系的处理有关。

二、护理措施

（一）安全及生活护理

1.安全护理

（1）病房的安全管理：做好安全检查工作，保证患者安全。一方面要严禁将危险物品（如剪刀、镜子、绳索等）带入病房，需要在患者入院时、外出活动返回时做好相关检查和防范；另一方面护士需要严格执行安全检查制度，检查病房相关设施有无损坏、患者的相关用具是否隐藏有危险物品，办公室等地做到人走门锁，防止医疗器械成为危险物品。

（2）及时掌握病情：日常护理工作中，护士应该严格遵守分级护理制度，针对高风险患者做好特护及危重兴奋等患者的安全评估及护理。护士执行日间护理应每 20～30min 一次，对于重危患者做到 24h 不离视线。加强晨、晚间及午间工作人员较少时段的安全巡视，确保患者的安全。

2.生活护理

精神分裂症患者由于受到精神症状的支配，其饮食、睡眠和个人卫生经常受到影响，因此，做好精神分裂症患者的生活护理非常必要，是治疗疾病的前提。

（1）饮食护理：针对不同症状制订饮食计划。暴饮暴食的患者要严格限制入量；拒食患者要分析原因，采取示范法或集体进食等方式诱导患者进食；异食癖患者要限制活动范围；老年患者、药物不良反应引起吞咽困难的患者进食速度要慢，以流质或半流质为主，防止发生噎食。针对木僵患者，可给予鼻饲饮食或静脉输液以维持营养。

（2）睡眠护理：合理安排作息制度，减少各种不良刺激，保证环境安静及安全。护士夜间需加强巡视，防止患者蒙头睡觉，严防发生意外。

（3）个人卫生护理：对行为退缩、生活懒散者，护士应采取督促指导的方法，训练其生活自理能力，如定时更衣、叠被、洗脸、刷牙等。对木僵患者应做好口腔护理、皮肤护理、二便护理，对女性患者需做好经期护理。

（二）心理护理

1.入院阶段

精神分裂症患者多不愿意主动暴露内心体验，戒备心强。因此住院初始阶段护士宜首先与患者建立良好的护患关系，取得患者的信任。在此基础上，逐步引导患者暴露精神症状，并说出对症状的认识及感受。与患者交谈时，要尊重其人格，态度温和，语言简单明了，不训斥患者，特别是不要与患者争论有关精神症状的内容。

2.治疗阶段

由于患者的情感和行为受到精神症状的影响,因此掌握病情是做好心理护理的前提。对于兴奋、冲动的患者,态度需要耐心,语调需要镇定而温和,及时疏导和阻止攻击毁物行为的发生。

第九节 心境障碍的护理

一、护理诊断/问题

在面对患者出现的多种多样护理问题时,护士应重视确立护理诊断的优先次序,应将威胁患者生命安全、对患者健康有重大影响的问题放在突出的位置,并作为护理工作的重点。

(一)躁狂发作的护理诊断/问题

1.有对他人施行暴力行为的危险

有对他人施行暴力行为的危险与易激惹、好挑剔、过分要求受阻有关。

2.营养失调,低于机体需要量

低于机体需要量与兴奋消耗过多、进食无规律有关。

3.卫生、穿着、进食自理缺陷

卫生、穿着、进食自理缺陷与躁狂兴奋、无暇料理自我有关。

4.睡眠形态紊乱,入睡困难、早醒、睡眠需要减少

入睡困难、早醒、睡眠需要减少与精神运动性兴奋、精力旺盛有关。

5.有受外伤的危险

有受外伤的危险与易激惹、活动过多、好挑剔有关。

6.自我认同紊乱

自我认同紊乱与思维障碍(含夸大妄想)的内容有关。

7.便秘

便秘与生活起居无规律、饮水量不足有关。

(二)抑郁发作的护理诊断/问题

1.有自伤(自杀)的危险

有自伤(自杀)的危险与抑郁、自我评价低悲观绝望、自罪等有关。

2.营养失调,低于机体需要量

低于机体需要量与抑郁导致的食欲下降及自罪妄想内容等因素有关。

3.卫生、穿着、进食自理缺陷

卫生、穿着、进食自理缺陷与精神运动迟滞、兴趣减低、无力照顾自己有关。

4.睡眠形态紊乱,早醒、入睡困难

早醒、入睡困难与情绪低落、沮丧、绝望等因素有关。

5.自我认同紊乱

自我认同紊乱与抑郁情绪、自我评价过低、无价值感有关。

6.应对无效

应对无效与情绪抑郁、无助感精力不足、疑病等因素有关。

7.焦虑

焦虑与无价值感、罪恶感、内疚、自责、疑病等因素有关。

二、护理措施

每一个患者都是一个独立的个体,尽管他们的临床诊断护理诊断可能相同,但每个患者的护理措施却不尽相同。为了更为有效地帮助患者,护理措施必须遵循个体化的原则。

(一)躁狂发作的护理措施

1.提供安全的生活环境

为患者提供安全的生活环境是首要的护理措施。躁狂发作的患者往往情绪不稳定,很容易受到外界环境的刺激而出现冲动攻击行为,因此提供一个陈设简单、空间宽大、安静的环境,对稳定患者的情绪,具有重要的意义。

2.建立良好的护患关系

躁狂发作的患者常常兴奋话多,容易激惹,也容易表现为对治疗的不合作。良好的护患关系有利于护患之间的沟通和交流,安抚患者的情绪,提高患者对治疗的依从性。

3.提供充足的食物和水,以满足患者的生理需要

患者由于极度兴奋、精力充沛,整日忙碌于他认为的有意义的活动而忽略了最基本的生理需要,容易导致营养及水的摄入不足,机体过度兴奋而衰竭。因此护士必须注意患者每天食物、水的摄入量和电解质的平衡,同时安排好患者的活动,使患者能得到适当的休息和睡眠。

4.引导患者合理发泄精力

躁狂发作的患者往往感觉精力充沛,不知疲倦,但因情绪稳定性差,很容易使精力的发泄变成破坏性行为,不仅伤害自己,也有可能危及周围的人及物品。因此,护士应根据患者的病情特点等情况及医院的场地设施,安排既需要体能又不需要竞争的活动项目,如健身器运动、跑步等。

(二)抑郁发作的护理措施

1.加强饮食调理

抑郁发作的患者常伴有食欲下降,严重时受自责、自罪影响而拒绝进食。因此必须根据不同情况,制订出相应的护理策略,保证患者营养的摄入。如选择患者平时喜爱的食物,少食多餐等。若患者坚持不肯进食,则必须采取另外的措施如喂食、鼻饲、静脉输液等方式。

2.改善睡眠

抑郁发作的患者睡眠障碍主要表现为早醒,而早醒时患者往往处于情绪最低落时,此时也是自伤自杀等行为最容易发生的时间段。因此,护士应尽可能采取方法帮助患者改善睡眠,如督促患者白天多参加些运动,服用一些帮助睡眠的药物等。凌晨时应加强巡视,对于早醒的患者应予以安抚,使其延长睡眠时间。

3.改善患者抑郁情绪

抑郁发作的患者往往会情绪低落,兴趣下降,甚至有自责自罪感,严重时伴有自杀观念。因此护士应能以平常心接受患者,建立良好的护患关系,经常与患者保持沟通,在交流过程中不要表现出不耐烦、不关心、甚至嫌弃、鄙视等表情和行为,也要避免使用简单生硬的语言,如"你不要……你不应……"等。同时要鼓励患者,设法改变患者的一些负性认知方式,帮助患者分析事情当中的积极一面,培养正性认知方式,使患者重新建立起治疗的信心。

4.防止自杀行为发生

严重的抑郁发作患者往往伴有自杀观念甚至自杀行为,预防或防止自杀行为的发生是护理的重点。护士必须随时了解患者自杀意念的强度及可能会采取的方式,谨慎地安排患者生活和居住环境,使其不具有自杀的工具和条件。

第十节　特发性面神经麻痹的护理

一、概述

特发性面神经麻痹是茎乳孔(面神经管)内面神经的非特异性炎症引起的周围性面肌瘫痪,又称为面神经炎或 Bell 麻痹。

二、病因

病因尚不完全清楚,多数认为是病毒感染、风寒、自主神经功能障碍,导致面神经内的营养血管痉挛、缺血、水肿,压迫面神经而发病。

三、病理

病理变化主要是神经水肿,伴有不同程度的脱髓鞘,也可有不同程度的轴突变性。

四、主要护理问题

(一)焦虑/恐惧

焦虑/恐惧与突然起病、担心预后有关。

(二)自我形象紊乱

自我形象紊乱与面部表情肌瘫痪有关。

(三)营养失调

低于机体需要量与颊肌瘫痪、咀嚼困难有关。

(四)舒适的改变

舒适的改变与口角歪斜、眼睑闭合不全等有关。

(五)潜在并发症

潜在并发症有角膜、结膜炎等。

五、护理目标

(1)患者焦虑/恐惧程度减轻,情绪稳定,治疗信心提高。

(2)患者及其家属能接受其形象改变。

(3)患者主诉不适感减轻或消失。

(4)未发生相关并发症,或并发症发生后得到及时治疗与处理。

六、护理措施

(一)一般护理措施

1.心理护理

(1)向患者介绍与本病有关的知识,使其了解其病程及预后。

(2)安排患者到有相似病种并恢复较好的患者房间,通过患者之间的交流获得良好的信息。

(3)指导家属对患者照顾,使患者能感到来自家庭的支持。

(4)鼓励患者表达自身感受。

(5)针对个体情况进行针对性心理护理。

2.饮食

给予营养丰富的半流质或普食,以增强机体抵抗力。

3.休息

保证充足睡眠,以增强机体抵抗力,利于疾病恢复。

4.基础护理

协助患者做好口腔护理、保持口腔清洁。

5.健康宣教

向患者及其家属讲解相关疾病知识,并进行用药指导。

(二)特别指导

(1)注意保暖,防受风寒;温水洗脸、刷牙。

(2)进食时食物放在患侧颊部,细嚼慢咽,促进患侧肌群被动训练。

(3)注意保护角膜、结膜,预防感染。必要时使用眼药水和眼罩。

(三)康复指导

面瘫后自我锻炼、按摩、理疗非常重要,主要为防止麻痹肌的萎缩及促进康复。具体做法是指导患者注意面部保暖,耳后部及病侧面部行温热敷。因面肌瘫痪后常松弛无力,而且面肌非常薄,故病后即应进行局部按摩,按摩用力应柔软适度,持续稳重。方法:对镜用手紧贴于瘫痪侧面肌上做环形按摩,每天 3 次,每次 10~15min,以促进血液循环,并可减轻瘫痪肌受健侧的过度牵引。当神经功能开始恢复后,鼓励患者练习瘫痪侧面肌的随意运动。

面瘫主要累及额肌、眼轮匝肌、提上唇肌、颧肌、提口角肌、下唇方肌和口轮匝肌。每天应针对这些肌肉进行功能训练,每个动作 20 次,每天 1~2 次。

(1)抬眉训练:让患者尽力上抬双侧眉目。

(2)皱眉训练:让患者双侧同时皱眉。

(3)闭眼训练:让患者双眼同时闭合。

(4)耸鼻训练:让患者往鼻梁方向用力耸鼻。

(5)努嘴训练:让患者用力收缩口唇并向前方努嘴。

(6)示齿训练:让患者的口角向两侧同时用力示齿。

(7)张嘴训练:让患者用力张大口。

(8)鼓腮训练:让患者鼓腮,漏气时让其用手上下扶住口轮匝肌进行训练。

康复训练有利于改善面部表情肌的运动功能,使患者面部表情肌对称协调。增强患者自信心,早日恢复健康。

第十一节　三叉神经痛的护理

一、概述

三叉神经痛系指三叉神经分布区的一种反复发作的、短暂的、难以忍受的阵发性剧痛。三叉神经痛归属于神经病理性疼痛。

二、病因

三叉神经痛分原发性和继发性两种类型。原发性三叉神经痛尚无确切病因;继发性三叉神经痛有明确病因,如邻近三叉神经部位发生的肿瘤、炎症、血管病等,累及三叉神经而引发疼痛。

三、诊断要点

(一)临床表现

1.年龄性别

70%~80%发生于40岁以上中老年,女性略多于男性,约为3:2。

2.疼痛部位

严格限于三叉神经分布区内,以第二、三支受累最为常见,95%以上为单侧发病。

3.疼痛性质

常为电灼样、刀割样、撕裂样或针刺样,严重者可伴同侧面肌反射性抽搐,称为痛性抽搐。发作时可伴有面部潮红、皮温增高、球结膜充血、流泪等。患者表情痛苦,常用手掌或毛巾紧按或揉搓疼痛部位。

4.疼痛发作

常无先兆,为突然发生的短暂性剧痛,常持续数秒至2min后突然停止。间歇期几乎完全正常。发作期可数天一次至每天数百次。大多有随病程延长而发作频度增加的趋势,很少自愈。

5.扳机点

在疼痛发作的范围内常有一些特别敏感的区域,稍受触动即引起发作,成为"扳机点",多分布于口角、鼻翼、颊部或舌面,致使患者不敢进食、说话、洗脸、刷牙,故面部和口腔卫生差,情绪低落,面色憔悴,言谈举止小心翼翼。

(二)辅助检查

(1)头颅 CT 或头颅 MRI。

(2)必要时行脑脊液检查,寻找病因。

四、主要护理问题

(一)疼痛

疼痛与三叉神经病变有关。

(二)营养失调

摄入量低于机体需要量。

(三)焦虑

焦虑与疼痛困扰、担心疾病预后有关。

(四)知识缺乏

缺乏疾病、药物及护理等相关知识。

(五)家庭运作异常

家庭运作异常与调整的需要、角色紊乱,以及不确定的愈合有关。

五、护理目标

(1)疼痛缓解或消失。

(2)营养平衡。

(3)情绪稳定,配合治疗。

(4)患者及其家属了解疾病相关知识。

(5)人际关系良好,家庭和谐。

六、护理措施

(一)标准化的床旁评估

标准化的床旁评估应包括以下组成部分:对触、压、针刺、冷、热、振动刺激的反应及时间总和效应,并以正常、降低、增高记录。

(二)心理护理

(1)向患者介绍与本病有关的知识,帮助患者认清疾病的本质。尤其对那些久治不愈的患者,应使其认识到目前对他所患疾病还没有一种特定的最好方法,只能试用各种疗法。使患者心中既充满希望,又不至于对某种治疗期望过高。

(2)安排患者到有相似病种并恢复较好的患者病室,通过患者之间的交流使其得到良好的影响。

(3)指导家属如何照顾,关心患者,使患者感到家庭的支持。

(4)主动接近由于害怕疼痛而不愿讲话的患者,理解、承认患者的痛苦,鼓励患者表达自身感受。

(5)转移患者的注意力,引导患者将注意力放在工作上,培养兴趣爱好,让其忘记病痛,在工作成绩和兴趣爱好上找到安慰和满足。

(6)针对个体情况进行针对性心理护理。

(三)饮食

(1)在间歇期鼓励患者进食,给予营养丰富的流质或半流质等,防止营养不良。饮食勿辛辣、油腻,避免用力咀嚼诱发疼痛。

(2)对食欲不佳的患者,尽量调整食物的色、香、味,以增进患者食欲。

(3)对担心进食会引起疼痛的患者,要耐心讲解饮食的重要性,鼓励进食。

(四)休息

保证患者的休息和睡眠对疼痛患者来说至关重要。应合理安排镇痛药和镇静剂的服用时间,为患者提供安静、舒适的睡眠环境,必要时提供单间。

(五)基础护理

不能洗脸和刷牙的患者应给予口腔护理,1～2次/天,保持口腔清洁,预防感染。

(六)健康宣教

向患者及其家属讲解疾病相关知识,介绍一些缓解疼痛的方法。

(七)药物指导

(1)合理使用缓解疼痛的药物,注意用药时间、剂量,以及药物的毒副作用,防止药物依赖或毒麻药成瘾。

(2)做好患者的疼痛评估,了解患者疼痛程度。

(3)在饮水、吃饭、剃须、洗脸、漱口等动作时不要触及患者的"触发区"而加重疼痛。

(八)疼痛发作时的护理

(1)指导患者用盐水漱口或湿毛巾轻轻擦拭面部,切记避开"疼痛触发区"。

(2)当疼痛发作或加剧时,可暂停各种活动,置患者于舒适位置。

(3)提供各种起居方面的方便。

(4)疼痛缓解时可使用吸管饮水,减少唾液分泌,帮助吞咽。

(5)疼痛无法缓解的病员必要时到疼痛科由专科医生给予外周神经阻滞治疗缓解疼痛。效果不佳的极个别患者,可在CT引导下做三叉神经单支毁损术。

第十二节　中枢神经系统感染的护理

一、主要护理问题

(一)发热

发热与感染有关。

(二)有窒息的危险

窒息与意识障碍、呕吐有关。

(三)有脑疝的危险

脑疝与颅内高压有关。

(四)营养失调

低于机体需要量与意识障碍、发热有关。

(五)舒适的改变

舒适的改变与头痛、呕吐有关。

（六）有坠床的危险

坠床与行为异常、癫痫发作有关。

（七）有皮肤完整性受损的危险

皮肤完整性受损与意识障碍、生活不能自理有关。

（八）潜在并发症

潜在并发症有感染的可能。

二、护理目标

（1）护士随时观察患者的体温、热型，协助医生控制患者的体温。

（2）患者达到舒适的状态或舒适感增加。

（3）患者能得到足够的营养。

（4）护士严密观察患者的意识状态，了解头痛情况，并维持其最佳水平；患者未发生脑疝、窒息、坠床、压疮等。

（5）患者无感染的发生如肺部感染、泌尿道感染等。

（6）患者的基本生活需要得到满足。

三、护理措施

（一）一般护理

1.病情观察

（1）严密观察患者的神志、瞳孔、呼吸、血压等生命体征及意识状态，维持患者的最佳意识水平。

（2）体温：观察发热的热型及相伴的全身中毒症状的程度，根据体温高低定时监测其变化，并给予相应的护理。

（3）迅速判断意识水平：结合其伴随症状正确判断，及时、准确地反馈有利于患者得到恰当的救治。

（4）区分以下情况：颅内压高所致脑疝引起的嗜睡、昏睡、昏迷；高热引起的精神萎靡；失语造成的不能应答；智能障碍引起的表情呆滞、反应迟钝。

2.营养支持，防止电解质紊乱护理

（1）监测各种与营养有关的指标，如血钾钠、清蛋白、脂蛋白、血糖、蛋白比值，并准确记录出入量。

（2）饮食：患者的饮食应以清淡为宜，给细软、易消化、高热量、高维生素、高蛋白、低脂肪饮食。

（3）鼓励患者多饮水、多吃水果和蔬菜。

（4）鼻饲的患者应计算患者每千克体质量所需的热量，配制合适的鼻饲饮食。

（5）遵医嘱给予液体及电解质静脉补充。

3.预防传染的护理

（1）疑似患者应转至单人房间，同病室的患者也应就地隔离。

（2）在适宜情况下转入传染病医院。

（3）医护人员注意采取相应的隔离措施。

4.对症治疗护理

(1)注意脑保护:给予降低颅内压药物,减轻脑水肿引起的头痛、恶心、呕吐等脑膜刺激征,防止脑疝的发生。

(2)补充体液:防止低血容量性休克而加重脑缺氧;随时清理口鼻呼吸道分泌物,定时叩背、吸痰,保持呼吸道通畅,防止肺部感染。

(3)给予鼻导管或面罩吸氧,保证脑氧供应。

5.心理支持

(2)指导家属消毒隔离知识,指导患者培养良好的卫生习惯。

(2)指导患者思维训练。

(3)指导患者吞咽、肢体运动功能恢复。

6.用药护理

(1)脱水剂:保证药物给入准确、按时快速静脉滴注,注意观察其皮肤弹性、皮肤颜色变化,准确记录出入量。

(2)糖皮质激素:用药期间监测患者的血常规、血糖变化;注意倾听患者主诉心悸、出汗等不适;观察有无精神异常;用药同时预防感冒、交叉感染。

(3)应用抗病毒药阿昔洛韦:注意应用时观察有无谵妄、震颤、皮疹、血尿、血清转氨酶暂时性增高等不良反应。

(4)指导患者服药,正确使用糖皮质激素、抗精神病药、抗结核用药。

(5)使用抗结核药:注意规范用药,停药应在专科医师指导下,勿随意停减药物。定期复查肝功能,注意观察有无听力改变等不良反应。

(二)减轻脑代谢及脑损伤

低温降低脑组织耗氧量,减轻脑水肿,促进脑细胞结构和功能的修复。

1.病室环境

(1)室温:维持在 20~23.9℃,并保持空气流通。

(2)湿度:维持在 20%~70%。

2.寒战期护理

(1)增加衣被保暖,以防老年人、婴儿末梢循环不良。

(2)当高热时给予减少衣被,增加其散热。

3.物理降温

(1)大血管走行处放置冰袋、冰帽,如在头、颈、腋窝、腹股沟等处。

(2)手握冷水球。

(3)擦浴:用加入少量酒精(5%~10%)的冰水或冷水擦拭全身皮肤,至皮肤发红。

(4)冰水浸浴、冰毯:患者取半卧位,浸于含有碎冰块、水温在 15~16℃ 的冷水中,水面不超过患者的乳头平面,并随时控制水温,随时保持恒定,即每 10~15min 应将患者抬离水面,测肛温一次。

4.化学药物降温

(1)用于物理降温无效,患者持续高热者。

（2）特别注意对有昏迷的患者观察神志、瞳孔、呼吸、血压的变化。

5.亚低温治疗护理

（1）用肌松冬眠剂：冬眠Ⅰ号或冬眠Ⅱ号。

（2）给药速度：依患者的体温降低情况、血压、脉搏、肌肉松弛程度决定。

（3）患者进入镇静冬眠时可以行物理降温，用降温毯、冰水冰块浸浴法、冰袋冰帽外敷法等降低体温。

（4）体温观察：一般以2～4h降低1℃，通常将患者的肛温控制在32～35℃。

（5）其他情况的观察：需密切观察患者的呼吸、血压、脉搏、肌肉松弛程度、血氧饱和度、颅内压等。

（6）必要时行呼吸机辅助通气，或复温处理，加强基础护理，防止压疮及冻伤的发生。

（三）提高舒适感，预防其他系统感染

1.环境舒适

尽可能地保持病房安静，避免噪声与知觉刺激，以免加重患者因发热引起的躁动不安、头痛及精神方面的不适感。应降低室内光线亮度或给患者戴眼罩，减轻因光线刺激引起的燥热感。床单位清洁、干燥、无特殊气味。

2.衣着舒适

患者的内衣以棉制品为宜，且不宜过紧，应勤洗勤换。

3.做好基础护理，使患者身体舒适

做好皮肤护理，防止降温后大量出汗带来的不适；给予患者口腔护理，以减轻高热口腔分泌物减少引起的口唇干裂、口干、舌燥及呕吐、口腔残留食物引起的口臭带来的不适感及舌炎、牙龈炎等感染。给予会阴部护理，保持其清洁，防止卧床所致的泌尿系感染。

（四）异常行为的护理

（1）密切观察患者的行为，每天定时与患者交谈，关心其情绪及有无自杀和暴力倾向。

（2）减少环境刺激源，维持环境安全性，避免感知刺激引起患者的恐惧。

（3）减少语言和护理行为的刺激，增加与患者交流及接触的技巧，避免患者自伤和他伤的发生。

1)注意和患者交流时语速要慢、语音要低，增加患者对护士的信任感，而不是增加对患者的伤害或恐惧心理。

2)运用顺应性语言劝解患者接受治疗护理，当遭到患者拒绝或者患者产生焦虑、恐惧时，如不是紧急情况，可等待其情绪稳定后再处理。

3)每天的治疗护理尽量集中做，避免反复操作激惹患者的情绪，给患者带来威胁感。

4)接触患者时应站在其侧面，以防正面接触受到有暴力行为患者的伤害。

5)当遇到患者有暴力行为的倾向时，要保持镇静、沉着的态度，切勿大叫、施令，以免患者受到惊吓后产生恐惧，引发其攻击性行为而伤害他人。

（4）当患者烦躁、暴力行为不可控制时，适时给药及适当约束，以协助患者缓和情绪，减轻或避免自伤和他伤。约束患者时应注意以下方面。

1)约束患者时告知其必要性及注意事项，在患者情绪稳定的情况下也向其讲明约束原因。

2)约束用具需在可观察到的视线范围内,勿遮挡约束带,以便观察其松紧度。

3)约束时注意患者四肢的姿势,维持肢体功能性位置,注意观察约束带的松紧、肢体运动度和皮温并交接使用情况。

4)长时间约束时,至少每 2h 解除约束 5min。必要时,改变患者姿势及协助做肢体被动运动。若患者情况不允许,则每隔一段时间轮流松绑四肢。

参考文献

[1]任秀英.临床疾病护理技术与护理精要[M].北京:中国纺织出版社,2022.

[2]李艳.临床常见病护理精要[M].西安:陕西科学技术出版社,2022.

[3]李美娟.现代临床常见病护理学[M].昆明:云南科学技术出版社,2020.07.

[4]李密密,杨晓冉,刘东胜,等.现代常见病临床护理[M].青岛:中国海洋大学出版社,2022.

[5]王虹,徐霞,申未品,等.临床常见病护理新进展[M].哈尔滨:黑龙江科学技术出版社,2022.

[6]宋丽娜.现代临床各科疾病护理[M].北京:中国纺织出版社,2022.

[7]赵云.现代护理学精要[M].西安:陕西科学技术出版社,2021.

[8]胡荣.现代儿科护理学精粹[M].西安:陕西科学技术出版社,2021.

[9]张俊英,王建华,宫素红,等.精编临床常见疾病护理[M].青岛:中国海洋大学出版社,2021.

[10]张翠华,张婷,王静,等.现代常见疾病护理精要[M].青岛:中国海洋大学出版社,2021.

[11]徐新秀.临床常见病护理精要[M].哈尔滨:黑龙江科学技术出版社,2021.

[12]蒋斌.现代临床护理学精要[M].北京:金盾出版社,2020.

[13]周艳丽.常见病护理精要[M].长春:吉林科学技术出版社,2020.

[14]滕立玲.实用临床常见病护理精要[M].哈尔滨:黑龙江科学技术出版社,2020.

[15]董姜.新编现代常见病临床护理精要[M].哈尔滨:黑龙江科学技术出版社,2020.

[16]范丽.精编常见病护理基础与临床[M].哈尔滨:黑龙江科学技术出版社,2020.

[17]姚防.精编临床常见病护理学[M].哈尔滨:黑龙江科学技术出版社,2020.

[18]张燕.精编临床护理学[M].天津:天津科学技术出版社,2020.